Hecker · Peuker · Steveling · Kluge
Handbuch Traditionelle Chinesische Medizin

Für:
Antje, Esther, Finn-Mathis, Gerrit, Janna, Karen,
Levin, Lynn-Christin, Ole und Thies

Die Autoren

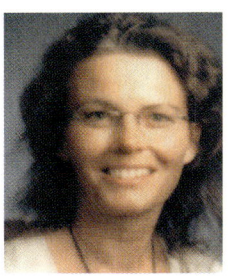

Dr. med. Angelika Steveling
NLP, Chirotherapie
Dozentin in der Ausbildung für Akupunktur an den Akademien für Ärztliche Fortbildung der Landesärztekammern Schleswig-Holstein und Westfalen-Lippe
Dozentin der Deutschen Ärztegesellschaft für Akupunktur (DÄGfA)
Oberärztin in der Abteilung für Traditionelle Medizin am Grönemeyer Institut für Mikrotherapie, Bochum
steveling@t-online.de

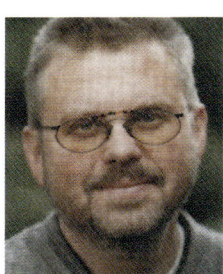

Dr. med. Hans-Ulrich Hecker
Facharzt für Allgemeinmedizin
Naturheilverfahren – Homöopathie
Lehrbeauftragter für Akupunktur und Naturheilverfahren am Universitätsklinikum Schleswig-Holstein
Wissenschaftlicher Leiter der Ausbildungen für Akupunktur- und Naturheilverfahren an der Akademie für Ärztliche Fortbildung der Landesärztekammer Schleswig-Holstein
Zertifikat Ärztlicher Qualitätsmanager
EFQM (European Foundation for Quality Management)-Assessor
www.go3docs.de
h.u.hecker@t-online.de

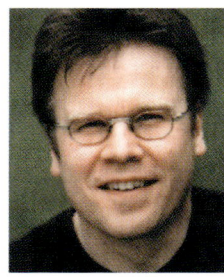

Dr. med. Elmar Thomas Peuker
Facharzt für Anatomie
Dipl.-Gesundheitsökonom (oec. med.)
Management Gesundheits- und Sozialeinrichtungen (Univ. Kaiserslautern)
Dozent in den Ausbildungen für Akupunktur- und Naturheilverfahren an der Akademie für Ärztliche Fortbildung der Landesärztekammer Schleswig-Holstein
Dozent der British Medical Acupuncture Society (BMAS)
www.integrative-medizin.de
naturheilkunde@muenster.de

Heidelore Kluge
ist erfolgreiche Sachbuchautorin. Als Medizinjournalistin ist sie unter anderem auch für die Zeitschrift Der Naturarzt tätig.
h_kluge@t-online.de

Dr. med. Hans-Ulrich Hecker
Dr. med. Elmar Thomas Peuker
Dr. med. Angelika Steveling
Heidelore Kluge

Handbuch
Traditionelle
Chinesische Medizin

Umfassend und praxisnah:
Akupunktur, Akupressur
5-Elemente-Ernährung, Kräutertherapie
Moxibustion, Qi Gong, Tuina

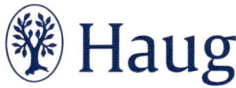 Haug

Bibliografische Information der Deutschen Bibliothek
Die Deutsche Bibliothek verzeichnet diese Publikation in der Deutschen Nationalbibliografie;
detaillierte bibliografische Daten sind im Internet über http://dnb.ddb.de abrufbar

© 2003 Karl F. Haug Verlag in MVS Medizinverlage Stuttgart GmbH & Co. KG., Postfach 300504,
70445 Stuttgart

Programmplanung: Dr. Elvira Weißmann-Orzlowski
Bearbeitung: Dipl.-Biol. Sabine Seifert · Satz/Grafik/Lektorat, Stuttgart
Umschlaggestaltung: CYCLUS · Visuelle Kommunikation, Stuttgart
Abbildungsnachweis: Archive der Autoren (129, 147–153, 173, 174, 177–179, 184); Redaktion
Chrüteregge Bruno Vonarburg (132–138, 140–142); photoDisc Inc./AktuellesFotoArchiv, MEV, Augs-
burg/Corel Stock Library (10/11, 34/35, 88/89, 108/109, 123, 127, 139, 144, 159, 180, 200, 201–203,
232, 233); Sabine Seifert (43, 44, 47, 49, 69, 70, 73, 77, 81, 93, 113); Enbe-Design Baasner (50–65);
Martin Wunderlich (66, 68, 84, 85, 124, 163, 166, 168, 186, 189, 191–193, 209, 213, 242, 243); Rüdi-
ger Bremert (164–167, 187, 211)
Satz: Sabine Seifert, Günter Heimbach
Druck und Verarbeitung: Westermann Druck Zwickau GmbH

ISBN 3-8304-2076-5
1 2 3 4 5

Inhalt

Kapitel 3

● Diagnostik der Traditionellen Chinesischen Medizin

Kapitel 4

● Die besonderen Therapiemöglichkeiten der Traditionellen Chinesischen Medizin

Kapitel 5

● **Krankheiten und ihre Behandlung durch
die Traditionelle Chinesische Medizin**

Kapitel 6

● **Anhang**

Vorwort

In den letzten Jahren hat sich die Traditionelle Chinesische Medizin (TCM) in Deutschland – und in einem weiten Teil der westlichen Welt – zu einem der bedeutendsten und beliebtesten „alternativen" Diagnostik- und Behandlungskonzepte entwickelt.

Bekannt sind hierzulande vor allem Teilbereiche der TCM, die auch den Großteil der Anwendungen ausmachen. Hier ist an erster Stelle die Akupunktur zu nennen, die mittlerweile von zahlreichen ärztlichen und anderen Therapeuten angeboten wird und zumindest eine gewisse Akzeptanz seitens der Krankenversicherung erfährt. Andere Methoden der Traditionellen Chinesischen Medizin, wie das Qi-Gong, das Tai-Chi, die Kräutertherapie, die Diätetik oder Massagetechniken sind in den westlichen Ländern weniger bekannt und verbreitet, obwohl sie bei zahlreichen Gesundheitsstörungen sanft und wirkungsvoll eingesetzt werden könnten.

Dieses Handbuch ist für den praktischen Gebrauch gedacht und soll einen leicht verständlichen Einblick in die Traditionelle Chinesische Medizin ermöglichen.

- Zunächst wird ein umfassender Überblick über die Traditionelle Chinesische Medizin, ihre Geschichte und philosophischen Grundprinzipien gegeben.
- Anschließend werden die übergreifenden Denkmodelle und Prinzipien der TCM vorgestellt.
- Den einzelnen Therapieverfahren ist der zentrale Teil des Buches gewidmet. Ausführlich und mit vielen praktischen Beispielen werden alle gängigen Methoden der TCM vorgestellt.
- Den Abschluss bildet ein kleines Kapitel zu konkreten Anwendungsmöglichkeiten bei häufigen Gesundheitsstörungen. Praktische Tipps für die „Selbsttherapie" sollen einen einfachen und alltagstauglichen Zugang ermöglichen und eine Art „TCM-Hausapotheke" darstellen.
- Ein Anhang mit weiterführender Literatur und einigen Internetadressen bietet die Möglichkeit, sich noch intensiver mit der Thematik auseinander zu setzen.

Wie auch in anderen Bereichen der Medizin ist es in der Traditionellen Chinesischen Medizin oftmals schwierig, die Qualität der Therapieangebote einzuschätzen. Das wichtigste Hilfsmittel, um die „richtigen" Therapeuten zu finden, ist eine gewisse Basisinformation über die jeweiligen Therapieverfahren; durch Hinweise auf Qualitätskriterien wollen wir Ihnen die Suche weiter erleichtern – und haben im gesamten Buch entsprechende Hinweise eingefügt.

Unser größtes Anliegen ist eine integrative, ganzheitliche Medizin. Die Polarisierung in „Schulmedizin" und „Alternativmedizin" hilft nicht weiter. Diejenigen Therapeuten, die beispielsweise die Augen vor modernen Diagnostikverfahren verschließen laufen Gefahr, Erkrankungen zu übersehen, die in Frühstadien heilbar wären; diejenigen, die allein „schulmedizinische" Maßnahmen setzen, enthalten ihren Patienten schonende und effiziente Maßnahmen vor. Nur die Kenntnis und vorurteilsfreie aber kritische Anwendung aller diagnostischen und therapeutischen Möglichkeiten kann den hilfesuchenden Menschen mit ihren individuellen Gesundheitsstörungen helfen.

Dem Haug-Verlag – insbesondere Frau Dr. Weißmann-Orzlowski – danken wir für die jederzeit hervorragende Unterstützung, Frau Seifert und Herrn Heimbach für die viele Mühe und Professionalität, die sie in das Layout gesteckt haben, unseren Familien für die Geduld.

Hans-Ulrich Hecker
Elmar Thomas Peuker
Angelika Steveling
Heidelore Kuge

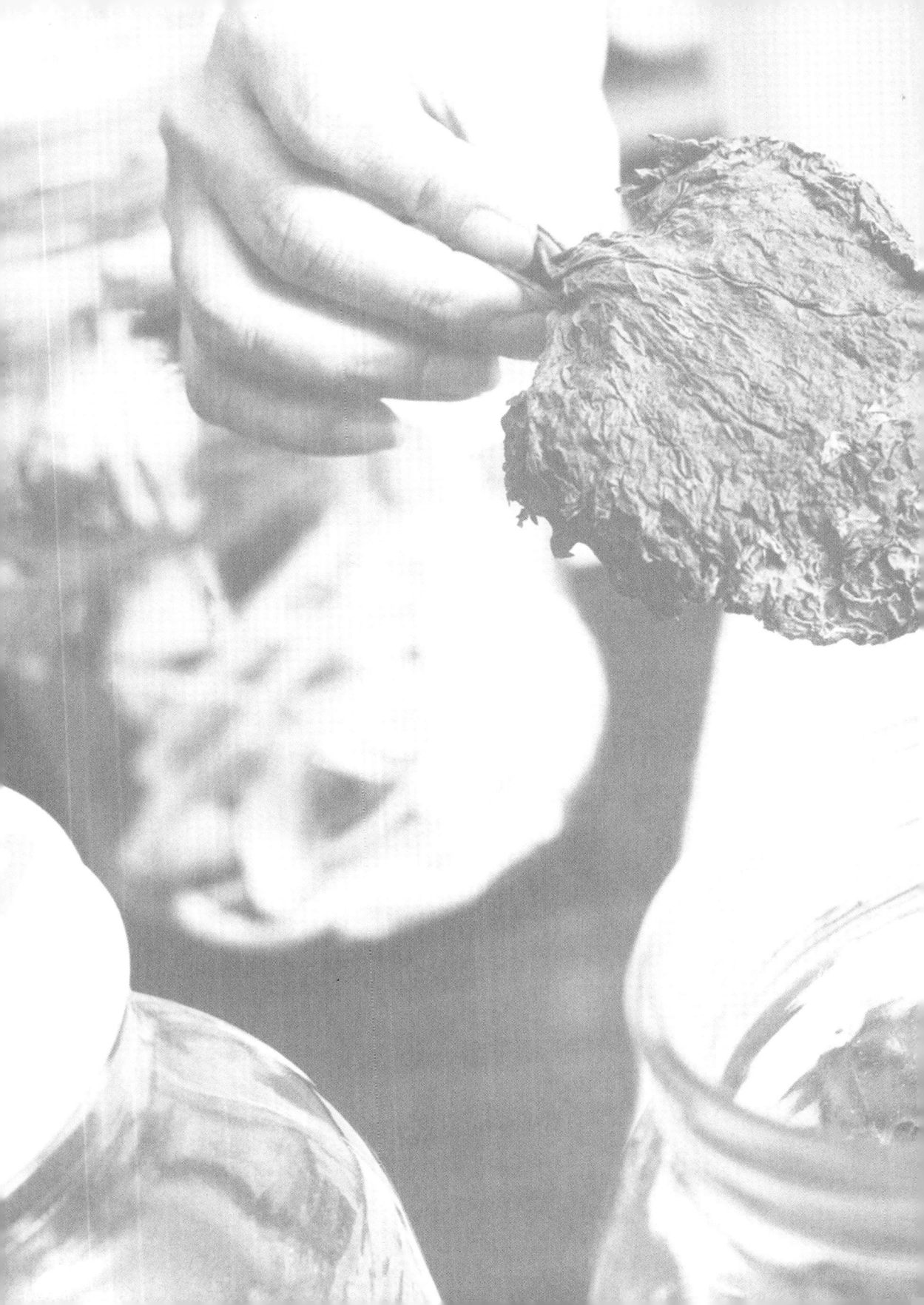

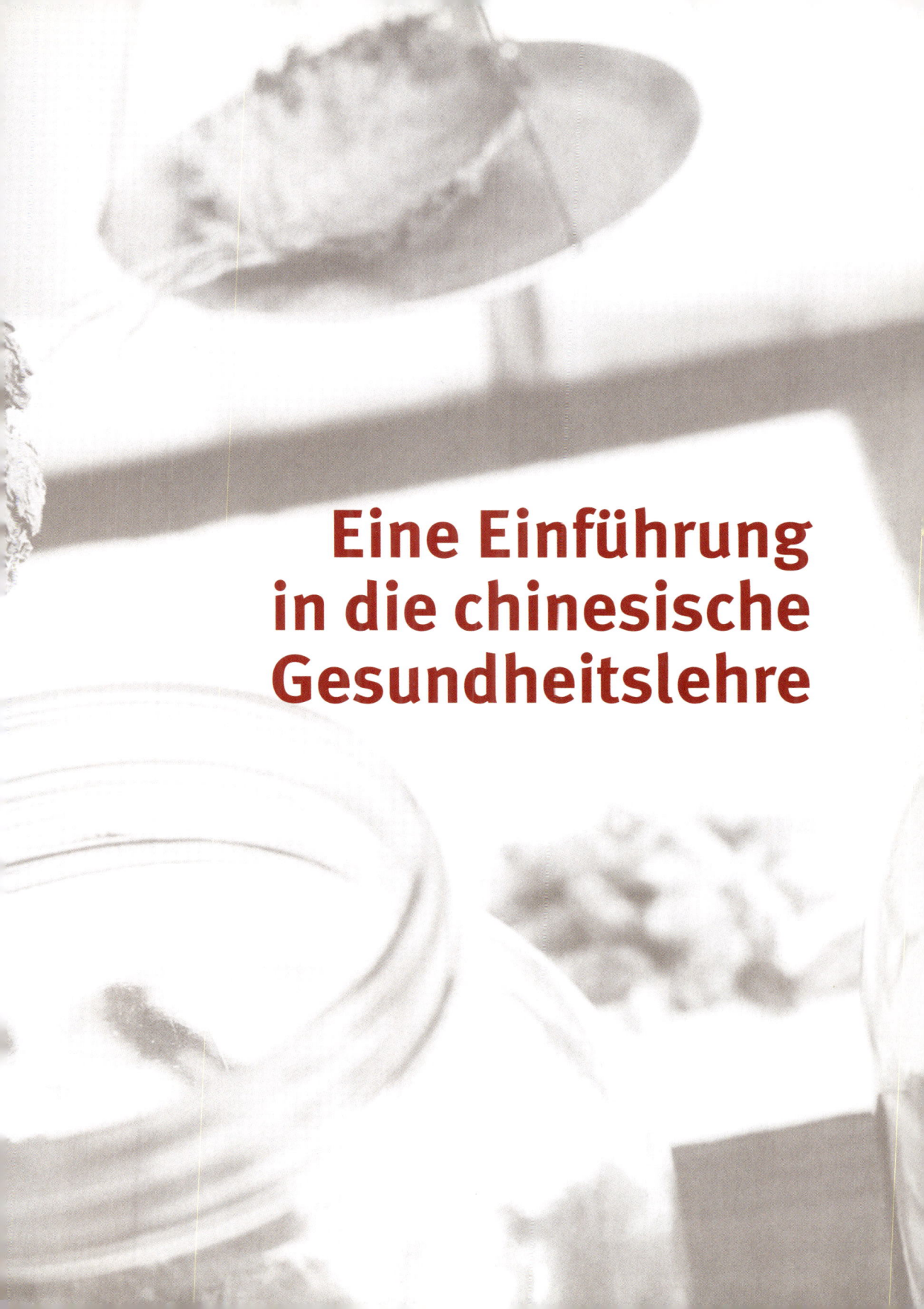

Eine Einführung in die chinesische Gesundheitslehre

Der ganzheitliche Aspekt der chinesischen Gesundheitslehre

● Eine der wichtigsten Grundlagen der Traditionellen Chinesischen Medizin ist der Begriff der Gesundheit. Es gilt also nicht, in erster Linie Krankheiten zu kurieren, sondern die Gesundheit zu erhalten. Die präventive Behandlung (Gesundheitsvorsorge) steht deshalb im Vordergrund. Dabei ist es von besonderer Bedeutung, das Gleichgewicht der „Energieströme" zu erhalten, denn deren Ungleichgewicht ruft unweigerlich Krankheit hervor. Dieses Gleichgewicht kann durch eine harmonische Lebensweise erhalten werden. Dazu gehören neben einer gesunden, ausgewogenen Ernährung beispielsweise regelmäßige Körper- und Atemübungen. Auch das Leben im Einklang mit den Rhythmen der Natur (Jahreszeiten, Tag und Nacht usw.) ist ein wichtiger Bestandteil der Gesundheitsprävention. Wer im Einklang mit der ihn umgebenden Welt und mit sich selbst lebt, schafft also die besten Voraussetzungen für eine gute Gesundheit und ein langes Leben.

Der Traditionellen Chinesischen Medizin zufolge hat der menschliche Körper von Natur aus Energien mitbekommen, die für ein langes, gesundes Leben ausreichen – für etwa 100 bis 120 Jahre. Damit sich dieses verwirklichen lässt, muss es den Energien möglich sein, gleichmäßig und ohne Stockungen zu fließen. Nicht jedem Menschen ist es gegeben, eine solche innere und äußere Harmonie aufrecht zu erhalten, die diesen Idealzustand gewährleistet. Hier nun lag die Aufgabe der chinesischen Ärzte. Sie entwickelten eine sehr feine und vielschichtige Diagnostik, mit der sie krankmachende Disharmo-

nien aufspüren konnten. Dabei standen (und stehen ihnen noch heute) die folgenden vier Untersuchungsmethoden zur Verfügung:

1. **Die Inspektion**
Dabei wird der Patient zunächst betrachtet, also „in Augenschein" genommen. Alles, was mit den Augen erfassbar ist, wird vom Arzt genau registriert. Hierzu gehört auch die Zungeninspektion.

2. **Hören und Riechen**
Auch hier geht es um die Sinneswahrnehmung des Arztes. Am Atem, an der Stimme, am Geruch des Patienten kann er mehr über dessen Gesamtzustand erfahren.

3. **Befragung**
Im Gespräch erfährt der Arzt die Geschichte des Patienten sowie seiner Gesundheitsstörung und erhält Aufschluss über seine persönlichen und sozialen Umstände.

4. **Palpation**
Das Ertasten und Erfühlen zum Beispiel der Pulse ist ein weiteres sinnliches „Diagnoseinstrument", das dem Arzt detaillierten Aufschluss über die Befindlichkeit seines Patienten gibt.

Die chinesische Diagnostik ist also sehr detailliert und aufwändig. Zwar bedient sie sich keiner hochsensiblen Geräte, wie wir sie aus der westlichen Medizin kennen. Der Arzt bringt „nur" sehr viel Zeit, Aufmerksamkeit und Erfahrung als Rüstzeug mit. Die genannten Untersuchungsmethoden stehen selbstverständlich auch den westlichen Medizinern zur Verfügung und werden auch mehr oder weniger intensiv eingesetzt. Oftmals treten sie aber gegenüber den apparativen Techniken in den Hintergrund.

Näheres über die Diagnosemöglichkeiten der Traditionellen Chinesischen Medizin erfahren Sie in einem späteren Kapitel.

In China war es früher die vornehmste Aufgabe eines guten Arztes, die Menschen gesund zu erhalten. Wenn jemand krank wurde, hatte der Arzt seine Aufgabe mehr oder weniger verfehlt. Deshalb wurde er auch nur dann von den Gemeindemitgliedern bezahlt, solange diese gesund blieben!

- Eine weitere wichtige Grundlage der Traditionellen Chinesischen Medizin ist es, dass der Mensch als ganzheitliches Wesen betrachtet wird. So ist also nicht etwa eine Fehlfunktion oder ein krankhaftes Verhalten von Magen, Herz, Leber usw. die Ursache der Krankheit, sondern eine Störung des inneren Gleichgewichts, der Kräfteströme. Diese müssen wieder in Harmonie gebracht werden, dann werden auch Magen, Herz, Leber usw. wieder gesund. Hinzu kommt, dass der Mensch nicht nur als „kranker Körper" betrachtet wird, sondern außerdem der Zustand von Geist und Seele berücksichtigt wird. Auch die Lebensumwelt und die soziale Situation des Menschen werden bei der Diagnostik und Therapie in Betracht gezogen.

Der Ganzheitlichkeitsanspruch in Bezug auf die psychosoziale Situation des Patienten wird allerdings von manchen Fachwissenschaftlern stark in Zweifel gezogen. So zitiert der Mediziner Thomas Ots, der lange in China studiert hat, in seinem Buch „Medizin und Heilung in China" Fritjof Capra:

„Hinsichtlich der psychischen und sozialen Aspekte der Erkrankung war das chinesische System niemals wirklich ganzheitlich. Die Zurückhaltung hinsichtlich therapeutischer Maßnahmen, die sich auf die gesellschaftliche Situation des Patienten auswirken konnten, war sicherlich ein Ergebnis des starken Einflusses des Konfuzianismus auf alle Aspekte des chinesischen Lebens. (...) Der einzige Weg, wieder gesund zu werden, bestand darin, sich so zu ändern, dass man sich wieder in die gegebene gesellschaftliche Ordnung einfügen konnte. Diese Haltung ist in der ostasiatischen Kultur so tief verwurzelt, dass sie noch heute in China und Japan ein Teil der modernen medizinischen Therapie ist."

- Aber vielleicht ändert sich das in Zukunft? Dann wäre der Anspruch erfüllt. Die westlichen Mediziner, die die Traditionelle Chinesische Medizin anwenden, berücksichtigen auf jeden Fall auch die „psychosozialen" Komponenten einer Erkrankung und betrachten den kranken Menschen in erster Linie als Individuum und nicht als Glied der Gesellschaft.

Der ganzheitliche Aspekt bezieht die gesamte Umwelt mit ein: Jeder Mensch trägt quasi das ganze Universum in sich. Da werden die Elemente in Beziehung gesetzt zu den Organen, Himmelsrichtungen spielen eine Rolle, auch meteorologische Gegebenheiten. So entspricht ein

Personentyp der Niere, ein anderer der Milz, ein weiterer der Leber. Andere wiederum tragen mehrere oder alle dieser Eigenschaften in sich. (Ähnliches kennen wir ja aus der klassischen griechischen Lehre von den Temperamenten.)

Überall gibt es Entsprechungen, die dem westlichen Denken oft fremd erscheinen. Ein Wind in den Gedärmen mag uns vertraut sein – aber ein Wind in der Leber ruft eher ein fragendes Stirnrunzeln hervor. Hier gilt es für den westlichen Patienten, sich zu öffnen für eine Medizin, die sich über Jahrhunderte, ja Jahrtausende, unbeeinflusst vom Westen entwickelte und dabei zu Ergebnissen gelangte, die uns erstaunen und geradezu verblüffen. Wer von der Traditionellen Chinesischen Medizin profitieren will, muss sich also einlassen auf eine ungewohnte Denkweise und auf eine ungewohnte Betrachtung der Welt.

Der amerikanische Arzt Ted J. Kaptchuk, der lange in China Medizin studierte, schreibt in seinem Grundlagenwerk „Das große Buch der chinesischen Medizin":
„Eine der wichtigsten Lektionen, die ich lernte, bestand in der Erkenntnis, dass vieles von dem, was wir als außergewöhnlich empfinden, an einem anderen Ort nur das von uns nicht verstandene oder nicht erfahrene Gewöhnliche ist."

Krankheit ist im Sinne der Traditionellen Chinesischen Medizin nicht etwas, das uns zufällig oder aus heiterem Himmel trifft. Wenn die „Energieströme" des Menschen unterbrochen werden oder ins Stocken geraten, kann dies etwas mit unserer Lebensweise zu tun haben. Deshalb ist die aktive Mitarbeit des Patienten ein besonders wichtiger Faktor beim Gesundbleiben und Gesundwerden! Es werden also nicht einfach Tabletten oder Tropfen verordnet, wenn jemand krank ist, sondern es wird immer nach den tieferen Ursachen geforscht und erst daraufhin werden bestimmte Therapiemaßnahmen vorgeschlagen. Dadurch rüttelt die Traditionelle Chinesische Medizin mitunter kräftig am Lebensstil, wenn nicht gar am ganzen Lebensgebäude des Patienten!

Ein weiterer wichtiger Gesichtspunkt der Traditionellen Chinesischen Medizin ist es, dass sie bei der Diagnostik nicht nach Ursache und Wirkung fragt – also nicht das „geradlinige" Verfahren anwendet, das wir aus der westlichen Medizin kennen –, sondern vielmehr die Muster, die Kreisläufe beachtet, die zu einer Disharmonie im Menschen geführt haben können. Dieses Verfahren ist sehr viel subtiler, erfordert aber – gerade beim westlichen Patienten – einiges Umdenken. Yin und Yang, das Qi, die Energieströme, die Wandlungsphasen usw. sind für uns nicht leicht zu begreifen. Deshalb wird im zweiten Teil dieses Buches auch eingehend auf diese Begriffe eingegangen. Denn um sich auf die Traditionelle Chinesische Medizin einlassen zu können, ist es hilfreich, sie zumindest in ihren Grundlagen zu verstehen.

● Von den Therapiemöglichkeiten der Traditionellen Chinesischen Medizin wird im Westen bis heute vor allem die Akupunktur angewandt – allerdings mit großem Erfolg. In ihrem Ursprungsland ruht die chinesische Medizin jedoch auf fünf Pfeilern, die dort gleichwertige Bedeutung haben:

- Arzneitherapie (v. a. Kräuterheilkunde)
- Akupunktur und Moxibustion (= Abbrennen von Brennkegeln auf der Haut an bestimmten Akupunkturpunkten)
- Ernährungslehre
- Tui Na (= Massage)
- Qi Gong (= Bewegungsübungen, oft verbunden mit bestimmten Atem- und Meditationstechniken).

Auf alle diese Therapieformen wird in späteren Kapiteln ausführlich eingegangen. Auch Möglichkeiten, die Sie selbst zu Hause anwenden können, werden darin vorgestellt.

- Allerdings darf man der chinesischen Medizin – trotz aller mehr oder weniger spektakulären Heilerfolge, über die in der Presse immer wieder berichtet wird – auch nicht unkritisch gegenüber stehen und sie für ein Allheilmittel halten, dass – wenn die westliche Medizin versagt – doch noch zur Gesundung führen kann. Darauf weist sehr dezidiert der Sinologe Prof. Dr. Paul U. Unschuld hin, der Vorstand des Instituts für Geschichte der Medizin an der Ludwig-Maximilians-Universität in München ist. So dürfe man sich durchaus nicht vorstellen, dass „die heute in westlichen Industriestaaten zur Anwendung gelangende Traditionelle Chinesische Medizin ein Spiegelbild der Traditionellen Chinesischen Medizin sei, die gegenwärtig in China ausgeübt wird, und jene wiederum ein getreuliches Abbild der Traditionellen Chinesischen Medizin, die in China seit zwei oder mehr Jahrtausenden praktiziert wurde". (Unschuld, „Chinesische Medizin")

Der alte Grundsatz „Wer heilt, hat recht" findet auch hier Anwendung. Dabei spielt das Vertrauensverhältnis zwischen Arzt und Patient eine immens große Rolle. Dieses beinhaltet in den meisten Fällen ja bereits einen „Gesundungsbonus". Andererseits haben wir heute als Patienten die Möglichkeit, unter einer Vielzahl von Heilmethoden zu wählen. Das wiederum führt aber auch zu einer Verunsicherung, oft zu falschen Hoffnungen und birgt mitunter auch die Gefahr, an einen medizinischen Scharlatan zu geraten, der sich die gerade gängige „Mode" zunutze macht. Deshalb wendet sich dieses Buch vor allem an den medizinischen Laien, um ihm die Grundlagen und Grenzen, die Möglichkeiten und Methoden der Traditionellen Chinesischen Medizin nahe zu bringen. In den entsprechenden Teilen dieses Buches werden Ihnen auch Kriterien vorgestellt, anhand derer Sie die Qualität der jeweiligen Therapieverfahren, Therapeuten und Produkte einschätzen können.

- Um die Traditionelle Chinesische Medizin als westlicher Mensch begreifen zu können, ist es notwendig, sich mit den ihr zu Grunde liegenden philosophischen Systemen vertraut zu machen. Dies ist ein Ansatz, der zunächst einmal neu und ungewohnt ist. Aber wir dürfen nicht vergessen: Auch wir sind geprägt von einem gewissen philosophischen Überbau, der uns in unserer Denk- und Handlungsweise beeinflusst – meistens unbewusst, weil wir ihn schon zutiefst verinnerlicht haben. Außerdem gilt es zu bedenken, dass gerade die rasante Entwicklung der Naturwissenschaften im Westen zu einem Paradigmenwechsel führte, der sich für viele Menschen sicherlich unbewusst vollzog, aber dennoch vorhanden ist. Die ganzheitliche Sichtweise der Natur und des in ihr eingebundenen Menschen eines Paracelsus etwa ist längst überholt von den Entdeckungen und Erfindungen des 19. und 20. Jahrhunderts.

Ein ganz ähnlicher Prozess fand auch in der chinesischen Medizin statt. Davon wird in einem späteren Kapitel, das sich mit der Geschichte der Traditionellen Chinesischen Medizin befasst, die Rede sein. Auch in China wurde die Medizin modifiziert, aus politischen Gründen wie auch aus Gründen, die ihre Ursache in der Weiterentwicklung der Naturwissenschaften und der Öffnung zu westlichen Erkenntnissen haben. Deshalb wird in China durchaus nicht immer und nicht ausschließlich die Traditionelle Chinesische Medizin praktiziert.

Bei den geistigen Wurzeln der Traditionellen Chinesischen Medizin handelt es sich im Wesentlichen um den Konfuzianismus und vor allem um den Taoismus. Beide Richtungen streben eine körperlich-geistige Harmonie an: der Konfuzianismus durch ein moralisch korrektes Leben (entsprechend der Staats- und Gesellschaftsordnung), der Taoismus durch eine ausgeglichene Beziehung zwischen Mensch und Natur. Aber auch die Spiritualität des Buddhismus, der eine Überwindung aller Bedürfnisse lehrt, spielt eine Rolle. Mit diesen Grundlagen der Traditionellen Chinesischen Medizin wird sich das folgende Kapitel befassen.

Die geistigen Grundlagen
der Traditionellen Chinesischen Medizin

● Taoismus

„Tao" bedeutet „das Weltgesetz". Im vierten vorchristlichen Jahrhundert schrieb Laotse ein Buch unter dem Titel „Tao-te-king", übersetzt: „Vom Tao und seiner Tugend". (Allerdings ist heute umstritten, ob er wirklich der Verfasser war oder eventuell ein anderer taoistischer Denker. Laotse war sicherlich nicht sein Geburtsname, denn das Wort bedeutet „alter Meister".)

Laotse wurde 604 v. Chr. in der Provinz Honan geboren. Aus seinem Leben weiß man nur, dass er als Historiograph im kaiserlichen Staatsarchiv tätig war. Als der chinesische Kaiser den Anspruch erhob, zugleich auch oberster Priester des Landes zu sein, verließ Laotse seinen Posten und wanderte nach Westen. Sonst ist uns kaum etwas über sein Leben bekannt, auch nicht wann und wo er gestorben ist. Die Legende sagt, dass Laotse in den westlichen Gebirgen verschwunden sei und einem Passwächter das Tao-te-king als Vermächtnis hinterlassen habe. Dieses Werk sollte eine Wirkung haben wie selten ein Buch der Weltgeschichte.

Nach Laotses Lehre entspringt alles auf der Welt dem Tao, welches das gesamte Universum beherrscht und lenkt. Diese Kraft wirkt in jedem einzelnen Menschen weiter, so wie auch jeder einzelne Mensch diese Kraft weiter gibt. Im Universum vereinen sich die Gegensätze, so dass aus dem Sein das Nichtsein entsteht, aus dem Leben Tod, aus dem Guten das Böse – und umgekehrt. Dieses alles erfolgt in einem Weltenrhythmus, dem auch der Mensch unterliegt. Nur der Mensch, der dies erkennt und seiner Erkenntnis gemäß lebt, ist in Harmonie mit sich selbst und der ihn umgebenden Welt. Im Gegensatz zum Konfuzianismus wendet der Taoismus sich gegen alle lenkenden Eingriffe des Staates, die der angestrebten Harmonie nur hinderlich sein können. Harmonie könne nur durch ein ausgeglichenes Verhältnis zwischen Mikrokosmos und Makrokosmos, zwischen Mensch und Natur entstehen.

Der Taoismus wird uns im Laufe des Buches noch weiter begleiten. Deshalb soll ihm an dieser Stelle nicht mehr Platz eingeräumt werden als den anderen beiden philosophischen Strömungen.

Worte des Laotse

„Wer Menschenkenntnis hat, ist klug; wer Selbsterkenntnis hat, ist erleuchtet."

„Banne den stolzen Geist, die vielen Wünsche, ausschweifende Pläne. Dies alles ist ohne Wert für die Persönlichkeit."

„Das Wesen des Geistes und das der Seele kann so eng zusammengeschlossen werden, dass sie eine widerspruchslose Einheit bilden. Nimmt man seine Lebensgeister in strenge Zucht und macht sie im höchsten Grad gefügig, so kann man wie ein neugeborenes Kind werden."

„Wer auf den Zehen steht, steht nicht fest; wer gespreizt geht, kommt nicht voran; wer sich selbst betrachtet, der leuchtet nicht; wer mit sich selbst zufrieden ist, zeichnet sich nicht aus; wer sich brüstet, hat kein Verdienst; wer sich überhebt, hat kein Verdienst."

„Auf das, was in Harmonie erhält, sich verstehen heißt ewigen Bestand haben; erkannt haben, was ewigen Bestand verleiht, heißt erleuchtet sein."

„Das Tao ist die heimatliche Zuflucht aller Wesen, der guten Menschen Schatz, der Bösen rettender Schutz."

„Das Tao erzeugt das Eine; das Eine erzeugt die Zweiheit; die Zweiheit erzeugt die Dreiheit; die Dreiheit erzeugt die Gesamtheit der Wesen. Die Gesamtheit der Wesen trägt an sich das dunkle Element (Yin) und hegt in sich das lichte Element (Yang); ein bloßer Hauch dient als vereinigende Potenz."

(Übersetzungen von Prof. Dr. Julius Grill)

● Konfuzianismus

Konfuzius (Kung-fu-tse) wurde 551 v. Chr. geboren. Bereits mit 17 Jahren nahm er eine amtliche Stellung an, um für seinen und den Lebensunterhalt seiner verwitweten Mutter aufzukommen. Gewissenhaft und pflichtbewusst füllte er seine Stellung aus. Aber sein Interesse für geistige Dinge ließ ihn jede freie Stunde nutzen, die alten Quellen und Überlieferungen zu studieren. So eignete er sich schon in seiner Jugend das gesamte verfügbare Wissen seiner Zeit an. Bereits mit 22 Jahren konnte er seine Anstellung aufgeben und sich ganz seinen Schülern widmen, die bei ihm das richtige Verhalten in allen Lebenslagen erlernen wollten.

Worte des Konfuzius

„Maßhalten und im Gleichgewicht bleiben sind der Gipfel menschlicher Vollkommenheit. Aber er ist seit langem selten unter den Menschen."

„Sich mit dem Studium übersinnlicher Lehren abzugeben, ist nur schädlich."

„Wo der große Haufen hasst, da musst du prüfen, warum er hasst, und wo der große Haufen liebt, da musst du prüfen, warum er liebt."

„Dreierlei ist es, was der höhere Mensch anstrebt und dessen ich noch nicht mächtig bin: Menschenliebe, die frei von Leid ist, Wissen, das nicht in Zweifeln schwankt, und Mut, der sich nicht fürchtet."

„Wer nur drei Monate lang nicht abgeht von einem lauteren Leben der Sittlichkeit, der wird für immer imstande sein, so zu leben."

„Sittlich und gütig sein, das hängt allein von uns selber ab und nicht von den anderen."

„Man kann das Volk dazu bringen, das Rechte zu tun. Man kann es aber nicht dazu bringen, das Rechte zu begreifen."

„Forschen ist mehr als Wissen. Heiteres Erkennen ist mehr als Forschen."

„Von Natur aus sind die Menschen ähnlich, durch Erziehung und Gewöhnung erst werden sie völlig verschieden."

(Übersetzungen nach Rudolf Wrede)

Die Lehre des Konfuzius entspricht ganz einem nüchternen, aufs Nützliche gerichteten Menschenbild. So ist für Konfuzius die sittliche Vervollkommnung des Menschen auch nicht Selbstzweck, sondern Mittel zum Zweck der Vervollkommnung der Mitmenschen und damit der Gesellschaft. Der Mensch als Individuum gilt ihm – im Gegensatz zu Laotse – nichts, aber als Gemeinschaftswesen alles. Die von ihm geforderten Tugenden sind nur Eigenschaften, die die Gemeinschaft fördern. Harmonie ist also nach Konfuzius nur durch gesellschaftliche Maßnahmen zu erreichen.

● Buddhismus

Siddharta Gautama, später Buddha („der Erleuchtete") genannt, wurde um 560 v. Chr. im Vorland des nepalesischen Himalaya geboren. Noch nicht dreißigjährig erkannte der in Reichtum aufgewachsene Fürstensohn die Sinnlosigkeit seines bis dahin mehr oder weniger gedankenlosen Lebens. Er verließ die Heimat, um in der Fremde Erleuchtung und Erlösung zu finden. Dabei begegnete er vielen Lehrern, u.a. wahrscheinlich auch Laotse oder zumindest dessen Schriften. Aber nirgends erlebte Siddharta die große, göttliche Stille der Seele und das Wissen von den letzten Dingen. Erst nach langen inneren Kämpfen erkannte er, dass der Mensch nur durch sich selbst, durch die innere Versenkung zur ewigen Freiheit gelangen könne. Nun begann er seine Lehrtätigkeit und durchwanderte die Provinzen Indiens, wo er den Weg zur Überwindung des Leidens, dessen Ursachen Verlangen und Begierde sind, lehrte. Siddharta starb um 480 v. Chr.

In dem einen oder anderen Zitat können wir selbst uns vielleicht wiederfinden – etwa bei Konfuzius, der körperliche und geistige Harmonie davon abhängig macht, dass man sich der Gesellschaft anpasst (sich also „politisch korrekt" verhält). Oder bei Gautama Buddha, der

Worte des Gautama Buddha

„Wer an etwas hängt, hat Unruhe; wer an nichts hängt, hat keine Unruhe; wo keine Unruhe ist, da ist Ruhe; wo Ruhe ist, da ist keine sinnliche Lust; wo keine sinnliche Lust ist, da gibt es kein Werden und Vergehen; wo es kein Werden und Vergehen gibt, da ist weder diese noch jene Welt noch irgendeine Zwischenwelt. Dies ist das Ende des Leidens."

„Wenn es eine andere Welt gibt und einen Zustand, in dem Frucht und Vergeltung der guten und schlechten Werke sich einstellen, dann werde ich nach dem Tod im Himmelreich wieder erscheinen; gibt es aber keine andere Welt und keine Frucht und Vergeltung der guten und bösen Taten, so halte ich mich eben hier in dieser Welt frei von Hass und Übelwollen, schuldlos und glücklich."

„Man zerstört kein Leben, man hat Stock und Schwert beiseite gelegt und lebt zartfühlend, erbarmungsreich, freundlich und gütig gegenüber allen lebenden Wesen."

„Nicht wer im Kampfe viele Tausende besiegt hat, ist der größte, sondern nur, wer sich selbst bezwang. Bezwinge den Zorn durch Nichtzürnen, vergilt Böses mit Gutem. Den Lügner überwinde durch Wahrheit!"

(Übersetzung nach Eberhard Orthbandt)

manchmal fast existenzialistisch anmutende Gedanken äußert. Und sicherlich auch bei Laotse, der als bedeutendster Vertreter des Taoismus die Ganzheitlichkeit von Mensch und Kosmos propagiert. Aber dieser kurze Überblick kann uns kaum ein umfassendes Wissen oder gar

Verständnis für die östliche Gedankenwelt verschaffen. Dazu bedarf es selbstverständlich eines intensiveren Quellenstudiums, das sicherlich jedem Interessierten Gewinn bringt.

Die vorangegangene Übersicht sollte lediglich dazu dienen, eine kleine Einführung in den geistigen Hintergrund zu geben, vor dem die Traditionelle Chinesische Medizin sich zu konsolidieren begann. Auch wenn wir als westlich geprägte Menschen viele dieser Aussagen nicht nachvollziehen können, sind wir möglicherweise doch imstande, sie zu akzeptieren. Denn nur so schaffen wir für uns selbst eine Basis für das Verständnis der Traditionellen Chinesischen Medizin.

Geschichte der Traditionellen Chinesischen Medizin

● TCM in China

Die Akupunktur verdankt – glaubt man der Legende – ihre Entdeckung einem Zufall. So soll vor einigen tausend Jahren bereits festgestellt worden sein, dass Soldaten, die von Pfeilen oder Speeren verwundet worden waren, mitunter von jahrelangen Krankheiten genasen. Konnte man also Krankheiten heilen, indem man an bestimmten Stellen die Haut durchstach (und so die Lebensenergie wieder zum Fließen brachte)? Eine andere Theorie über die Entstehung der Akupunktur geht davon aus, dass ursprünglich Schamanen die Haut ihrer Patienten mit Steinsplittern ritzten, um so die in ihnen wohnenden Dämonen, die die Krankheit verursachten, zu vertreiben.

Die Tradition des heilkundlichen Wissens lässt sich anhand von archäologischen Funden in China bis ins 14. vorchristliche Jahrhundert zurückverfolgen. Nach Thomas Ots stammen die ältesten Funde aus der Zeit der Shang-Dynastie (16. bis 11. Jahrhundert v. Chr.), in der sich eine „Orakelmedizin" entwickelte.

Schriftliche Aufzeichnungen über die Traditionelle Chinesische Medizin, von der die Akupunktur ja nur ein einzelner Aspekt ist, reichen mehr als drei Jahrtausende zurück. So entstanden während der „Zeit der streitenden Reiche", während der sich die einzelnen Fürstentümer gegenseitig bekriegten (481–221 v. Chr.), bereits die ersten Schriften, die Volksmedizin und den Einfluss verschiedener philosophischer Schulen miteinander verbanden. Im dritten vorchristlichen Jahrhundert begann sich auch der Taoismus herauszubilden, der als Nährboden der klassischen chinesischen Medizin betrachtet werden kann. Als theoretische Grundlage der Traditionellen Chinesischen Medizin wird der dem legendären Gelben Kaiser zugeschriebene „Innere Klassiker" mit

---

„Orakelmedizin"

Dabei wurden die Ahnen nach den Ursachen für aufgetretene Krankheiten befragt. Dazu schreibt Thomas Ots in seinem Buch „ Medizin und Heilung in China":
„Als Medium dieser Befragung wurden zumeist Schildkröten-Bauchplatten benutzt, die in einer bestimmten Art und Weise angebohrt und dann an den angebohrten Stellen erhitzt wurden. Aus dem Muster der daraufhin entstehenden Bruchlinien wurden die richtungsweisenden Deutungen herausgelesen.(...)
Die Inschriften der Schildkröten-Bauchplatten offenbaren, dass die Menschen der Shang-Dynastie noch keine eigentliche Vorstellung von „Krankheit" besaßen. Alle erdenklichen Arten von Missgeschick wurden auf Flüche der Ahnen zurückgeführt."

Es ist interessant, dass in China der Ärztestand kein großes Ansehen besaß und die Ärzte auch nur schlecht bezahlt wurden. Dagegen wurden die Medizintheoretiker, die das medizinische Wissen in ihren Werken zusammenfassten, bewundert und hoch geschätzt.

Das „Huangdi Neijing"

Das „Huangdi Neijing", der „Klassiker des Gelben Kaisers zur Inneren Medizin" ist nach neuesten Forschungen etwa um 200 v. Chr. entstanden, obwohl es in China als sehr viel älter galt. In diesem Buch werden zunächst Naturbeobachtungen beschrieben, an denen sich die Prinzipien einer gesunden Lebensführung im Einklang mit der Natur erkennen lassen:

„In alten Zeiten orientierten sich die Menschen, die das Tao verstanden, an Yin und Yang, den beiden Prinzipien, die die Natur ausmachen, und lebten in Übereinstimmung mit den Gesetzen des Kosmos und der Gestirne. Sie waren maßvoll beim Essen und Trinken, sie standen zu den gleichen Zeiten auf und gingen zu den gleichen Zeiten zu Bett. Auf diese Weise hielten sie Leib und Seele zusammen, um so die ihnen zugemessene Zeit voll auszuschöpfen, die bis zu hundert Jahren betragen konnte."

In späteren Kapiteln folgen dann konkrete Angaben über die Funktionen von Körper und Geist und deren Zusammenwirken. Außerdem werden bereits Organfunktionen, Meridiane und Therapiemöglichkeiten besprochen. Diese erste Sammlung der verschiedenen Aspekte der Traditionellen Chinesischen Medizin sei – so schreibt Joachim Stuhlmacher – in den meisten ihrer Aussagen nach wie vor gültig, und das „Huangdi Neijing" gehöre in China auch heute noch zur Standardliteratur für die Ausbildung in TCM – nach über 2000 Jahren!

den Teilen „Su Wen" und „Ling Shu" angesehen.

Während der folgenden Jahrhunderte, bis etwa 200 n. Chr., wurden vor allen Dingen die Wirkungen von Mineralien, Metallen und Pflanzen und ihre Verwendbarkeit in der Heilkunde erforscht. So entstand beispielsweise das „Shen Nong Ben Cao", in dem bereits 365 Arzneimittel beschrieben wurden. In diese Zeit fällt auch die Entstehung des „Mai Jing", in dem erstmals 24 Pulse differenziert werden. Darüber hinaus wurde das medizinische Wissen der Chinesen durch indische und iranische Einflüsse ergänzt. Dieses umfasste bereits vielfältige diagnostische und therapeutische Methoden neben pflanzlichen und mineralischen Heilmitteln, beispielsweise auf den Gebieten der Pulsdiagnostik, Diätetik, Atemtherapie und Heilgymnastik. Auch Methoden der Anästhesie (u.a. mit indischem Hanf), die bei operativen Eingriffen verwendet wurden, waren bekannt. Und auch die Hydrotherapie wurde bereits angewandt.

Während der Jin-Dynastie (265–420) kam es zu einer Spezialisierung der medizinischen Literatur. So entstanden beispielsweise Werke über Innere Medizin, Pädiatrie, Gynäkologie usw., außerdem über die verschiedenen Therapieformen wie Akupunktur und Moxibustion. In dieser Zeit wurden auch die ersten Staroperationen durchgeführt und schadhafte Zähne mit Füllungen versehen.

Bereits in der Zeit der Tang-Kaiser (618–907) wurde in China ein Medizinalamt mit staatlicher Ärzteausbildung gegründet. Wenig später, in der Song-Dynastie (960–1279) wurden zum Zwecke der Ärzteausbildung und Prüfung lebensgroße Bronzefiguren gegossen, auf denen die Akupunkturpunkte zu sehen waren.

An diesen Figuren konnten die Studenten das Auffinden der jeweils richtigen Punkte üben, denn die Punkte waren nicht nur mit Wachs übergossen, sondern auch mit Wasser gefüllt. Traf ein Schüler den korrekten Punkt, so lief etwas Wasser heraus!

Außerdem entstand während dieser Epoche das wichtige Werk „Sanyin Jiyibing Fanglun" („Drei Gründe der Erkrankungen"), in dem äußere, innere sowie „nicht äußere und nicht innere" Krankheitsursachen aufgelistet und erläutert werden.

Ab 1115 herrschten in China die Mongolen. Nicht zuletzt durch die damit verbundenen kriegerischen Auseinandersetzungen wandte man sich verstärkt der Knochenheilkunde zu. Außerdem differenzierten sich vier wesentliche TCM-Schulrichtungen:

- „Liu Wan-su", die Schule der Kühlung
- „Zhang Cong-zheng", die Schule der Purgierung (Reinigung)
- „Li Dong-Yuan", die Schule der Erde-Stärkung
- „Zhu Dan-xi", die Schule der Yin-Nährung.

Verschiedene Ärzte empfahlen zu dieser Zeit bereits den Einsatz psychologischer Methoden, wenn emotionale Krankheitsursachen vorlagen.

In der Ming-Dynastie (1368–1644) entstand innerhalb von zwei Generationen in der Ärztefamilie Li das „Ben Cao Gang mu", die größte systematische Sammlung landesweit und lokal verwendeter Arzneien. Sie besteht aus 52 Bänden, in denen 1892 Arzneien und 11 096 Rezepturen enthalten sind! Gedruckt wurde dieses gewaltige Werk 1596, und danach auch schon bald in Europa bekannt.

Während der Mandschu-Herrschaft (1644–1900) entstanden zahlreiche Schriften zu speziellen Themen, beispielsweise zur Bekämpfung und Heilung von Seuchenkrankheiten. 1749 erschien die Sammlung „Der goldene Spiegel der Heilkunst", worin mehr als 80 Ärzte ihr Wissen zusammengetragen hatten.

Anfang des 19. Jahrhunderts wurde die vorher wissenschaftlich hoch geachtete Kunst der Akupunktur wieder zur Volksheilkunde: Nach einem 1822 erlassenen Dekret durfte nämlich die Kaiserfamilie nicht mehr nach diesem Verfahren behandelt werden – um die kaiserliche Haut nicht zu verletzen … In dieser Zeit kam China – vor allem durch den Einfluss christlicher Missionare – auch in nähere Berührung mit der westlichen Medizin. So wurde 1881 in Tientsin die erste westliche Medizinschule gegründet. Viele Chinesen wandten sich der christlichen Religion nicht zuletzt wegen der guten medizinischen Versorgung in den Missionsstationen zu. Ein weiterer Grund für den Niedergang der chinesischen Medizin war deren zunehmende Hinwendung zur Theorie und dass empirische Beobachtungen physiologischer Vorgänge vernachlässigt wurden.

Die großen Epidemien jener Zeit (beispielsweise Cholera oder Lungenpest), die viele Zehntausende von Menschenleben forderten, stellten für China und die chinesische Medizin ein gewaltiges Problem dar. Die christlichen Missionare hatten vorbeugende Hygienemaßnahmen und eine gewisse Beachtung der Asepsis eingeführt, womit sie der Traditionellen Chinesischen Medizin bei der Seuchenbekämpfung überlegen waren. Dies war sicherlich ein Grund für die zunehmende Hinwendung Chinas zur westlichen Medizin. Vor allem die Erkenntnisse auf dem Gebiet der Bakteriologie überzeugten die chinesischen Ärzte. Andererseits waren sie irritiert von der Fortschrittsfreudigkeit westlicher Forscher und Mediziner, denn in China galt seit jeher das geschriebene und tradierte Wort als unumstößliches Gesetz – aber gerade dadurch wurden die Mediziner in ihrem Dienst am Patienten behindert.

Mit der Gründung der Republik China im Jahre 1911 fand – staatlich verordnet – eine Hinwendung zu westlichen Methoden und Therapien statt. Es wurde sogar der Versuch gemacht, die Traditionelle Chinesische Medizin gesetzlich zu verbieten! So ließ der zuständige Unterrichtsminister wörtlich verlautbaren: „Ich habe beschlossen, die alte einheimische Praxis zu verbieten und die rohe Kräuterwirtschaft abzuschaffen." Deshalb schlossen sich die zuvor zerstrittenen Schulen der chinesischen Medizin im Jahre 1929 zu einer massiven Protestbewegung zusammen, woraufhin diese Pläne fallen gelassen wurden. Es wurde zwar weiterhin ausschließlich die westliche Medizin gefördert, man besann sich jedoch auf die gemeinsamen Grundlagen. 1931 wurde ein „Institut für Nationale Medizin" gegründet, dessen vornehmste Aufgabe es war, zu intensiven Auseinandersetzungen über den Wert der „alten Medizin" anzuregen. Viele beteiligte Mediziner waren der Meinung, dass man sich der westlichen Wissenschaft öffnen könne, ohne dabei das seit Jahrtausenden bewährte Wissen über Bord zu werfen. Es wurde auch zugestanden, dass die Traditionelle Chinesische Medizin – wie jede andere Volksmedizin – viele unhaltbare Theorien

enthielt: Man unterschied dabei zwischen anwendbarer chinesischer Arzneikunde („yao") und unsinniger chinesischer Medizinkunde („yi").

1935 wurden auf dem 5. Parteikongress der Kuomintang zwei Resolutionen angenommen, die die Gleichberechtigung von westlicher und chinesischer Medizin hervorhoben, aber gleichzeitig forderten, die traditionelle Medizin in das allgemeine Erziehungssystem miteinzubeziehen. Allerdings folgten diesen Entschlüssen wenig Taten. Auch die Kommunisten unter Mao Tse-Tung hielten während ihres Kampfes gegen die Kuomintang wenig von östlicher Medizin. Sie setzten mehr auf westliches Fachwissen, als es ums nackte Überleben ging. Hier waren ja in erster Linie Chirurgie, Wundversorgung und Hygienemaßnahmen gefragt. Gerade auf diesen Gebieten hatte die auf Harmonie von Körper, Geist und Seele ausgerichtete Traditionelle Chinesische Medizin jedoch nur wenig zu bieten.

Kuomintang

Diese chinesische Partei ging 1912 aus einem 1907 von Sun Yatsen gegründeten Geheimbund hervor. Sie war maßgeblich an der Revolution von 1911 beteiligt und ging 1923 ein Bündnis mit der chinesischen Kommunistischen Partei ein. 1927 brach sie unter der Führung Chiang Kai-Sheks mit den Kommunisten und stellte in vielen Feldzügen die Einheit Chinas wieder her. Wegen massiver Korruption verlor sie jedoch gegenüber Mao Tse-Tung an Einfluss und musste sich mit ihren Anhängern nach Taiwan zurückziehen. Dort stellte sie ab 1949 die Regierungspartei.

Nach dem Sieg Maos über die Kuomintang und der Gründung der Volksrepublik China änderte sich diese negative Haltung gegenüber der Traditionellen Chinesischen Medizin jedoch. Nun wurde gefordert, dass sich die chinesische Medizin die Wissenschaftlichkeit der westlichen Medizin aneignen und die westliche Medizin vom volksnahen Charakter der chinesischen Medizin lernen müsse. So wurden 1956 vier große „Institute für Chinesische Medizin" in Peking, Kanton, Chengdu und Shanghai gegründet, die Hochschulcharakter hatten. Weitere Schulen und Institute folgten. Aber auch die traditionelle Form der Ausbildung chinesischer Ärzte wurde weiter geführt. Diese erinnerte an eine Art Meister-Lehrling-Beziehung und folgte den alten Traditionen.

Ab der Gründung der Volksrepublik China 1949 wurden in größerem Umfang Kliniken gegründet, in denen auch traditionelle Ärzte praktizierten – davor fand die Behandlung fast ausschließlich ambulant statt.

Doch dann folgten die Jahre der Kulturrevolution. Dabei kam es nicht nur zu einem Stillstand, sondern sogar zu einem Rückschritt – und dass, obwohl Mao Tse-Tung die Traditionelle Chinesische Medizin propagierte (allerdings nur, weil sie weder große Kosten noch viel Aufwand erforderte und in seinen Augen leicht zu erlernen und auszuführen war). So stammt von ihm der Ausspruch (1958): „Die chinesische Medizin und Arzneikunde sind eine große Schatzkammer; Anstrengungen müssen unternommen werden, um sie nutzbar zu machen und auf ein höheres Niveau zu heben." Maos Einstellung gegenüber akademischer Forschung war allerdings sehr gespalten, und so musste das Forschungsinstitut für

Kulturrevolution

Diese große politisch-ideologische Kampagne wurde ab 1966 von Mao Tse-Tung (1893-1976) massiv vorangetrieben und hatte das Ziel, die noch wirksamen „bürgerlichen" Denk- und Lebensweisen westlicher und traditionell chinesischer Prägung zu bekämpfen. Die Gegensätze zwischen Stadt und Land sowie zwischen Kopf- und Handarbeit sollten beseitigt werden. Bei dieser Revolution erlitt nicht nur die chinesische Kultur (und nicht zuletzt die Traditionelle Chinesische Medizin) einen herben Rückschlag, sondern es gab auch viele Tausende Todesopfer.

Traditionelle Chinesische Medizin in Peking 1966 schließen. Auch fast alle medizinischen Fachzeitschriften mussten ihr Erscheinen einstellen. Die Medizin hatte sich dem dialektischen Materialismus unterzuordnen.

Allerdings verstand es Mao Tse-Tung recht gut, die angeblichen oder tatsächlichen Erfolge der Traditionellen Chinesischen Medizin in den westlichen Ländern zu „verkaufen". Das war beispielsweise bei der Akupunkturanalgesie der Fall, also bei Operationen, in denen statt mit herkömmlichen Narkosemitteln mit Akupunkturnadeln betäubt wurde. Zahlreiche spektakuläre Berichte gingen damals durch die Weltpresse. Im Westen begann man sich für diese Art der Medizin zu interessieren – vor allem für die Akupunktur, die so spektakuläre Ergebnisse zeigte. In Europa und Amerika entstanden die ersten Ausbildungszentren für Traditionelle Chinesische Medizin.

Thomas Ots, der 1980 in Peking eine Ausbildung in Traditioneller Chinesischer Medizin machte, berichtet über die fatalen Folgen des politisch motivierten Wandels in der Medizin Chinas folgendes:

„Viele Taubstumme konnten nach einer Akupunkturtherapie wieder hören und reden und verkündeten glücklich und das rote Büchlein schwenkend, dass sie diesen Heilerfolg nur dem Vorsitzenden Mao Tse-tung zu verdanken hätten. Doch da diese Erfolge politisch motiviert waren, kam es zu ungerechtfertigten Verallgemeinerungen und Übertreibungen. Nach Ende der Kulturrevolution erschienen in chinesischen Zeitungen Berichte von Ärzten, die darstellten, wie sie gezwungen wurden, Operationen unter Akupunkturanalgesie durchzuführen, obwohl die Patienten nicht völlig schmerzfrei waren. Auch die zuvor mit Akupunktur erfolgreich behandelten Taubstummen waren nach wie vor stumm und taub, und von der Heilkräutertherapie gegen Krebs, die im kulturrevolutionären China entdeckt worden sein sollte, war nun nicht mehr die Rede."

Seit Anfang der 80er-Jahre wurde der Förderung der Traditionellen Chinesischen Medizin in China oberste Priorität eingeräumt. Daneben sollte aber auch die Erforschung und Anwendung der westlichen Medizin vorangetrieben werden.

Die Situation stellt sich im Moment so dar, dass die Traditionelle Chinesische Medizin in ihrem Heimatland gleichberechtigt neben der westlichen Medizin steht und praktiziert wird. Auch Forschungen und Weiterentwicklungen finden statt.

Inzwischen hat die Globalisierung auch China eingeholt – und das bedeutet in diesem Fall: die Kosten für die medizinische Versorgung steigen. Ging ein Chinese früher zu seinem Arzt „um die Ecke" und ließ sich ambulant beraten oder versorgen, so überlegt er heute, ob er sich dies auch leisten kann. Die Folge ist, dass viele Kliniken inzwischen einen beträchtlichen Teil ihrer Kosten damit bestreiten, dass sie westliche Mediziner in der Traditionellen Chinesischen Medizin ausbilden.

Das Interesse an derartigen Ausbildungsmöglichkeiten ist groß. Dies hat – so schreibt Paul U. Unschuld – „in China selbst zahlreiche Bemühungen angeregt, chinesische Medizin in Europa und den USA zu vermarkten. Chinesische Mediziner unterschiedlichster Qualifikationen praktizieren mittlerweile in allen Ländern des Westens und erzielen auf diese Weise Einkünfte, die sie in China selbst mit ihren Fähigkeiten nie erreichen könnten. Hersteller traditioneller pharmazeutischer Produkte in China und Japan entwickeln Strategien, wie sie ihre Erzeugnisse auf den internationalen Märkten verkaufen können, und chinesische Behörden tragen das Ihre dazu bei, die Rezeption der Akupunktur im Westen in Bahnen zu lenken, die den chinesischen Interessen entsprechen."

TCM und der Westen

Das Interesse, das westliche Mediziner der chinesischen Heilkunde entgegen bringen, ist nicht neu. Schauen wir uns einmal die Begegnungen des Westens mit der chinesischen Medizin an:

Bereits Mitte des 13. Jahrhunderts besuchte der Franziskaner Wilhelm von Ruysbroeck (ca. 1210 bis ca. 1270) im Auftrag von Papst Innozenz IV. und des Königs Ludwig IX. von Frankreich den Hof des mongolischen Großkhans in Karakorum und beschrieb diese Mission in seinem Buch „Reise ins Mongolenland". Dieser Bericht gilt als erste Informationsquelle über West- und Zentralasien.

Nur wenig später trat Marco Polo (1254–1324), der bedeutendste Asienreisende des Mittelalters, seine Reisen an, die ihn lange Jahre kreuz und quer durch China führten – u.a. im Auftrag des Mongolenherrschers Khublai Khan. Er berichtete in seinen Schriften bereits von „berühmten Naturärzten, die die Geheimnisse der Natur kennen".

Genauere Kenntnis über Ärzte und Heilverfahren des Reiches der Mitte erhielt der Westen jedoch erst durch die christlichen Missionare. Diese waren im mehr oder weniger abgeriegelten China unwillkommen. So erhielten portugiesische Jesuiten erst 1549 die Erlaubnis, in Japan Missionsstationen aufzubauen. Das

Ein portugiesischer Pater schrieb in einem Brief an seinen Abt in Coimbra: „Im allgemeinen sind die Japaner sehr gesund wegen des Klimas, das sehr gemäßigt und gesund ist, weil sie wenig essen und weil sie kein klares Wasser trinken, das die Ursache vieler Erkrankungen ist. Wenn sie erkranken, genesen sie in kurzer Zeit fast ohne Medizin. Sie haben die Gewohnheit, bei allen Krankheiten den Bauch, die Arme und den Rücken etc. mit silbernen Nadeln zu stechen. Gleichzeitig verwenden sie aus Kraut gefertigte Feuerknöpfe."
(Diese ersten Hinweise auf Akupunktur und Moxibustion, die Europa erreichten, sind zitiert nach Paul U. Unschuld)

lag sicherlich nicht nur an ihrer missionarischen, sondern vor allem an ihrer ärztlichen Tätigkeit. Hier lernten Europäer auch die japanische Variante chinesischer Heilkunst kennen und kamen dadurch zu neuen Theorien und Verfahren.

Leider wurde den portugiesischen Missionaren von kirchlicher Seite her Anfang des 17. Jahrhunderts untersagt, sich mit der ostasiatischen Heilkunde zu beschäftigen. Sie durften nicht einmal medizinische Fachliteratur in ihrem Besitz haben.

Im 17. Jahrhundert drangen dann weitere Nachrichten über die chinesische Medizin nach Europa. Diesmal kamen sie von Ärzten, die für die niederländische Ostindiengesellschaft tätig waren und die sich sehr genau nach den traditionellen Heilverfahren erkundigten – allen voran nach der Akupunktur und der Pulsdiagnose. Allerdings stießen ihre Berichte nicht immer auf Verständnis oder gar Zustimmung. So ist bei Paul U. Unschuld nachzulesen, dass der deutsche Arzt Engelbert Kaempfer (1651–1716), der ebenfalls für die holländische Ostindiengesellschaft in Japan arbeitete, die bis dahin eingehendste Beschreibung von Akupunkturverfahren vorgelegt hatte. Die (postume) Reaktion der Fachwelt war jedoch ablehnend. 1718 griff ein Lorenz Heister diese medizinischen Techniken an, indem er fragte, „wie so kluge Nationen (…) so viel auf diese verwunderlichen Remedia halten. Da diese Operation bei den Europäern gar nicht gebraucht und als undienlich erachtet wird, halten wir es nicht für nötig, dieselbe weitläufig zu beschreiben. Wer mehr davon wissen will, kann bei (…) Kaempfer mit Verwunderung nachlesen."

Da dies im allgemeinen der europäische Tenor war, blieb die chinesische Heilkunde für den Westen weitgehend im Dunkeln.

Trotzdem kam es im 18. und 19. Jahrhundert vor allem in Frankreich und in Deutschland zur erfolgreichen Anwendung der Akupunktur. In der Berliner Charité sollte das Verfahren überprüft werden, wurde jedoch so dilettantisch angewandt, dass nicht nur die Patienten sich weigerten, akupunktiert zu werden, sondern schließlich auch die Ärzte davon Abstand nahmen. Außerdem waren die naturwissenschaftlichen Entdeckungen, die gerade in dieser Zeit in Europa bahnbrechende Erfolge feierten, nicht dazu angetan, sich intensiv mit einer Medizin zu beschäftigen, die als unwissenschaftlich galt.

Es war der Franzose George Soulié de Morant, der Anfang des 20. Jahrhundert einen grundlegenden Beitrag zur Theorie und Anwendung der Akupunktur leistete. Sein mehrbändiges Werk „Die chinesische Akupunktur" entstand nach einem zwei Jahrzehnte währenden Aufenthalt in China, wo er von den besten Ärzten unterrichtet wurde. Leider war er selbst kein Arzt, und so erntete er bei den „gestandenen" Medizinern nur Spott und Ablehnung. Angeregt durch das Interesse in Frankreich wurde in Deutschland bereits zu Beginn der 50er-Jahre des 20. Jahrhunderts eine eigene Fachgesellschaft gegründet, innerhalb derer sich Ärzte austauschen konnten, die an der Akupunktur interessiert waren.

Inzwischen wird die Traditionelle Chinesische Medizin in Europa und in den USA akzeptiert. Es gibt zahlreiche Gesellschaften, die sich um die Ausbildung des Nachwuchses kümmern und auch eigene Forschungen anstellen. Dies gilt zwar immer noch vorwiegend für die Akupunktur, aber auch die anderen wichtigen Gebiete der TCM werden inzwischen mehr und mehr berücksichtigt. Nach jüngsten Umfragen unter Medizinern in Deutschland hat inzwischen jeder vierte Arzt zumindest eine Kurzausbildung in Akupunktur absolviert.

Gerade dieser „Boom" chinesischer Heilpraktiken sollte aber auch misstrauisch machen: Jeder vierte niedergelassene Arzt besucht Akupunkturkurse und bietet daraufhin diese Behandlung in seiner Praxis an. Aber reicht es aus, in einem Schnellkurs die richtigen Ansatzpunkte für die Nadeln zu erlernen? Nicht jeder Arzt, der an einem Wochenendseminar über Traditionelle Chinesische Medizin teilgenommen hat, ist geeignet, diese Methoden auch anzuwenden. Nur wer eine gründliche Ausbildung durchlaufen hat, kann die TCM nutzbringend für seine Patienten praktizieren.

Und hilft die Traditionelle Chinesische Medizin in allen Fällen besser als die westliche Schulmedizin?

Wie chinesische und westliche Medizin sich ergänzen können wird im nächsten Kapitel erläutert.

Östliche Medizin – westliche Medizin

● Spektakuläre Wirkungen der Akupunktur

Obwohl die Akupunktur im westlichen Ausland in Fachkreisen bereits länger bekannt war, wurde sie Anfang der 70er-Jahre zu einem Thema für die Massenmedien. 1971 nämlich berichtete der Journalist James Reston, der die amerikanische Tischtennismannschaft in die Volksrepublik China begleitete, in der New York Times darüber, wie er die Wirkungen der Akupunktur am eigenen Leib erlebte. Er hatte sich während dieser Reise in China einer Notoperation am Blinddarm unterziehen müssen. Die Folgeschmerzen wurden durch Akupunktur behoben.

Dazu Paul U. Unschuld: „Diese Meldung wurde von der gesamten Presse des Westens unter großer Aufmachung übernommen und rückte die Existenz einer ebenso einzigartigen wie unverständlich wirksamen chinesischen Nadeltherapie in das Zentrum der Aufmerksamkeit, und zwar bei Medizinern ebenso wie in der allgemeinen Öffentlichkeit."

Amerikanische Ärzte reisten daraufhin nach China, um sich selbst von der Wirksamkeit dieser Methode zu überzeugen. Ihre Beobachtungen fielen durchweg positiv aus, wie man im Fachorgan „Journal of the American Medical Association" nachlesen kann. Die Aufmerksamkeit von Fachwelt und Öffentlichkeit richtete sich zunächst auf die schmerzlindernden Möglichkeiten der Akupunkturanalgesie.

● Information bietet Schutz vor Scharlatanerie

Wie wir in den vorangegangenen Kapiteln gesehen haben, darf man die Traditionelle Chinesische Medizin nicht als bloße „Technik" sehen, abgetrennt von ihren Wurzeln und dem daraus resultierenden Bild des Menschen. Ein westlicher Arzt, der die Akupunktur oder andere chinesische Therapien anwendet, muss mit deren Grundlagen vertraut sein, um die entsprechenden Heilerfolge erzielen zu können. Er muss sich auf das chinesische Welt- und Menschenbild einlassen und sich vertraut machen mit dem geistigen Hintergrund und den Methoden der Traditionellen Chinesischen Medizin. Dazu gehört ein genaues Studium der Meridiane und Akupunkturpunkte, der verschiedenen nach chinesischer Anschauung im und auf den Menschen wirkenden Kräfte, und vor allem der Diagnostikverfahren. Inzwischen gibt es auch in Deutschland hervorragende Ausbildungsstätten für Traditionelle Chinesische Medizin.

In verschiedenen Großstädten haben bereits zahlreiche Kliniken eine besondere Abteilung für die Traditionelle Chinesische Medizin eingerichtet, wo qualifizierte Ärzte diese Behandlung praktizieren. Aber auch immer mehr niedergelassene Mediziner – selbst auf dem flachen Land – spezialisieren sich auf die

Etwa fünf Millionen Deutsche pro Jahr lassen sich mit Akupunktur behandeln.

Erschwert wird die Suche nach einem kompetenten Therapeuten der chinesischen Medizin allerdings mitunter dadurch, dass zunehmend „original" chinesische TCM-Einrichtungen in Deutschland entstehen, deren Qualität mehr als fragwürdig ist. Hier stimmt oft nur das Ambiente und das Aussehen der Therapeuten. Die angegebenen Qualifikationen der „eingeflogenen" chinesischen „Professoren" stellen sich häufig als überaus dubios heraus: Laut Lebenslauf haben die Therapeuten das (Geheim-) Wissen wahlweise von ihrem Großvater oder einem Mönch erhalten – so etwas verkauft sich auch in Deutschland sehr gut. Es handelt sich eben um einen lukrativen Markt mit exotischen und mystischen (somit schwer nachvollziehbaren) Heilsversprechungen, der ausgesprochen devisenträchtig ist. Wirklich gute chinesische Therapeuten werden andererseits oft von den Betreibern der Einrichtungen gegen Kost und Logis ausgenutzt.

TCM und leisten dort hervorragende Arbeit. Auch viele Krankenkassen übernehmen inzwischen die Kosten dieser Behandlung.

Einige nichtkommerzielle Organisationen haben es sich zur Aufgabe gemacht, Datenbanken über qualitativ hochwertige Therapieangebote und Therapeuten aufzubauen. Ein gutes Beispiel dafür ist die „Stiftung Gesundheit" mit Sitz in Hamburg. Hier können für ganz Deutschland entsprechende Therapeuten nachgefragt werden, z. B. auch über das Internet. Diese und andere wichtige Internet-Adressen finden Sie im Anhang des Buches.

Auch Zertifikate der Ärztekammern können Entscheidungshilfe leisten.

Welche Behandlung ist die „richtige"?

In seinem Werk „Das große Handbuch der chinesischen Naturheilkunde" merkt Joachim Stuhlmacher kritisch an, dass sowohl in China als auch in anderen Ländern eine Tendenz bestehe, TCM und westliche Schulmedizin zu „vermischen". Dies erscheint ihm als nicht sinnvoll, er plädiert vielmehr dafür, dass beide Richtungen nebeneinander bestehen, einander respektieren und sich ergänzen sollten:

> „Dass die Chinesische Medizin bei manchen Beschwerdebildern besser wirkt als die Schulmedizin liegt nicht daran, dass sie generell besser ist. Vielmehr hat sie durch ihren völlig anderen Ansatz Konzepte und Therapien entwickelt, die eben gerade dort wirksam werden, wo die Schulmedizin aufhört. Dies gilt selbstverständlich auch umgekehrt. Bestimmte Erkrankungen lassen sich schulmedizinisch besser und effektiver behandeln. Aus diesem Grunde halte ich es für wichtig, von zwei sich ergänzenden Medizinsystemen zu sprechen, nicht von alternativen oder gar von konkurrierenden Systemen."

Oftmals sind die Verfahren der Traditionellen Chinesischen Medizin bei „funktionellen Störungen" die bessere Wahl – also bei Gesundheitsstörungen, die im Sinne der westlichen Medizin nicht klar auf eine organische Ursache zurückzuführen sind. Wichtig dabei ist jedoch, dass Tumore, Herzinfarkte usw. ausgeschlossen werden können! Vor Beginn einer traditionell chinesischen Therapie steht die eingehende, westlich-schulmedizinisch ausgerichtete Diagnostik. Der behandelnde TCM-Arzt muss beides beherrschen: westliche schulmedizinische Therapie und Traditionelle Chinesische Medizin. Er arbeitet also integrativ.

Bei einer Lungenentzündung oder einer Hirnhautentzündung wäre es ein dramatischer „Fehler", auf Antibiotika zu verzichten. Die Traditionelle Chinesische Medizin ist besonders wirksam bei nicht-lebensbedrohlichen, chronischen Gesundheitsstörungen und Erkrankungen.

Insbesondere für die Gesundheitsvorsorge ist die Traditionelle Chinesische Medizin ein wichtiges Instrument und kann in vielen ihrer Elemente auch von Laien nachvollzogen und angewendet werden. Das gilt beispielsweise für die chinesische Heilgymnastik Qi Gong – darauf wird in einem späteren Kapitel noch ausführlich eingegangen.

Eine Behandlung nach den Prinzipien der Traditionellen Chinesischen Medizin kann in folgenden Fällen helfen:

- Schmerzen des Halte- und Bewegungsapparates
- Rückenschmerzen
- Schulter- und Nackenschmerzen
- Tennis- und Golferellenbogen
- Ischiasbeschwerden
- Hüft- und Knieschmerzen
- Kopf- und Gesichtsschmerzen
- Spannungskopfschmerzen
- Migräne
- Trigeminusneuralgie
- Tinnitus
- Schlafstörungen
- Herzangst
- Erkrankungen des Atemsystems

- Asthma
- Chronische Bronchitis
- Heuschnupfen
- Chronische Infektneigung
- Funktionsstörungen der Verdauungsorgane
- Erschöpfungszustände
- Regelschmerzen und klimakterische Beschwerden
- Lähmungen (beispielsweise nach einem Schlaganfall).

Hier kann die westliche Medizin besser helfen:
- Akut lebensbedrohliche Zustände (beispielsweise Herzinfarkt) und deren primäre Nachbehandlung
- Kausaltherapie bösartiger Tumoren
- Eindeutige gefährliche Infektionen
- Traumata, die einer operativen Versorgung bedürfen
- Primäre Therapie bei chronischen Erkrankungen (beispielsweise Rheuma, chronische Darmerkrankungen usw.).

Ein Beispiel für die Zusammenwirkung westlicher und östlicher Methoden sind Rückenschmerzen: Dazu sollte man zunächst auf die westliche Diagnostik zurückgreifen, um z.B. dringende Operationsnotwendigkeiten auszuschließen. Ist dies geschehen, empfiehlt sich die Akupunktur gegen die Schmerzen und zur Wiederherstellung der muskulären Balance, außerdem Physiotherapie zur Muskelkräftigung, Ernährungsberatung zur Gewichtsnormalisierung (gegebenenfalls auch chinesische oder westliche Phytotherapie zur Unterstützung) und Qi Gong als Bewegungstherapie.

Zu bedenken ist, dass es im Gegensatz zu der bei westlichen Laien und teilweise auch Ärzten vorherrschenden Meinung kein abgeschlossenes Heilsystem der chinesischen Medizin gibt. Über viele Jahrhunderte gab es – nicht zuletzt politisch bedingt – die verschiedensten Strömungen. Vor diesem Hintergrund stellt auch Paul U. Unschuld die Frage, welche „chinesische Medizin" denn nun dem Westen am meisten angemessen sei. Sind die Praktiken der Volksrepublik China denen Taiwans vorzuziehen? Oder sollte man sich eher den theoriefernen Anwendungen, wie man sie aus Japan kennt, zuwenden? Oder sollte man gar im Westen eine ganz neue, wissenschaftlich orientierte chinesische Medizin praktizieren? Alle diese Strömungen sind vorhanden und haben eifrige Verfechter, die allesamt Erfolge (und Misserfolge) nachweisen können. Ärzte aller dieser Strömungen haben aber auch zufriedene Patienten. Deshalb sollte man den Patienten selbst entscheiden lassen – denn schließlich gilt immer noch der Grundsatz: Wer heilt, hat recht.

Die Bereitschaft von Patienten, Medizinern und auch Krankenkassen, sich mit chinesischer Medizin zu beschäftigen, ist in einem Wandel bestimmter Anschauungen begründet, der sich in den letzten Jahrzehnten vollzog. So segensreich sich Apparatemedizin und manche Erzeugnisse der Pharmaindustrie auf vielen Gebieten auch auswirken mögen – in der Gesellschaft hat allgemein ein Umdenken stattgefunden, hin zu einer „sanfteren" Medizin und zur verstärkten Beteiligung des Patienten am Heilungs- und Genesungsprozess sowie an der Gesundheitsvorsorge. Es werden immer mehr homöopathische und Naturheilmittel verwendet und das Interesse an Heilverfahren nichtwestlicher Nationen – allen voran die TCM – wächst ständig. Dies wiederum ermutigt chinesische Mediziner zu weiterführenden Forschungen, die beiden Seiten von Nutzen sein können.

Möglicherweise hat die zunehmende Hinwendung vieler Menschen zur Naturheilkunde im Allgemeinen und zur Traditionellen Chinesischen Medizin im Besonderen auch noch einen tiefer gehenden Grund. Immer mehr Menschen sehen sich selbst als „verlorene Teilchen" einer sich immer mehr zersplitternden Welt. Eine zunehmende Spezialisierung der Wissenschaften, die Reizüberflutung durch Informationsmedien, sicherlich auch ein allgemeiner Werteverlust lässt viele Menschen nach einem Halt suchen in einer sich immer schneller verändernden Welt. Diesen Halt hoffen viele in der Hinwendung zu östlicher Philosophie, Meditation und eben auch Medizin zu finden. Dabei gab es in Europa bereits im Mittelalter eine ganz ähnliche Strömung. Man erinnere sich nur an Hildegard von Bingen, die in ihren umfangreichen Schriften immer wieder das auch vom Taoismus gepriesene „rechte Maß" in allen Dingen des Lebens in den Mittelpunkt stellte. Auch diese große Philosophin und erste deutsche Wissenschaftlerin setzte immer wieder den Menschen in Bezug zum Ganzen, wie es Jahrhunderte später übrigens auch der Arzt Paracelsus tat. Östliche und westliche Traditionen sind offensichtlich gar nicht soweit voneinander entfernt …

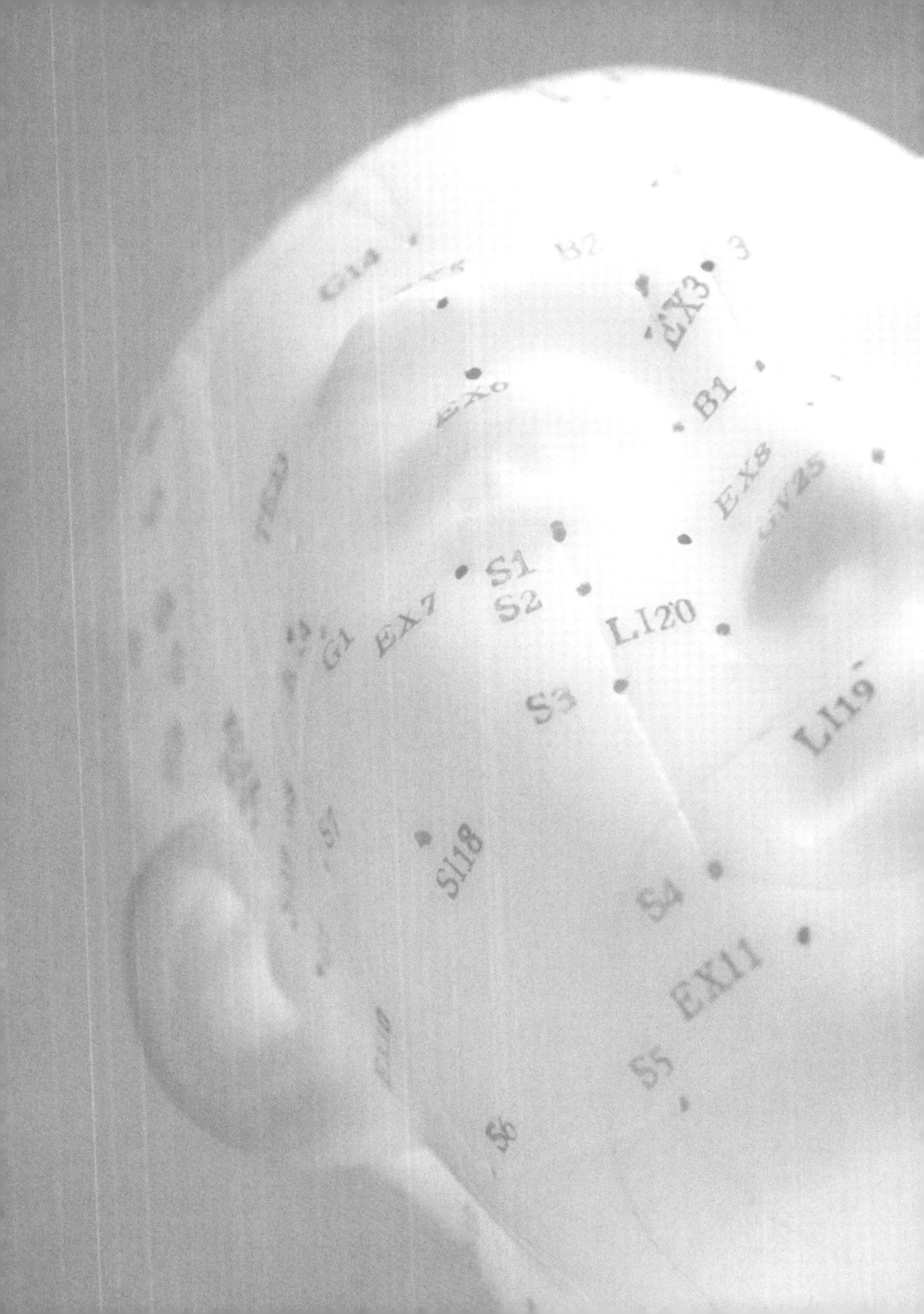

EX3
B1
EX8
S1
S2
LI20
EX7
G1
S3
LI19
SI18
S4
EX11
S5

Grundlegende Konzepte der Traditionellen Chinesischen Medizin

- Wie wir bereits in den vorhergehenden Kapiteln gesehen haben, ist die ideelle Grundlage der Traditionellen Chinesischen Medizin die Harmonie. Nur wenn das Innen mit dem Außen übereinstimmt, nur wenn Mikrokosmos und Makrokosmos auf der gleichen Wellenlänge schwingen, kann dieses gesund erhaltende und gesundende Prinzip verwirklicht werden. Dies gilt für die gesamte Gesellschaft wie für das Individuum – eine Anschauung übrigens, die uns aus der Philosophie des antiken Europa durchaus nicht fremd ist:

  - Wenn jeder Mensch nach moralischen Prinzipien lebt, wird dies nur positive Auswirkungen auf die Gesellschaft haben und wiederum deren gesamte Moral heben.
  - Wenn jeder Mensch nach moralischen Gesetzen und im Einklang mit der Natur lebt, wird er gesund sein, alt werden und in Harmonie mit sich selbst und mit anderen leben können.

- Diesen beiden Maximen nachzuleben sollte das erstrebenswerte Ziel des Menschen sein – eine Anschauung, die sich durchaus auch im Westen nachvollziehen lässt. Aber ob in Ost oder West – welchem Menschen gelingt dies schon? Ein solches „ideales" Leben bedeutet ja, sich immer und überall nicht nur für sich selbst, sondern gleich für die gesamte Gesellschaft verantwortlich zu fühlen! Nicht einmal für ihren eigenen Körper fühlen die Menschen sich verantwortlich – gezwungenermaßen oder aus Leichtsinn. So kommt es zu Gesundheitsstörungen und schließlich zu Krankheiten.

- Während das analytische Denken der Menschen im Westen letztendlich zu einer strikt naturwissenschaftlichen Anschauung der Krankheit (und deren Bekämpfung) geführt hat, sah man diese in China viel differenzierter: nämlich als Störung der Harmonien höchst komplizierter Strömungs- und Beziehungsmuster. Dazu bringt Ted J. Kaptchuk in seinem Werk „Das große Buch der chinesischen Medizin" ein sehr eindrucksvolles Beispiel: Sechs Patienten werden mit sehr ähnlichen Symptomen in die Klinik eingeliefert und zunächst von an der westlichen Medizin orientierten Ärzten untersucht. Übereinstimmend wird bei allen sechs Menschen ein Magengeschwür diagnostiziert. Nun untersucht ein chinesischer Arzt die Patienten und stellt fest, dass bei einem Patienten die Schmerzen abnehmen, wenn er kalte Kompressen anwendet (er leidet an „feuchter Hitze, die die Milz befällt"). Bei einem anderen Patienten werden die Beschwerden durch Massage und Wärme gelindert (er leidet unter „Yang-Leere, die die Milz beeinträchtigt"). Während also die westliche Medizin – vereinfacht gesagt – die Krankheit als isoliertes Phänomen betrachtet, sieht die Traditionelle Chinesische Medizin den Patienten und seine Krankheit jeweils als eine Einheit. Und solange diese Einheit mit ihren komplizierten Beziehungsgeflechten nicht zur Harmonie gelangt, ist Heilung und Gesundung nicht möglich.

  So hat denn auch die chinesische Medizin über Jahrtausende Konzepte entwickelt, um diese Geflechte und Beziehungen durchsichtiger zu gestalten und so eine wirksame Diagnostik und Therapie zu ermöglichen. Diese Konzepte sollen im Folgenden vorgestellt werden.

Yin und Yang

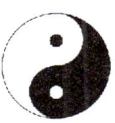

Auch im Westen – wo das Yin-Yang-Zeichen (die so genannte Monade) inzwischen sehr bekannt ist (möglicherweise ist es sogar das bekannteste Symbol der Welt) – kennen wir Beziehungspaare: hell – dunkel, warm – kalt, männlich – weiblich usw.

Im Brockhaus werden diese beiden Qualitäten folgendermaßen definiert: „Yin und Yang sind in ihrer jeweiligen periodischen Ab- und Zunahme und in ihrem Zusammenspiel Manifestationen des Tao, das in der Ordnung und Wandlung alles Seienden zum Ausdruck kommt."

Im Nei Jing, dem Lehrbuch der Inneren Medizin, das dem legendären Gelben Kaiser zugeschrieben wird, heißt es: „Das ganze Universum ist ein Oszillieren der Kräfte von Yin und Yang".

Daraus lässt sich erkennen, dass Yin und Yang eine Einheit bilden. Auch wenn sie verschiedene „Wertigkeiten" symbolisieren, wird doch nie gewertet – eben, weil sie einander bedingen und zusammen gehören. So ist beispielsweise „Yin" nicht negativ zu werten, weil es die Nacht oder „Yang", weil es Härte symbolisiert! Yin und Yang stellen die beiden Pole dar, zwischen denen sich alles in der Welt bewegt. So wurden sie auch in der chinesischen Kultur nie als moralische Eckpunkte betrachtet. Wichtig war allein das Gleichgewicht, in welchem beide Pole sich befanden, denn ein Ungleichgewicht wurde (und wird) immer als schädlich für den Menschen angesehen.

Um einen Einblick in die chinesische Denkweise zu erhalten, reicht es nicht aus, Yin und Yang ausschließlich als Symbole für das weibliche und das männliche Prinzip anzusehen. Deshalb folgt eine kleine Auflistung der Entsprechungen, die nicht nur eine der Grundlagen der chinesischen Denkungsart, sondern auch der Traditionellen Chinesischen Medizin sind (s. Tabelle S. 38).

In der bäuerlichen Struktur des frühen China hat sich das Denken in Yin- und Yang-Kategorien offensichtlich schon sehr früh herausgebildet. Himmel und Erde, Licht und Schatten waren damals Begriffe, die überaus vielfältige Beziehungen beinhalteten (s. Tabelle). Die daraus später resultierende Philosophie gründet also auf genauen Naturbeobachtungen.

Ursprünglich bedeutet Yin die schattige Seite eines Hügels oder Berges, Yang die sonnige Seite.

Wie wichtig diese Gedankengänge für die Traditionelle Chinesische Medizin sind, fasst Thomas Ots in seinem Buch „Medizin und Heilung in China" prägnant zusammen:

„Aus dem Gegensatz von *yang* = aktiv und *yin* = passiv entwickelte sich die für die traditionelle Medizin wichtige Polarität von *yang* = funktionell-dynamisch und *yin* = materiell-erhaltend. In der traditionellen Medizin stehen *yang*-Funktionen meist für die Aktivitäten die funktionellen Äußerungen des Leibes, *yin* beschreibt die Materie, das Stoffliche, das Soma. *Yin* und *yang* stehen in einem ewigen Wechselverhältnis miteinander. Sie bedingen sich

Soma bedeutet im Griechischen den Körper (im Gegensatz zum Geist). In der Traditionellen Chinesischen Medizin wird es als Materie dem Yin zugeordnet, während Yang die Aktivitäten des Körpers beschreibt.

▶ **Entsprechungen von Yin und Yang**

Yin	Yang
weiblich	männlich
Erde	Himmel
Mond	Sonne
Nacht	Tag
Schatten	Licht
dunkel	hell
kalt	warm
Herbst und Winter	Frühling und Sommer
Norden	Süden
Materie	Energie
passiv	aktiv
empfangend	schöpferisch
Ruhe	Energie
weich	hart
schwach	stark
klein	groß
feucht	trocken
Wasser	Feuer
unten	oben
rechts	links
Tal	Berg
ungerade Zahlen	gerade Zahlen
das Negative	das Positive
zentripetal	zentrifugal
stofflich (Substanz)	energetisch (Funktion)
Ruhe	Bewegung

Auf den Körper bezogen:

Unterkörper	Oberkörper
rechte Seite	linke Seite
Brust und Bauch	Rücken
Körperinneres	Körperäußeres
chronisch	akut
Kältegefühl	Hitzegefühl
langsamer	plötzlicher
Krankheitsbeginn	Krankheitsbeginn
Blässe	Rötung
weicher Stuhl	Verstopfung
langsamer Puls	schneller Puls

gegenseitig, das eine geht aus dem anderen hervor und in das andere über, das eine ist jeweils bereits in dem anderen enthalten."

● Yin und Yang treten kaum einmal in „reiner" Form auf. Fast alle Menschen tragen eine Mischung aus beiden Elementen in sich, von denen einmal das eine, dann wieder das andere überwiegt. So extrovertiert ein Mensch beispielsweise sein mag, braucht er doch auch Zeiten, in denen er sich auf sich selbst zurückziehen kann – und umgekehrt. Dies gilt auch für die Organe und Körperregionen, die zwar nach beiden Polaritäten eingeteilt sind, aber dennoch Tendenzen zur jeweils anderen Polarität entwickeln können. Die Traditionelle Chinesische Medizin beinhaltet also durchaus kein starres Schema, nach welchem vorgegangen wird, sondern ist geprägt von einer tiefen Einsicht in die dynamischen Vorgänge der Natur, die ja nicht zuletzt auch den menschlichen Körper in gesunden und kranken Tagen betreffen. Die hohe Kunst eines Praktikers der TCM besteht also nicht nur in dem fundierten Wissen über Diagnostik und Therapie nach diesem Verfahren, sondern auch in seiner Erfahrung und vor allem in seinem Wissen um diese ewigen Naturzusammenhänge.

● Yin und Yang sind Gegensatzpaare, die sich auszuschließen scheinen und dennoch einander bedingen: das eine kann ohne das andere nicht existieren. Gibt es einen Sommer ohne Winter, einen Tag ohne Nacht, eine Geburt ohne Tod?

Betrachten wir beispielsweise das Gegensatzpaar Freude und Trauer. Die Freude ist dem Yang zugeordnet, die Trauer dem Yin. Beides sind sehr gegensätzliche Gemütsstimmungen, die einen fast ausschließlichen Charakter haben: entweder ist man freudig erregt oder traurig. Aber wenn wir nur die Freude kennen würden, wäre diese schon nach kurzer Zeit sehr fa-

▶ Yin- und Yang-Aspekte

In der Natur

Erde	Himmel
Mond	Sonne
Nacht	Tag
Dunkel	hell
kalt	warm
Herbst, Winter	Frühling, Sommer
Wasser	Feuer
Feuchtigkeit	Trockenheit
Materie	Energie
Passivität	Aktivität
Ruhe	Bewegung
weich	hart
Substanz	Funktion
Ruhe	Bewegung
negativ	positiv
unten	oben
innen	außen
Norden	Süden

▶ Yin- und Yang-Aspekte

Beim Menschen

Frau	Mann
rechts	links
Bauch, Vorderseite	Rücken, Hinterseite
Körperinneres	Körperäußeres
Taille abwärts	Taille aufwärts
rechte Seite	linke Seite
Organstruktur	Organfunktion
Knochen, Organe	Haut, Muskulatur
Blut, Körpersäfte	Energie, Geist
ruhig, leise	laut, hektisch

de. Die Freude hat in unserem Kulturkreis diesen positiven Stellenwert durch die Erfahrung der Trauer. Nur wer die Trauer durchlebt hat, kann sich auch richtig freuen. Aber nicht nur in diesem Sinne ist die Trauer wichtig und notwendig für den Menschen: Verluste (welcher Art auch immer) wollen und müssen verarbeitet sein. Das ist nur natürlich. Wer sich die Trauer

um einen geliebten Menschen versagt, bringt sich um eine wesentliche Lebenserfahrung: nämlich dass Tod und Leben notwendigerweise zusammen gehören und auch so gesehen werden müssen.

● Yin und Yang gehören zusammen, sind einander notwendig und es gibt sogar einen „gegenseitigen Verbrauch":

„Yin und Yang begrenzen einander: Wasser begrenzt das Feuer, die Nacht den Tag, der Regen die Trockenheit. Bei Übermacht des einen und/oder Schwäche des anderen Pols entstehen Störungen im gesamten System: Ein Yin-Überschuss führt relativ zum Yang-Mangel, ein Yang-Überschuss zum Yin-Mangel".

So sind denn auch einige wichtige Begriffe der Traditionellen Chinesischen Medizin „shi" und „xu":
● „Shi" bedeutet Überfluss
● „Xu" bedeutet Leere, Mangel.

▶ Yin- und Yang-Aspekte

Bei Krankheitssymptomen

absteigend	aufsteigend
materiell-erhaltend	funktionell-dynamisch
chronisch	akut
schleichender Beginn	plötzlicher Beginn
Kältegefühl	Hitzegefühl
blasses Gesicht	gerötetes Gesicht
Schläfrigkeit	Schlaflosigkeit
langsamer Puls	schneller Puls
leise Stimme	laute Stimme
Urin klar	Urin trüb
weicher Stuhl	Verstopfung
Zunge blass	Zunge rot, evtl. gelblicher Belag
Lunge	Dickdarm
Herz	Dünndarm
Milz	Magen
Leber	Gallenblase
Niere	Blase

Die Polarität und das Zusammenwirken von Yin und Yang wird uns durch das gesamte Buch begleiten und in dessen Verlauf noch in vielen praktischen Beispielen auftreten.

Beides sind die wichtigsten Gründe für Erkrankungen. In den weitaus meisten Fällen wird eine Krankheit auf eine „Mangelsituation" zurückgeführt. So ist im Grunde die gesamte Traditionelle Chinesische Medizin darauf ausgerichtet, Störungen zwischen Yin und Yang zu erkennen und das Gleichgewicht zwischen beiden wieder herzustellen.

- Über die Jahrhunderte wurde von verschiedenen chinesischen Schulen jeweils eines der vier möglichen Disharmonie-Modelle als wichtigster Ursprung einer Krankheit angesehen, nach der sich auch die jeweilige Therapieform richtet:
  - Überfluss an Yang
  - Yang-Leere
  - Überfluss an Yin
  - Yin-Leere.

Da sich nicht nur die äußerlichen Bedingungen verändern (Ernährungssituation, vermehrter Übergang von körperlicher Arbeit zu sitzender Tätigkeit usw.), sondern auch in Gesellschaft und individuellem Selbstverständnis ein Paradigmenwechsel stattgefunden hat, geht man heute in China, aber auch in westlichen Ländern davon aus, dass sich Yin meistens im Mangel, Yang dagegen sowohl im Mangel als auch im Überfluss befinden kann. Entsprechend haben sich die Therapieformen verändert.

- Auch im „normalen Alltag" ist es wichtig, dass Yin und Yang sich in einem harmonischen Gleichgewicht befinden. So ist nicht nur Joachim Stuhlmacher („Das große Handbuch der chinesischen Naturheilkunde") davon überzeugt, dass ein Großteil unserer Zivilisationskrankheiten auf der Vernachlässigung der Yin-Aspekte beruht. Unsere moderne Gesellschaft verlangt uns im zunehmend härter werdenden Kampf ums wirtschaftliche und soziale Überleben immer mehr Strategien ab, die dem Yang-Bereich zugeordnet werden. Hektik und Stress sind die Folge und führen zu Erkrankungen. Um davon regenerieren und auch gesunden zu können, ist das Gegengewicht des Yin notwendig – also Ruhe, Entspannung und ein Leben im Einklang mit den Gesetzen der uns umgebenden Natur. Genau dieses entspricht ja auch dem Grundgedanken der chinesischen Medizin – der Vorbeugung. Wer diesen Gedanken verinnerlicht hat, kann auch als Laie wirksame Präventivmaßnahmen ergreifen, indem er beispielsweise nach anstrengenden (geistigen oder körperlichen) Arbeiten eine Periode der Ruhe folgen lässt, indem er sich nach zahlreichen gesellschaftlichen und geselligen Kontakten immer wieder einmal auf sich selbst zurückzieht und indem er beachtet, dass äußeres und inneres Leben nicht zu trennen sind, sondern einander bedingen und befruchten.

Die Beziehung zwischen Yin und Yang ist fließend. So trägt Yin schon immer das Yang in sich und umgekehrt. Das eine kann sich in das andere verwandeln, sobald es seinen Höhepunkt erreicht hat. Auch die Beziehungen der beiden Pole zueinander sind nicht absolut zu sehen. Beispiel: In Beziehung zum Winter ist der Frühling Yang, in Beziehung zum Sommer jedoch Yin.

Die Grundsubstanzen

● Qi

„Der Mensch lebt inmitten von Qi, und Qi erfüllt den Menschen. Von Himmel und Erde bis zu den Zehntausend Wesen, alles bedarf des Qi, um zu leben. Wer das Qi zu führen weiß, nährt im Inneren seinen Körper und wehrt nach außen hin schädigende Einflüsse ab."

(Baopuzi, 4. nachchristliches Jahrhundert, zitiert nach Thomas Ots „Medizin und Heilung in China").

Die Lebensenergie, die jeden Menschen (und nicht nur ihn, sondern die ganze Natur) durchströmt, wird in der chinesischen Medizin (und Philosophie) als „Qi" bezeichnet. Damit ist einerseits etwas Energetisches gemeint, andererseits auch etwas Stoffliches – eben Yang und Yin, aus dem sich das Qi zusammensetzt.

Qi ist beim Menschen die treibende Kraft aller Aktivitäten und Funktionen im Organismus, ohne die kein Leben möglich ist. Das Qi sammelt sich in den Organen und fließt in Meridianen (Leitbahnen) durch den ganzen Körper. (Auf die Meridiane wird in einem späteren Kapitel noch ausführlich eingegangen werden.)

Qi basiert somit auf dem ganzheitlichen Konzept, dass Körper und Seele in Abhängigkeit voneinander existieren und erst so ein Ganzes bilden. In der Auseinandersetzung mit der westlichen Naturwissenschaft wird gerade über diesen Aspekt nicht nur in China, sondern weltweit noch immer heftig darüber diskutiert, ob Qi mehr als materielle oder doch eher als funktionell-energetische Kraft aufgefasst

Eine Theorie der Traditionellen Chinesischen Medizin besagt, dass dem menschlichen Körper so viel Qi mitgegeben ist, dass er damit eine Lebensdauer von 100 bis 120 Jahren erreichen könnte. Wie alt er allerdings tatsächlich wird, ist abhängig davon, wie gleichmäßig das Qi ihn durchströmen kann. Eine gesunde Lebensweise (Ernährung, Bewegung) und innere Harmonie können also viel zu einem langen gesunden Leben beitragen.

werden sollte. Aber eine solche Diskussion kann letztlich die Weiterentwicklung der Traditionellen Chinesischen Medizin nur vorantreiben und sie umso fruchtbarer zum Wohle des Patienten machen.

Das Qi erfüllt zahlreiche Aufgaben, beispielsweise
- ● ist es der Ursprung aller willentlichen (Gehen, Stehen, Sehen, Sprechen usw.) sowie aller nicht durch den Willen gesteuerten Bewegungen (Darmbewegungen, Herztätigkeit, Atmung usw.)
- ● bewegt es die Nahrung durch den Verdauungstrakt, das Blut sowie alle anderen Körperflüssigkeiten durch den Leib
- ● wärmt es den Körper – über die Haut (außen) und über Niere und Milz (innen)
- ● erhält es den Tonus der Organe aufrecht, so dass es nicht zu Senkungen kommt

- bestimmt es die psychische und geistige Beweglichkeit eines Menschen
- schützt es den Körper vor schädlichen Umwelteinflüssen
- wandelt es Nahrung und Luft in Qi-Energie und Blut-Xue um (darauf wird in einem späteren Kapitel eingegangen).

Wie bei Yin und Yang sollten auch beim Qi Störungen vermieden werden, damit ein harmonischer Energiefluss den Körper durchströmen und damit seinen Bedürfnissen entsprechend versorgen und gegebenenfalls schützen kann. Ist dieser Fluss nicht gewährleistet, weil er aus irgendwelchen Gründen unterbrochen ist, kann es zu Erkrankungen kommen.

Auch das Qi wird uns im Verlaufe des Buches immer wieder begegnen, ebenfalls begleitet von Vorschlägen und Maßnahmen zur Unterstützung seines regelrechten, harmonischen Flusses, die auch für den Laien leicht nachzuvollziehen sind.

Im Gegensatz zu Yin und Yang gibt es beim Qi keinen Überfluss (Fülle).

Bei Mangel (Qi-Leere) kommt es häufig zu Zeichen einer allgemeinen Erschöpfung, blasser Haut und eventuell zu kalten Extremitäten und allgemeinem leichten Kältegefühl. Die Funktionen einzelner Organe können nicht mehr erfüllt werden. Da jedes Organ eine physiologische Qi-Flussrichtung aufweist, entstehen bei einer gegenläufigen Richtung Störungen, die zu Erkrankungen führen können. Beispielsweise leitet die Lunge das Qi hauptsächlich nach unten. Qi-Mangel in der Lunge führt schon bei leichten Anstrengungen zu Husten und Atemnot.

Außerdem kann es auch zu einem Stau des Energieflusses kommen, der meist zu Schmerzzuständen führt (bei-

Verschiedene Arten des Qi

• Yuan-Qi (Ursprungs-Qi)
Diese Qi-Form stellt die konstitutionelle Stärke des Menschen dar. Es aktiviert alle Organe und fördert Entwicklung und Wachstum des Körpers. Ein wesentlicher Anteil davon wird dem Menschen genetisch durch die Eltern mitgegeben und in den Nieren gespeichert. Dieses Qi kann nicht erneuert, sondern nur durch ein gesundes Leben ergänzt werden.

• Ying-Qi (Nähr-Qi)
Dieses nachgeburtliche Qi ernährt den Körper und kann auch in Blut umgewandelt werden. Es wird im wesentlichen durch die Organe Milz und Magen sowie durch die regelrechte Lungenfunktion gebildet und zeitlebens erneuert.

• Zhon-Qi (Sammel-Qi oder Atmungsenergie)
Durch dieses Qi wird die Atmungsfunktion reguliert und das Herz unterstützt. Es wird aus der Lunge durch die Atemluft und aus der Milz durch das Nahrungs-Qi gebildet.

• Wei-Qi (Abwehrenergie)
Sie schützt den Körper vor krankmachenden Einflüssen.

spielsweise Muskelschmerzen, Kopfschmerzen).

Es gehört also zu den wesentlichen Aufgaben eines TCM-Arztes, Störungen des Gleichgewichtes zwischen Yin und Yang mit Unregelmäßigkeiten des Energieflusses in Beziehung zu setzen.

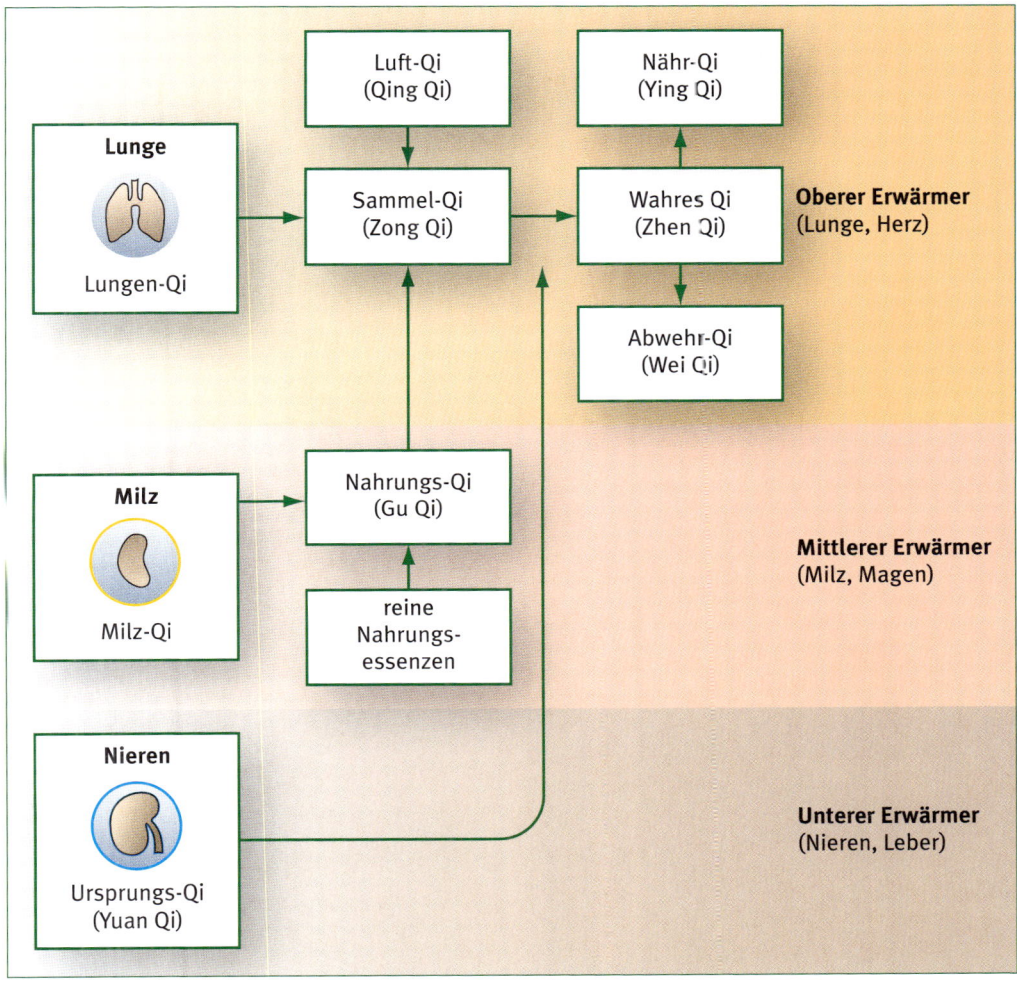

● Die verschiedenen Arten des Qi und wie sie gebildet werden

● Xue

„Xue" wird als „Blut" übersetzt. Es beinhaltet aber mehr als nur die rein physische Substanz!

Gebildet wird es aus Nähr-Qi (Ying-Qi) und Körperflüssigkeiten. Es nährt und befeuchtet nicht nur den Körper, sondern ist auch Basis des Geistes (Shen).

Blut entsteht nach der chinesischen Medizin durch die Umwandlung von Nahrung. Nachdem die Nahrung im Magen „gereift" ist, destilliert die Milz sehr feine Bestandteile aus der Nahrung heraus. Das Milz-Qi transportiert die Anteile aufwärts zur Lunge. Hier werden sie mit Luft vereint; es entsteht das schon beschriebene Sammel-Qi, aus dem sich durch weitere Umwandlung Ying-Qi (Nähr-Qi) bildet.

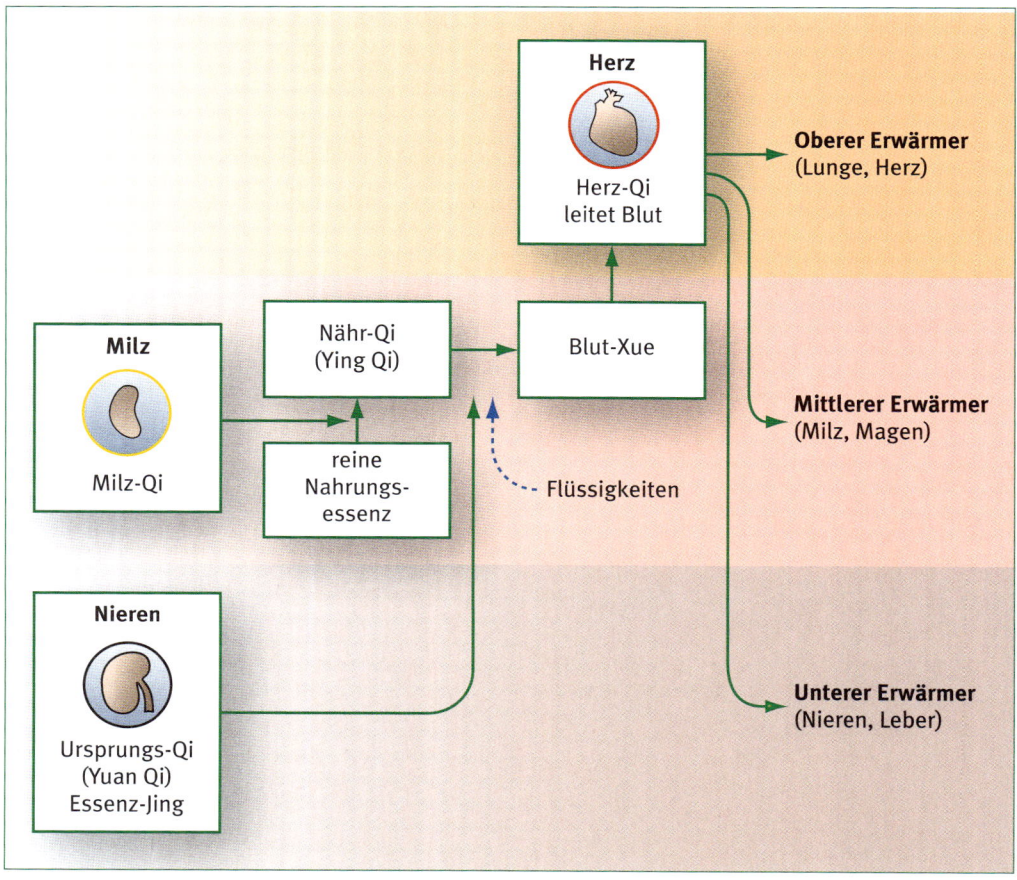

Herz

Herz-Qi
leitet Blut

Oberer Erwärmer
(Lunge, Herz)

Milz

Nähr-Qi
(Ying Qi)

Blut-Xue

Milz-Qi

reine
Nahrungs-
essenz

Flüssigkeiten

Mittlerer Erwärmer
(Milz, Magen)

Nieren

Ursprungs-Qi
(Yuan Qi)
Essenz-Jing

Unterer Erwärmer
(Nieren, Leber)

● Ursprung des Xue

Nähr-Qi fließt in die Blutgefäße und wird hier, wenn Körperflüssigkeiten hinzukommen, in Blut-Xue umgewandelt. Blut-Xue wird vom Herz-Qi in Zusammenarbeit mit dem Atem-Qi durch den Körper bewegt.

Die Aufgaben des Blut-Xue sind vielfältig. So fließt es in den Blutbahnen (Xue-Mai) zu sämtlichen Zang-Fu-Organen und dem ganzen Körper. Es sorgt für Ernährung und gleichmäßige Befeuchtung aller Gewebe. Wenn nicht genügend Blut-Xue

gebildet wird, kann dies zu Blutleere führen. Diese äußert sich beispielsweise

● in den äußeren Körperregionen: durch glanzloses, stumpfes Haar, trockene, glanzlose Gesichtshaut und Lippen und brüchige Nägel;
● in Augen, Sehnen und Muskeln: durch verschwommenes Sehen, Mouches volantes (kleine schwarze Flecken vor den Augen), Taubheitsgefühl in den Extremitäten, Muskelkrämpfe und -zittern;

- bei der Menstruation: da das (Leber-) Blut die Periodenblutungen reguliert, kann es zu Hypo- oder Amenorrhö (zu starker oder zu schwacher Blutfluss) kommen, ebenso zu Beschwerden während der Wechseljahre;
- bei der Herzfunktion: (Herz-)Blutleere kann zu ausgeprägten Schlafstörungen und zu Herzrasen führen;
- da Blut auch die Basis des Geistes (Shen) bildet, zeigt sich eine Blutleere auch in Schwindelgefühl, Gedächtnisstörungen, Schlafstörungen und Gemütsschwankungen.

Andere Körperflüssigkeiten (Jin-Ye)

Diese Körperflüssigkeiten (oder Säfte, wie sie auch mitunter bezeichnet werden) bilden – wie das Blut – die Grundlage für den Aufbau der Gewebe. Unter Jin-Ye versteht man alle flüssigen Körpersubstanzen außer dem Blut (Xue), also beispielsweise Verdauungssäfte, Speichel, Urin und Schweiß. Dabei steht das chinesische Wort „Jin" für die leichten und klaren Flüssigkeiten, „Ye" für die dickflüssigeren.

Diese Säfte entstehen aus der Nahrung und durch das Qi verschiedener Organe. Wie bei der „Blut-Leere" verursacht ein Säftemangel die Austrocknung von Organen und Geweben.

Jing

Dieser chinesische Begriff ist schwer zu übersetzen. Wahrscheinlich trifft das deutsche Wort „Essenz" – also gewissermaßen der Extrakt (in diesem Fall einer Funktion) – den Sinn im besten. In der medizinischen Philosophie Chinas handelt es sich bei dieser „Essenz" um ein Medium, das Leben überhaupt erst ermöglicht. Dieses hat zwei Ursprünge:

- Das „Vorgeburtliche Jing" oder die „Erbessenz"(xiang-tian-zhi-jing), das jedem Menschen von seinen Eltern vererbt wird. Gleich dem „Vorgeburtlichen Qi" ist es zuständig für den einmaligen, individuellen Werdegang eines Menschen in physischer und geistiger Hinsicht.
- Das „Nachgeburtliche Jing" (hou-tian-zhi-jing) oder das „Nähr-Qi", das hauptsächlich aus der Nahrung und gesunden Lebensweise gewonnen wird und das „Vorgeburtlichen Jing" so ständig erhält und unterstützt. (Deshalb ist beispielsweise in der Traditionellen Chinesischen Medizin die Diätetik ein so wesentlicher Faktor für die Erhaltung der Gesundheit und zur Heilung von Erkrankungen. Diesem Aspekt ist im späteren Verlauf dieses Buches ein besonderes Kapitel gewidmet.)

Aus diesen beiden Essenzanteilen setzt sich das Essenz-Jing oder die „Eigentliche Nierenessenz" (jing) zusammen. Es entsteht durch das Zusammenwirken von vorgeburtlichem und nachgeburtlichem Jing in der Niere und ermöglicht die Bildung von Mark, Gehirn, Knochen, Blut und Sperma und ist außerdem zuständig für Wachstumsprozesse, körperliche und geistige Entwicklung sowie für die Fortpflanzung. Somit fördert Essenz-Jing die gesamte Entwicklung des Körpers im Laufe des Lebens. Störungen manifestieren sich also im Verlauf eines längeren Zeitraums.

Essenz-Jing ist in den Nieren gespeichert. Es ist außerdem in den außeror-

Sieben-Jahres-Rhythmus des Jing

An diesem Rhythmus ist einmal mehr zu erkennen, dass viele Erkenntnisse der chinesischen und der europäischen Philosophie sich gar nicht so sehr unterscheiden. Auch der Anthroposoph Rudolf Steiner (1861–1925), der nicht nur die biologisch-dynamische Landwirtschaft und die Waldorf-Pädagogik begründete, sondern auch die Misteltherapie in der Krebsbehandlung initiierte, hat sich in vielen seiner Vorträge und Schriften dazu geäußert (Rudolf Steiner/Chinesische Medizin):

1. Jahrsiebt:
• Das Nieren-Jing entwickelt sich
• Zahnwechsel
• Haare wachsen
• Entstehung der weißen Hirnsubstanz
• Entwicklung des physischen Leibes

2. Jahrsiebt:
• Ausbildung der Denkkräfte und des Gefühlslebens
• Das „Konzeptions"-Gefäß öffnet sich

• Mädchen sind bereit zur Empfängnis
• Entwicklung des Ätherleibs

3. Jahrsiebt:
• Das Wachstum eines neuen Seelenlebens erreicht seinen Höhepunkt
• Entwicklung des Astralleibs

4. Jahrsiebt
• Sehnen und Knochen sind gefestigt
• Epoche der Selbsterziehung und Identitätsfindung

5. Jahrsiebt:
• Das Lenkergefäß wird schwächer
• Ausbildung der Verstandes-Gemüts-Seele

6. Jahrsiebt:
• Wendepunkt des Lebens
• Die Gesichtshaut wird schlaff
• Das Haar beginnt zu ergrauen
• Ausbildung der Bewusstseinsseele

7. Jahrsiebt:
• Beginn der Wechseljahre
• Beginn der geistigen Entwicklung

dentlichen Meridianen, vor allem im Lenkergefäß (Du Mai) und im Konzeptionsgefäß (Ren Mai) zu finden.

Disharmonien des Essenz-Jing zeigen sich besonders in einer langfristigen Störung der gesamten geistigen und somatischen Entwicklung. Sie betreffen die Konstitution des Menschen und die Fortpflanzung. So kann es zu chronischen Schmerzen im Bereich der Lendenwirbelsäule und der Knieregionen kommen, außerdem zu Entwicklungs- und Sexualstörun-

gen, darüber hinaus zu einer Mangelernährung von Gehirn und Knochen, d.h. zu Konzentrations- und Gedächtnisstörungen sowie zu brüchigen Knochen. Akupunktur ist in der Lage auf den nachgeburtlichen Anteil der Essenz-Jing einzuwirken.

Jing bezeichnet das aufsteigende und das absteigende Moment in unserem Leben – kurz: die natürliche Entwicklung des Menschen. Es ist also diejenige Kraft, die uns durch die Zeit trägt.

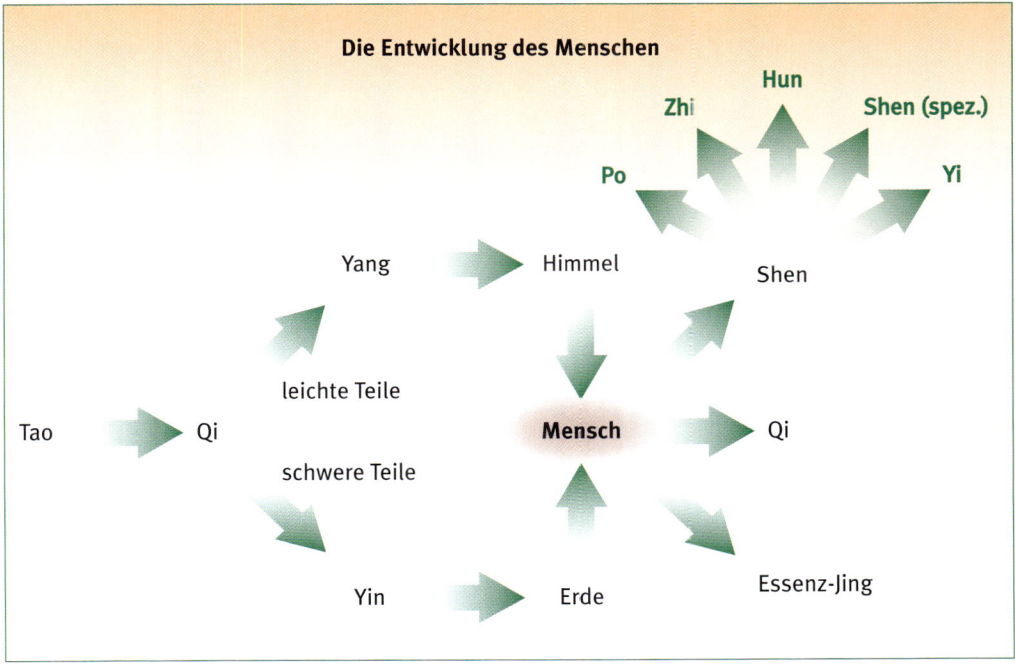

Die Entwicklung des Menschen

● Das Shen ist in fünf Teilbereiche gegliedert

● Shen

Das Geist-Shen ist die am wenigsten materielle Form von Qi, man könnte es als eine höhere Form der Energie bezeichnen. Nach der Traditionellen Chinesischen Medizin ist Shen derjenige Aspekt, der den Menschen vom Tier unterscheidet. Das Geist-Shen ist zuständig für Bewusstsein, Denken, Gedächtnis und Schlaf.

Das Shen entsteht auf ähnliche Weise wie das Jing: Es wird dem werdenden Menschen von beiden Elternteilen mitgegeben und nach der Geburt im Verlaufe des Lebens weiter auf- und ausgebaut. Auch hier gibt es einen vorgeburtlichen (yuan shen) und einen nachgeburtlichen (shi-shen) Anteil.

Das Shen ist in fünf Teilbereiche gegliedert:
● Po – animalische Seele oder Körperseele, gespeichert in der Lunge
● Zhi – Wille gespeichert in den Nieren
● Hun – ätherische Seele oder Wanderseele, gespeichert in der Leber
● Shen (speziell) – Geist, Bewusstsein, gespeichert im Herzen
● Yi – gedankliche Verarbeitungsfähigkeit, gespeichert in der Milz.

Im Taoismus und damit in der Traditionellen Chinesischen Medizin werden Qi, Jing und Shen als die „Drei Schätze" bezeichnet, die denselben Ursprung haben und eng miteinander verbunden sind.

Die Meridiane (Leitbahnen)

„Wodurch der Mensch erschaffen wird, wodurch Krankheiten in Erscheinung treten, wodurch der Mensch geheilt wird, wodurch Krankheit entsteht – die zwölf Meridiane sind die Basis aller Theorie und Behandlung."
(Aus dem Nei Ching – „des Gelben Kaisers Buch der Inneren Medizin")

Bei den Meridianen handelt es sich um Energiebahnen (Meridiane, Leitbahnen). Allerdings unterscheiden diese sich in Struktur und Funktion grundsätzlich von dem System (Blut- und Lymphgefäße, Nervensystem), wie es der westlichen Medizin bekannt ist. Die symmetrisch angeordneten Meridiane stellen ein funktionelles System dar, das die verschiedenen Regionen des Körpers mit Energie (Qi) versorgt.

Auf „Akupunkturkarten" sind die Punkte markiert, durch welche die Meridiane verlaufen; dies sind die Stellen, an denen die Akupunkturnadeln gesetzt bzw. bei der Akupressur der Druck angesetzt werden muss.

All diese Meridiane – oder Leitbahnsysteme – stehen miteinander in Verbindung, sind also gewissermaßen „vernetzt" und versorgen den Körper bis hin zur letzten Zelle mit Lebensenergie.

Es gibt in der Traditionellen Chinesischen Medizin zwölf Hauptmeridiane (Jing Mai). Jeder einzelne erfüllt seine eigenen Aufgaben und kann – wenn es zu Störungen oder Blockaden kommt – auch eigene Erkrankungen entwickeln. Bei diesen Leitbahnen wiederum gibt es Yin- und Yang-Meridiane. Die Yin-Meridiane der Beine beginnen am Fuß und verlaufen über die Innenseite des Beines zur Brust. Die Yin-Meridiane der Arme verlaufen über die Vorderseite der Schulter und schließlich durch die Ellenbeuge zur Handinnenseite. In den Fingerspitzen gehen die Energien dann von den Yin- in die Yang-Meridiane über. Diese wiederum führen von den Fingerspitzen zu den Ellenbogen und über die Schulter von hinten zum Kopf. Von dort verlaufen Yang-Meridiane über den Rücken und dann an der Rückseite der Beine entlang zu den Zehen, wo sich jeweils der Kreislauf einer Körperhälfte schließt.

Die zwölf Hauptmeridiane – diese sind paarig, d. h. sowohl links als auch rechts vorhanden – werden auf den folgenden Seiten beschrieben; daneben gibt es noch

- acht „außerordentliche" Meridiane (Qi-Jing-Ba-Mai),
- 15 Neben- oder Verbindungsgefäße (Luo-Mai) der zwölf Hauptmeridiane, die das gesamte Meridiansystem vernetzen,
- zwölf tendinomuskuläre Meridiane (Jing-Jin; Muskelmeridiane); sie verlaufen oberflächlich in der Schicht der Muskeln und Sehnen, und
- zwölf Sondermeridiane (Jing-Bie-Xun-Xing); bei ihnen handelt es sich um Abzweigungen der Hauptmeridiane.

Für die Therapie von Bedeutung sind im Wesentlichen die Hauptmeridiane und die „außerordentlichen" Meridiane.

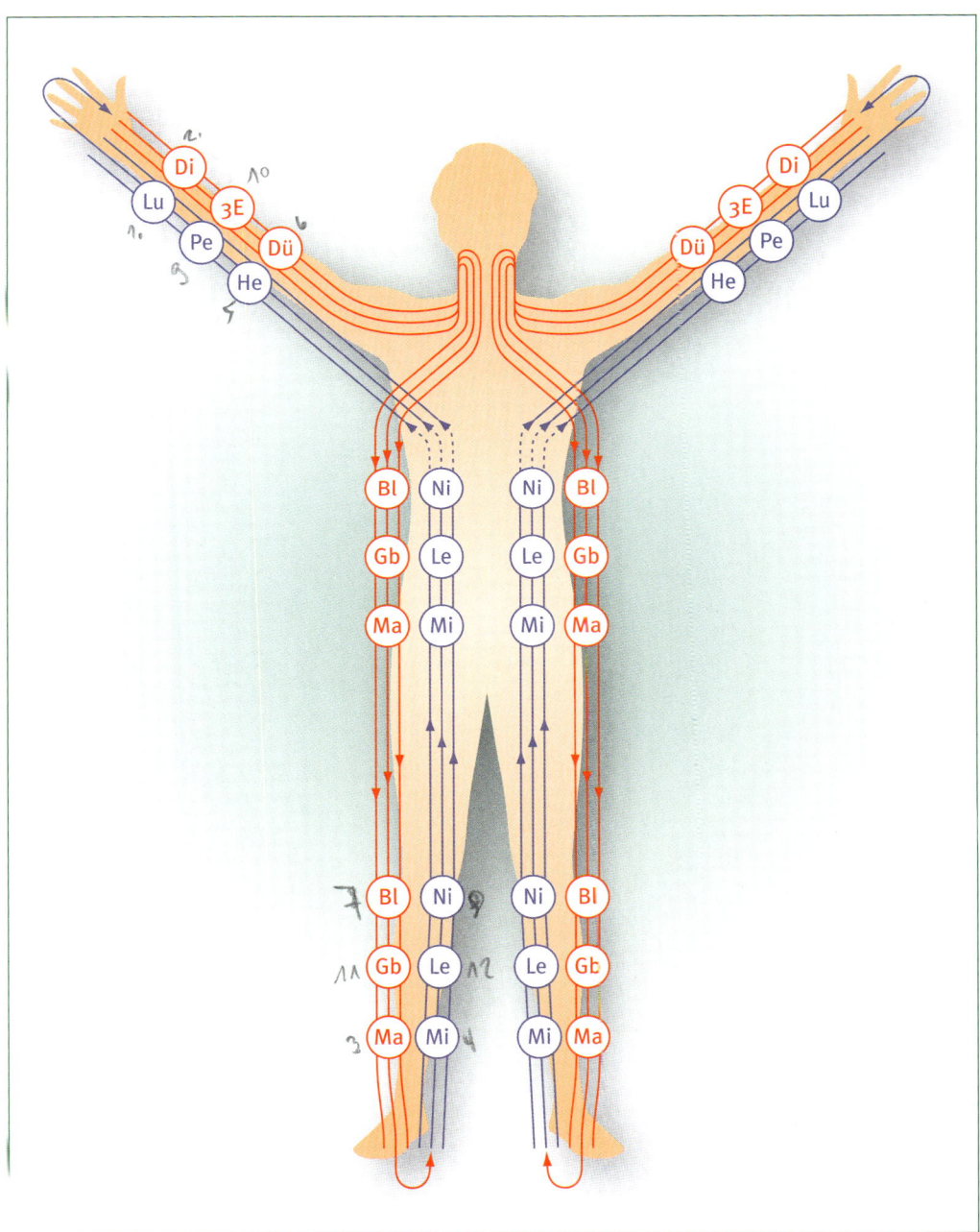

● Schematische Anordnung der Hauptmeridiane und ihr bilateraler Verlauf

● Der Lungenmeridian

- ● Yin-Meridian.
- ● Verlauf: seitlich des Brustkorbes unter dem Schlüsselbein beginnend und endend an der äußeren Nagelwurzel des Daumens. Zwischen diesen beiden Punkten verläuft der Lungenmeridian an der Innenseite des Armes nach unten.
- ● Verzweigungen: zur Kehle, zur Lunge, in den Bauchraum.

- ● Möglichkeiten der TCM-Therapie: Durch Akupunktur und Moxibustion können in diesem Bereich beispielsweise Lungenbeschwerden, Erkältungskrankheiten, entzündliche Erkrankungen im Rachen- und Nasenbereich, aber auch Bewegungsstörungen im Schulter- und Ellenbogenbereich sowie Depressionen erfolgreich behandelt werden.

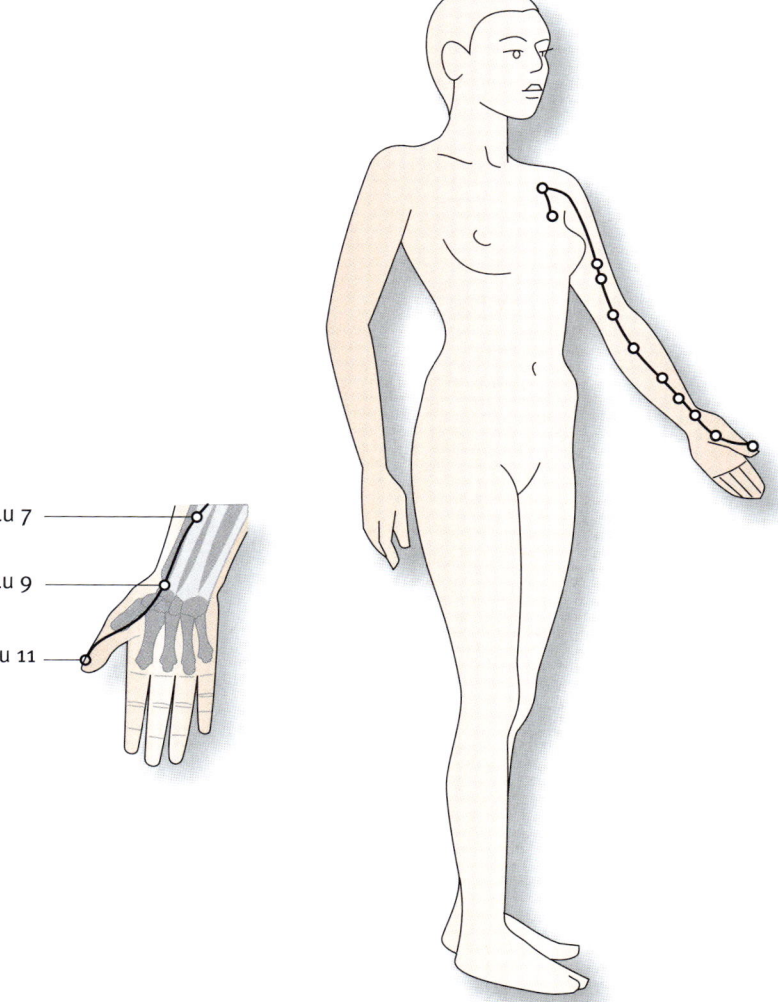

Lu 7

Lu 9

Lu 11

- ● Der Lungenmeridian (Hand Yang Ming)

● Der Dickdarmmeridian

● Yang-Meridian.
● Verlauf: beginnend an der inneren Nagelwurzel des Zeigefingers bis neben den Nasenflügel der Gegenseite. Dazwischen verläuft dieser Meridian aufwärts an der Außenseite der Arme und weiter über Schultern und Hals.

● Möglichkeiten der TCM-Therapie: Akupunktur ist in erster Linie bei Erkältungsbeschwerden und bei Hauterkrankungen erfolgreich. Einige Akupunkturpunkte dieses Meridians können auch sehr wirksam gegen Schmerzen eingesetzt werden.

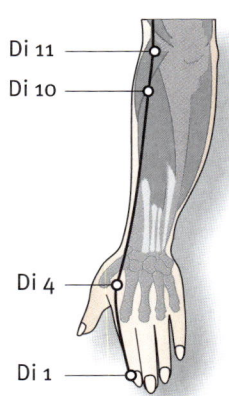

Di 11
Di 10
Di 4
Di 1

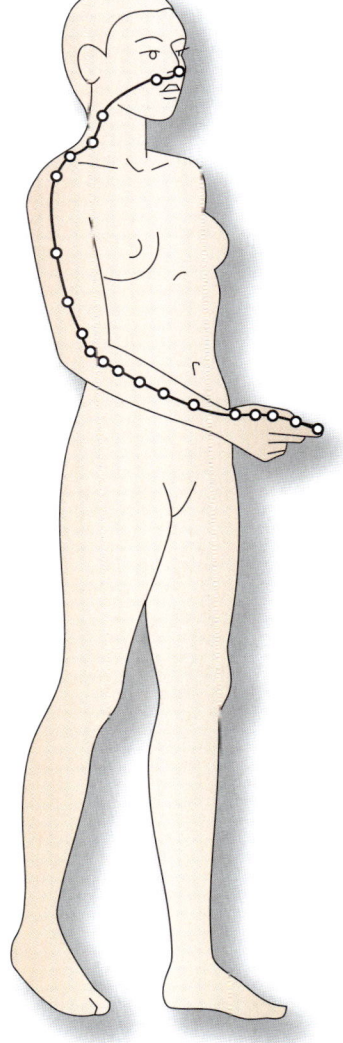

● Der Dickdarmmeridian (Hand Tai Yin)

- ● **Der Magenmeridian**

- ● Yang-Meridian.
- ● Verlauf: beginnend in der Mitte des unteren Augenhöhlenrandes durchzieht dieser Meridian Gesicht, Hals, Brust und Bauch und verläuft dann weiter über die Vorderseite der Beine bis zur äußeren Nagelwurzel der zweiten Zehe.
- ● Möglichkeiten der TCM-Therapie: Behandlung von Magen- und Verdauungsbeschwerden, aber auch besonders effektiv bei der Behebung von allgemeinen Schwäche- und Müdigkeitszuständen. Einer der wichtigsten Akupunkturpunkte überhaupt (36. Punkt des Magenmeridians) liegt auf dieser Leitbahn etwa eine Handbreit unterhalb der Kniescheibe etwas seitlich des Schienbeinknochens – seine Stimulierung wirkt sich sehr weitreichend aus. Er ist für die Vorbeugung (Gesundheitsprophylaxe) von großer Bedeutung.

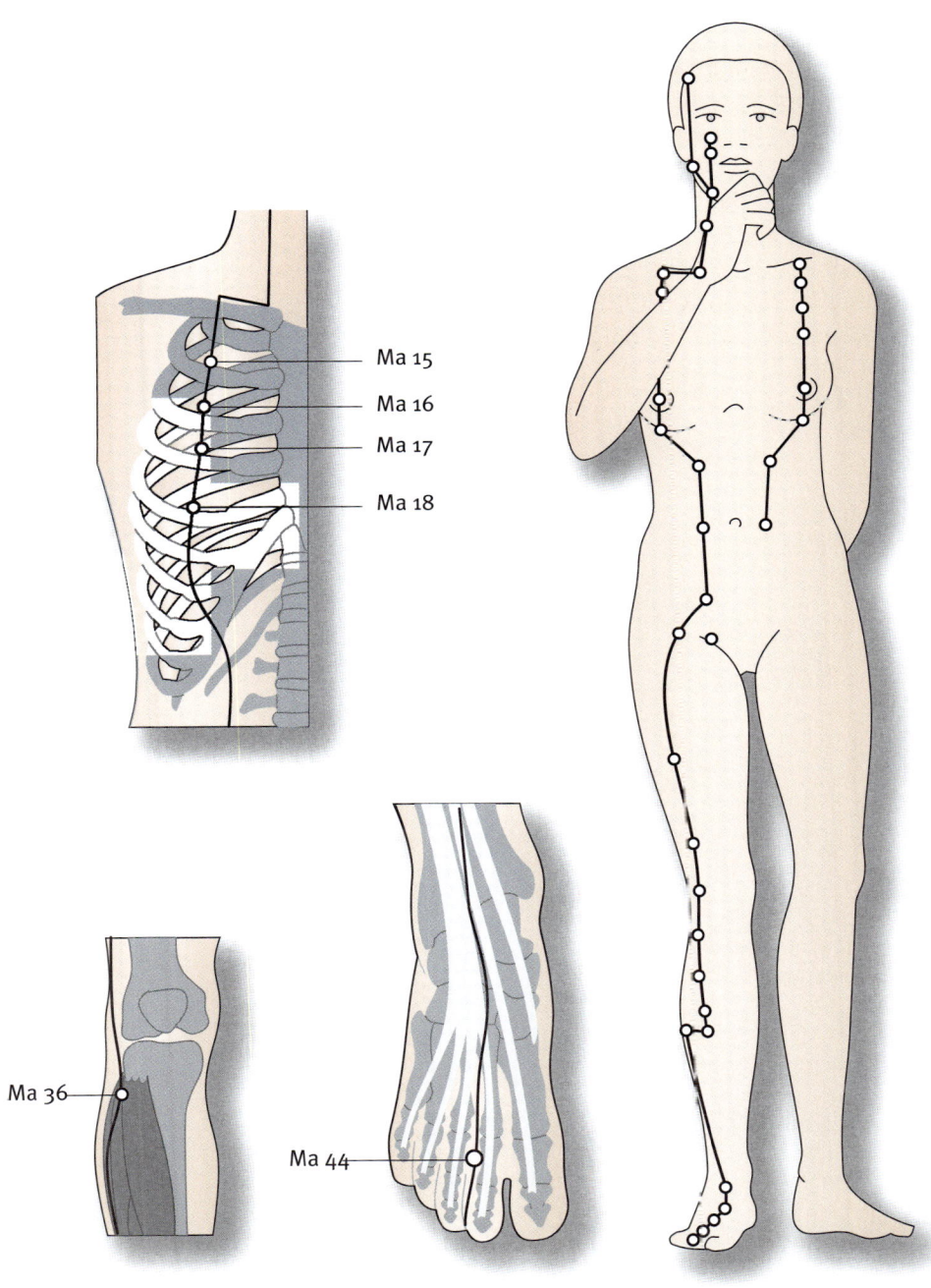

Ma 15

Ma 16

Ma 17

Ma 18

Ma 36

Ma 44

● Der Magenmeridian (Fuß Yang Ming)

● Der Milzmeridian

- ● Yin-Meridian.
- ● Verlauf: beginnend an der inneren Nagelwurzel des großen Zehs aufwärts über die Beininnenseite und dann entlang des seitlichen Bauch- und Brustbereiches, um dann in der Höhe der siebten Rippe unter der Achselhöhle zu enden.

Den Milzmeridian bezeichnet man zusammen mit dem Magenmeridian auch als „die Mitte". Diese beiden Meridiane spielen in der TCM eine sehr wichtige Rolle.

- ● Möglichkeiten der TCM-Therapie: Übelkeit, Verdauungsstörungen (Durchfall, Verstopfung), aber auch Beschwerden im Bereich des Unterleibes (insbesondere auch gynäkologische Erkrankungen) und des unteren Rücken können durch die Behandlung dieses Meridians therapiert werden.

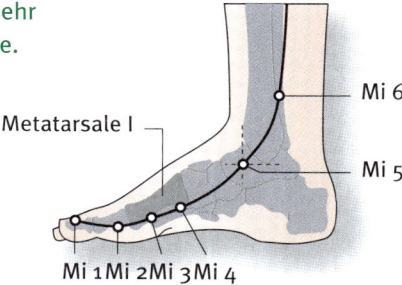

Metatarsale I — Mi 6 / Mi 5

Mi 1 Mi 2 Mi 3 Mi 4

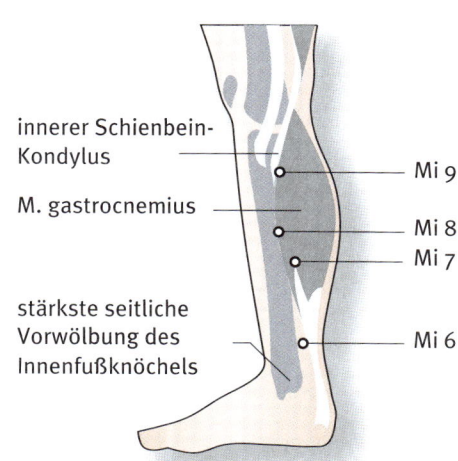

innerer Schienbein-Kondylus — Mi 9

M. gastrocnemius — Mi 8 / Mi 7

stärkste seitliche Vorwölbung des Innenfußknöchels — Mi 6

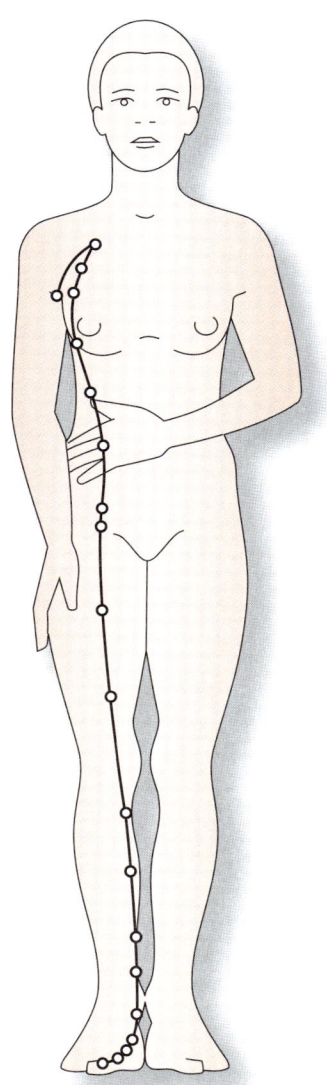

● Der Milzmeridian (Fuß Tai Yin)

● Der Herzmeridian

● Yin-Meridian.
● Verlauf: beginnend in der Achselhöhle an der inneren Armseite bis zur inneren Nagelwurzel des kleinen Fingers.
● Verzweigungen zum Herzen, zum Auge und zum Bauchbereich.

● Möglichkeiten der TCM-Therapie: Hier ist eine Akupunktur besonders wirksam bei funktionellen Herzproblemen, aber auch Schlafstörungen und psychische Probleme können über diese Leitbahn behandelt werden. Selbstmassage kann harmonisierend wirken – beispielsweise bei Angstzuständen und Stimmungsschwan-

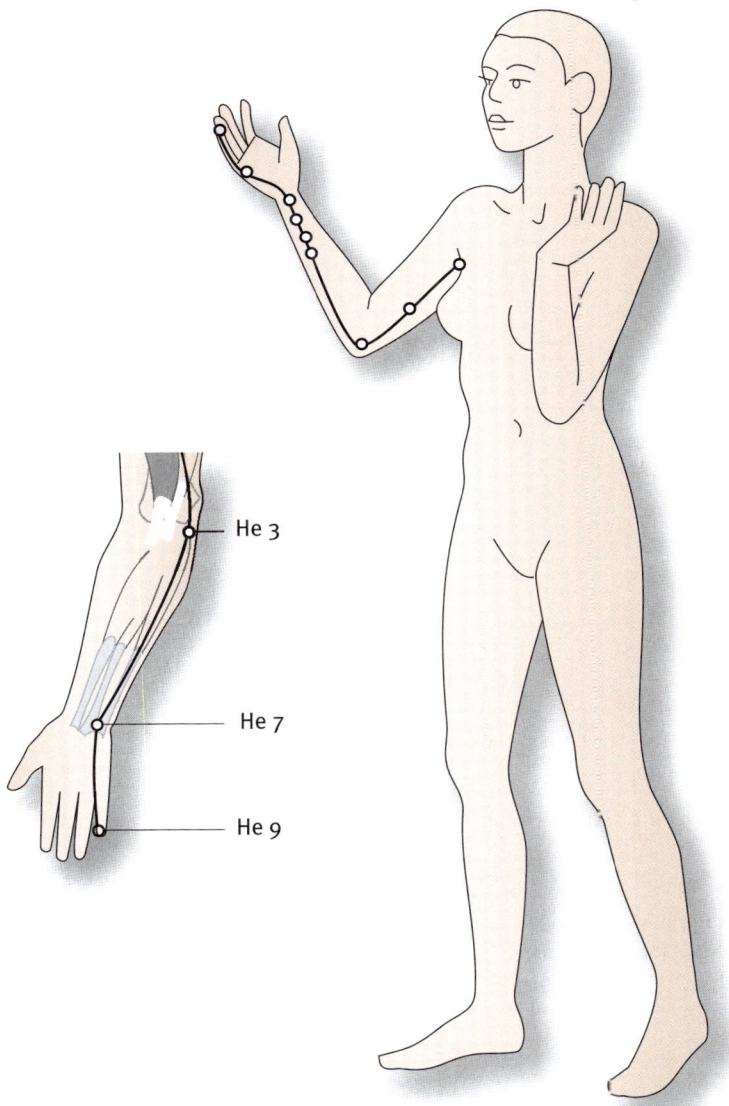

He 3

He 7

He 9

● Der Herzmeridian (Hand Shao Yin)

● Der Dünndarmmeridian

- ● Yang-Meridian.
- ● Verlauf: von der äußeren Nagelwurzel des kleinen Fingers über die Außenseite von Hand, Arm, Schulter und Hals endet er vor dem Ohr.

● Möglichkeiten der TCM-Therapie: Über diese Leitbahn lassen sich sehr gut Verspannungen im Schulter- und Nackenbereich behandeln. Punkte auf diesem Meridian spielen auch im Rahmen der Tinnitusbehandlung eine wichtige Rolle.

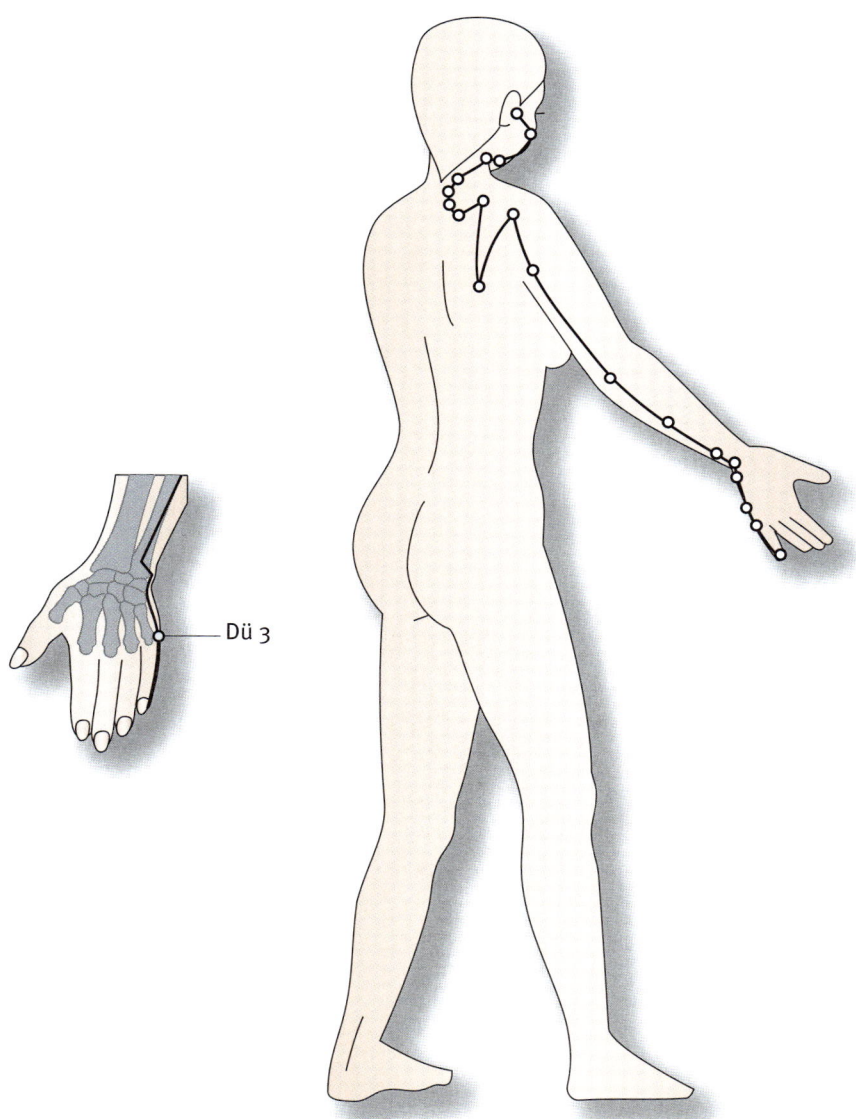

Dü 3

● Der Dünndarmmeridian (Hand Tai Yang)

● Der Nierenmeridian

- ● Yin-Meridian.
- ● Verlauf: beginnend in der Mitte der Fußsohle verläuft diese Leitbahn um den inneren Fußknöchel herum an der Innenseite des Beines über das Schambein, dann seitlich des Bauches und der Brust bis unter das Schlüsselbein.
- ● Möglichkeiten der TCM-Therapie: Über die Punkte des Nierenmeridians können sehr gut Rückenschmerzen, Erkrankun-

gen der Geschlechtsorgane, Blase und Niere behandelt werden. Durch den Beginn des Meridians in der Fußsohle stellt er aus energetischer Sichtweise die Verwurzelung des Menschen mit der Erde dar. Dies spielt z.B. bei Qi-Gong-Übungen eine wesentliche Rolle.

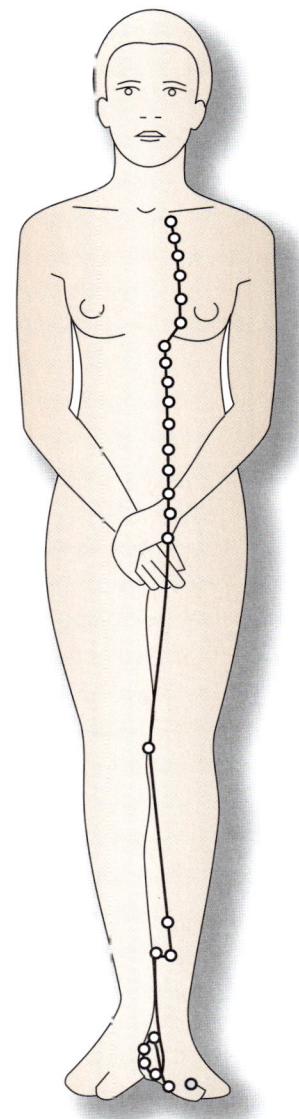

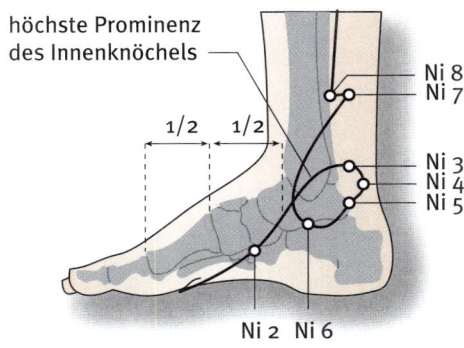

höchste Prominenz des Innenknöchels

1/2   1/2

Ni 8
Ni 7

Ni 3
Ni 4
Ni 5

Ni 2   Ni 6

● Der Nierenmeridian (Fuß Shao Yin)

● Der Blasenmeridian

- Yang-Meridian.
- Verlauf: beginnend am inneren Augenwinkel verläuft dieser Meridian über die Stirn und den Schädel zum Nacken. Hier findet eine Aufzweigung in zwei Äste statt. Der innere und der äußere Ast des Blasenmeridians verlaufen seitlich der Wirbelsäule zum Gesäß. Unterhalb des Gesäßes vereinigen sie sich wieder, um über den hinteren Anteil von Oberschenkel, Kniekehle und Unterschenkel zu laufen und schließlich seitlich des Außenknöchels bis zur äußeren Nagelbettseite des kleinen Zehs zu ziehen.

Der Blasenmeridian ist die längste Leitbahn des Körpers.

- Möglichkeiten der TCM-Therapie: Da die Rückenpunkte auf diesem Meridian mit sämtlichen Funktionskreisen korrespondieren, können hier viele chronischen Erkrankungen der Organe behandelt werden, darüber hinaus aber auch Kopfschmerzen und Augenerkrankungen. Insbesondere Rückenbeschwerden jedweder Lokalisation werden über den Blasenmeridian therapiert. Neben der Akupunktur wirken Massagen, Schröpfen und Moxibustion sehr gut auf diesen Meridian. Der Schröpftherapie über den im Brustbereich liegenden Meridianabschnitten wird eine besonders gute Wirkung bei Erkrankungen der Atemwege zugeschrieben.

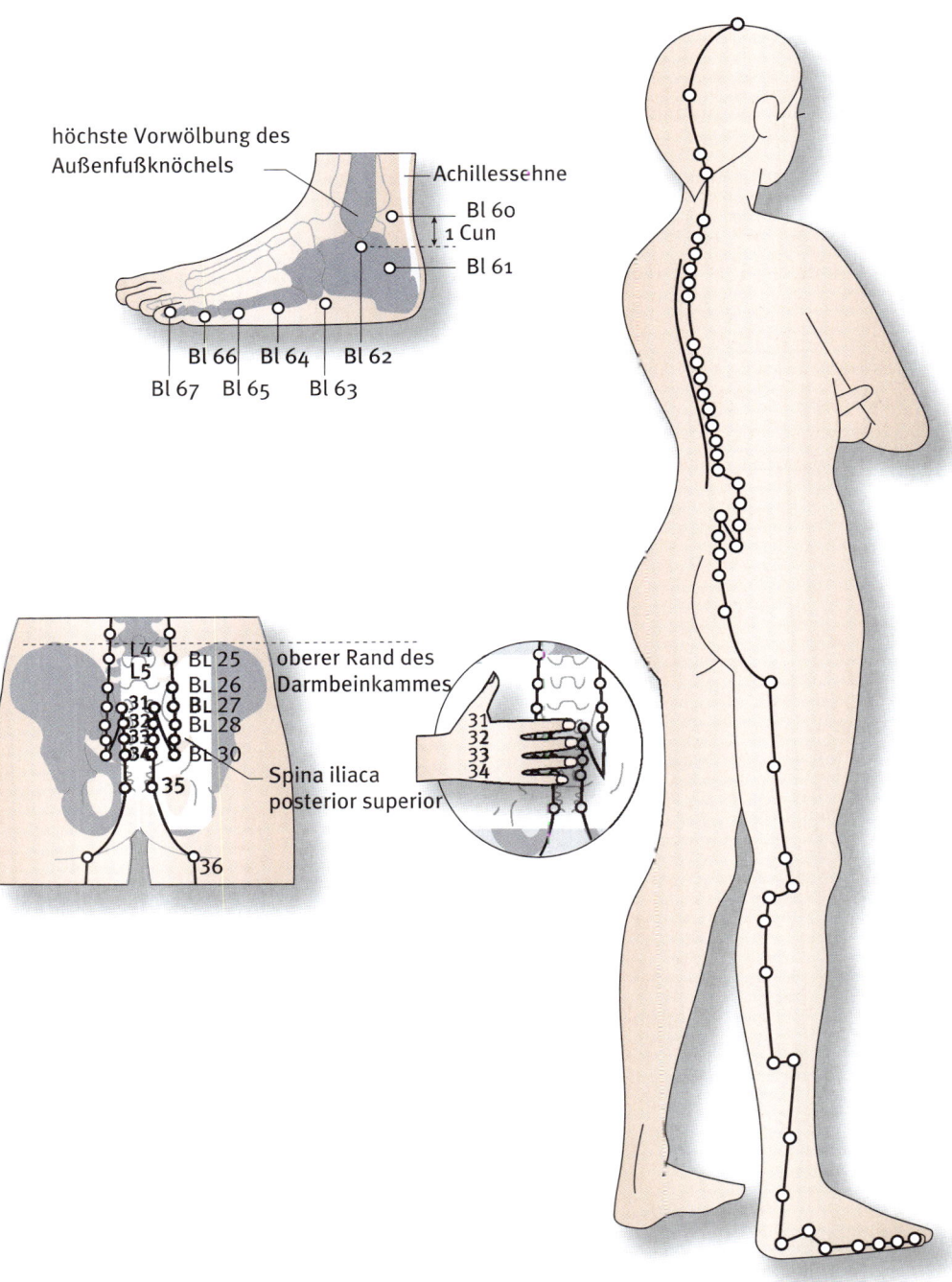

höchste Vorwölbung des
Außenfußknöchels

Achillessehne

Bl 60

1 Cun

Bl 61

Bl 66   Bl 64   Bl 62

Bl 67   Bl 65   Bl 63

L4   BL 25
L5   BL 26
31   BL 27
32   BL 28
33
34   BL 30
35

oberer Rand des
Darmbeinkammes

31
32
33
34

Spina iliaca
posterior superior

36

● Der Blasenmeridian (Fuß Tai Yang)

● Der Herzbeutelmeridian

- ● Yin-Meridian.
- ● Verlauf: Beginnend seitlich der Brustwarze verläuft er in einem Bogen um die Achselhöhle über die Innenseite des Armes bis zur inneren Nagelwurzel des Mittelfingers.
- ● Verzweigungen zum Unterbauch und zum Herzen.

Der Herzbeutelmeridian wird auch als Kreislauf- oder Perikardleitbahn bezeichnet.

- ● Möglichkeiten der TCM-Therapie: Behandlung von funktionellen Herzbeschwerden (zum Teil ähnlich wie auf dem Herzmeridian), außerdem von Kreislaufproblemen. Durch Massage etwa in der Mitte der Handfläche können Energien wieder zum Fließen stimuliert werden.

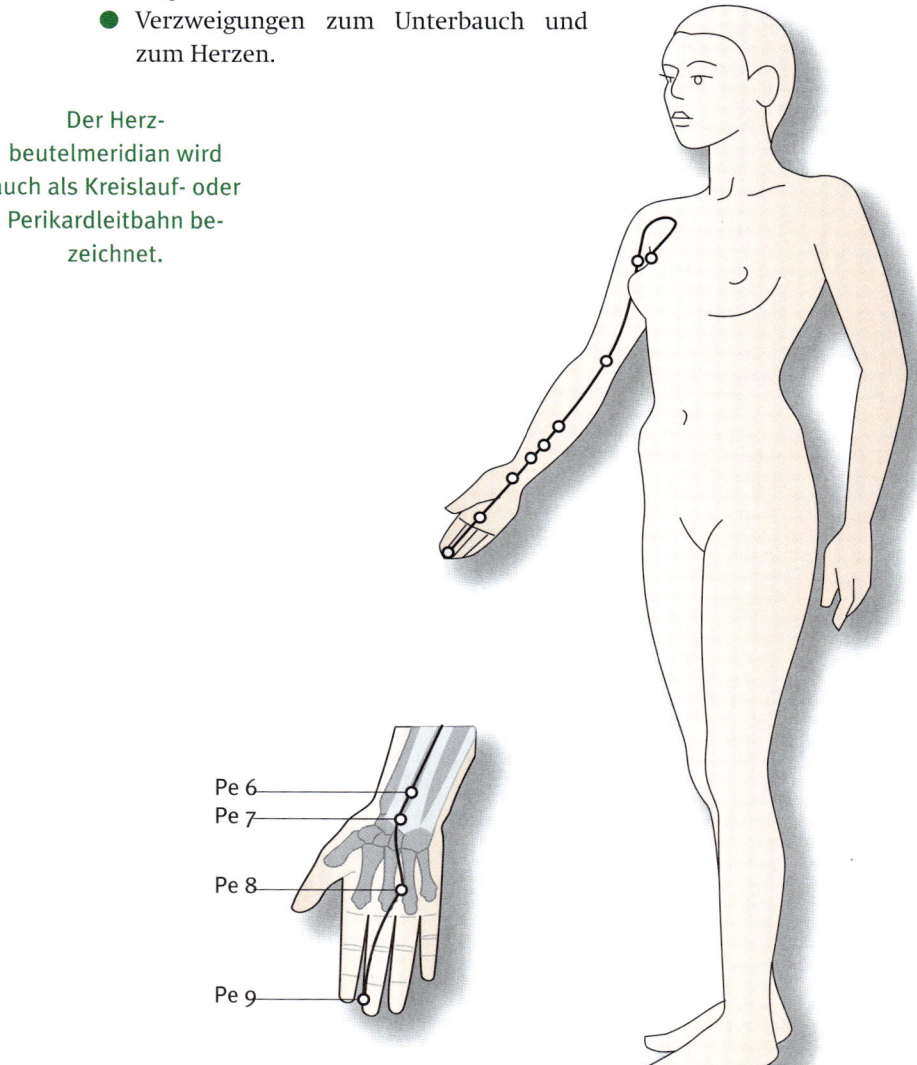

Pe 6
Pe 7

Pe 8

Pe 9

● Der Herzbeutelmeridian (Hand Jke Yin)

● Der Drei-Erwärmer-Meridian

- ● Yang-Meridian.
- ● Verlauf: von der äußeren Nagelwurzel des Ringfingers über die Außenseite des Armes zur Schulter und zum Hals, von dort aus umkreist diese Leitbahn das Ohr und endet seitlich der Augenbraue.

- ● Eine Verzweigung führt durch den Brust- und Magenbereich bis unterhalb des Bauchnabels.
- ● Möglichkeiten der TCM-Therapie: Kopfschmerzen (Migräne) sowie Schmerzen im Ellenbogen- und Schulter-Nacken-bereich; außerdem enthält er wichtige Punkte zur Tinni-tustherapie.

Zum Drei Er-wärmer finden Sie Näheres im Kapitel über die Funktionskreise.

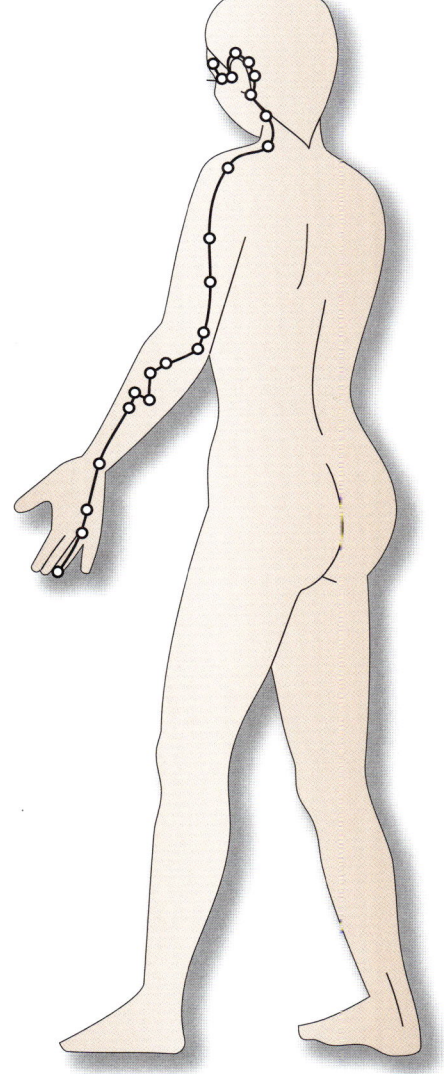

● Der Drei-Erwärmer-Meridian (Hand Shao Yang)

● **Der Gallenblasenmeridian**

● Yang-Meridian.

● Verlauf: vom äußeren Augenwinkel über den gesamten seitlichen Kopfbereich, danach abwärts vom Nacken zum Schultergelenk und über die Brustaußenseite, die Hüfte und die Beine bis in die äußere Nagelwurzel der vierten Zehe.

● Verzweigungen zum Wangenbereich, zur Gallenblase und zur Leber.

● Möglichkeiten der TCM-Therapie: Über diesen Meridian lassen sich besonders wirksam Kopfschmerzen, Krämpfe und Verspannungen behandeln sowie fast alle Probleme im Kopf- und Nackenbereich, einschließlich Augen- und Ohrenprobleme.

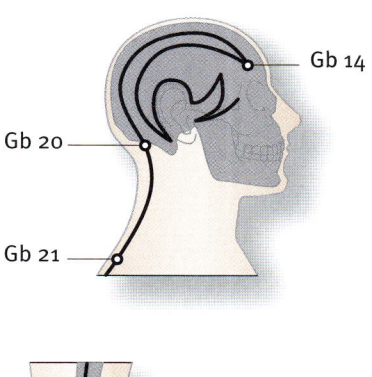

Gb 14

Gb 20

Gb 21

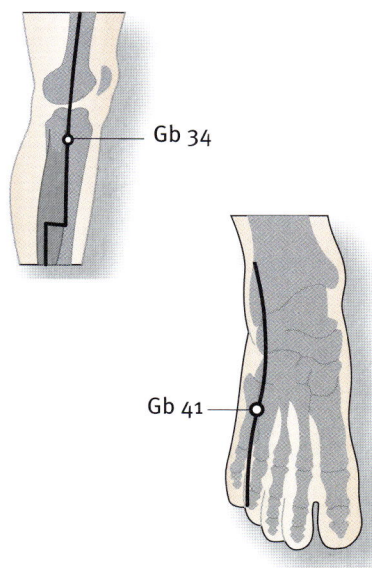

Gb 34

Gb 41

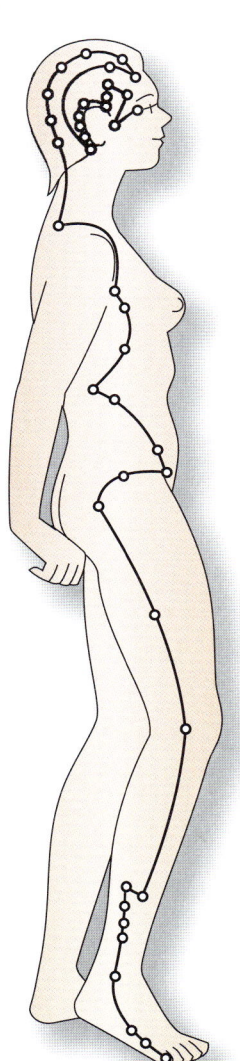

● Der Gallenblasenmeridian (Fuß Shao Yang)

● Der Lebermeridian

- ● Yin-Meridian.
- ● Verlauf: von der äußeren Nagelwurzel des großen Zehs auf der Innenseite des Beines und dann weiter über den Bauch bis kurz unter die Brustwarze.
- ● Verzweigungen führen zum Unterleib, zur Leber und zur Gallenblase, aber auch zum Hals- und Mundbereich bis zum Auge.
- ● Möglichkeiten der TCM-Therapie: Über diesen Meridian lassen sich insbesondere Verspannungszustände im Unterleib sowie gynäkologische Funktionsstörungen gut behandeln.

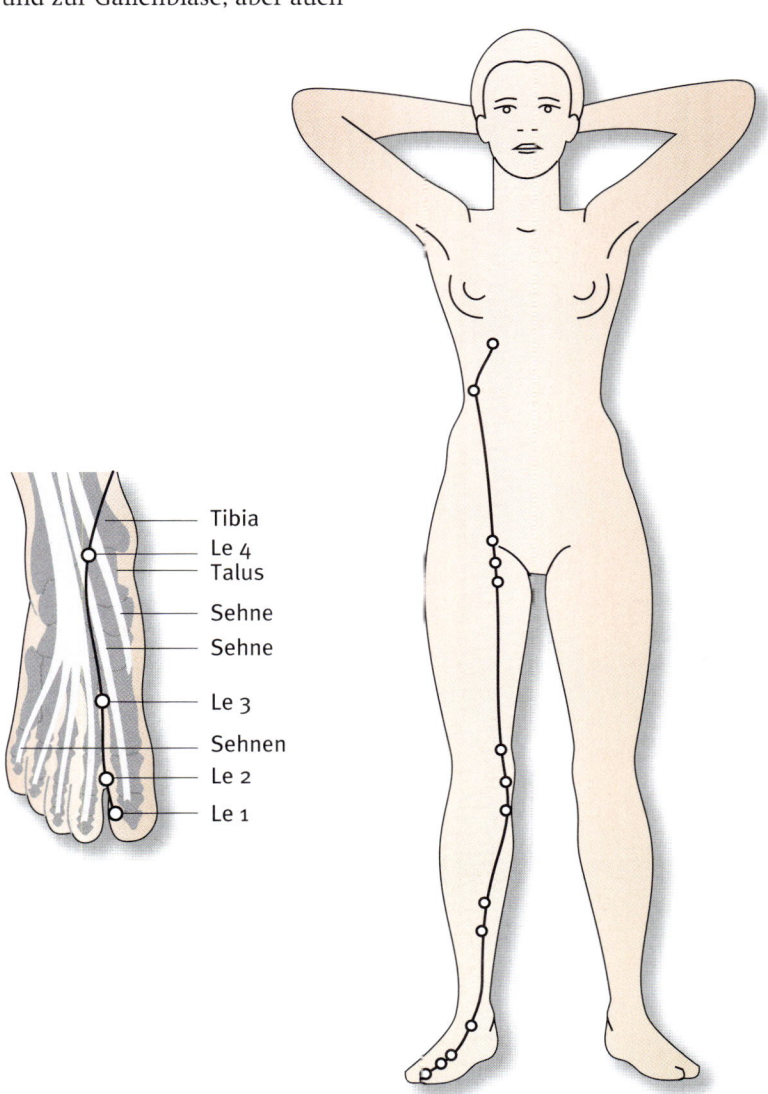

Tibia
Le 4
Talus

Sehne

Sehne

Le 3

Sehnen

Le 2

Le 1

● Der Lebermeridian (Fuß Jue Yin)

● Die acht „außerordentlichen" Meridiane

Die acht außerordentlichen Meridiane bilden weitere Leitbahnen, die sich überwiegend aus Abschnitten der Hauptmeridiane zusammensetzen aber ein eigenes System darstellen. Lediglich das Lenkergefäß (Du Mai) und das Konzeptionsgefäß (Ren Mai) verfügen über „eigene" Akupunkturpunkte. Sie stellen eine Art Reservoir für die Energien der Hauptmeridiane dar. Bei Bedarf kann so Energie in die Hauptmeridiane zurückfließen. Ihr Ursprung liegt in den Nieren und sie transportieren einen Teil der Nierenessenz (Jing-Qi). Über dieses Meridiansystem wird Einfluss genommen auf Prozesse und Strukturen, die unter Kontrolle des Jing stehen.

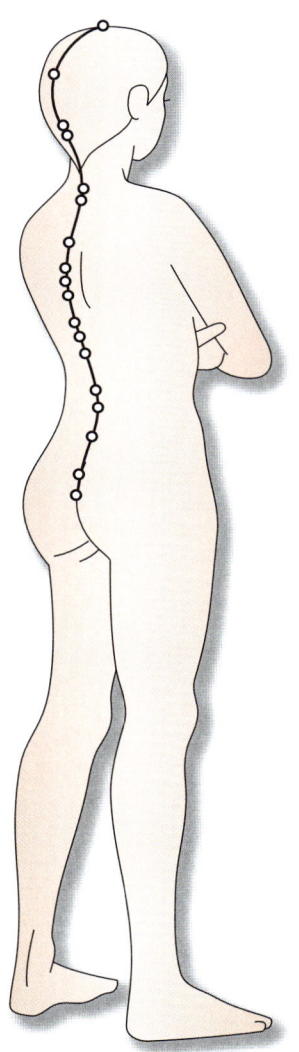

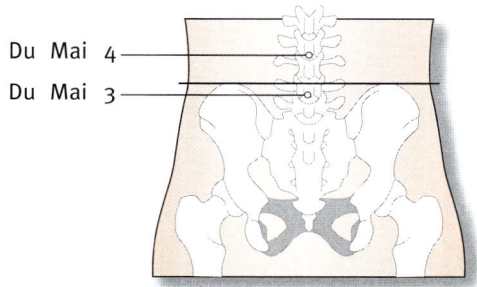

Du Mai 4

Du Mai 3

● Das Lenkergefäß (Du Mai)

Eine Behandlung der außerordentlichen Meridiane über Akupunktur soll z.B. das Jing-Qi wieder zu Strukturen/Bereichen bringen, die aufgrund von Blockaden in den Meridianen unterversorgt waren. Die Anwendung erfolgt häufig bei chronischen Erkrankungen, psychovegetativen Funktionsstörungen und Schmerzen. Eine allzu häufige Behandlung über dieses Konzept kann allerdings zu Erschöpfungssyndromen führen, weil das Jing mobilisiert und verteilt wird. Neben Jing-Qi führen sie aber auch Nähr- und Abwehr-Qi.

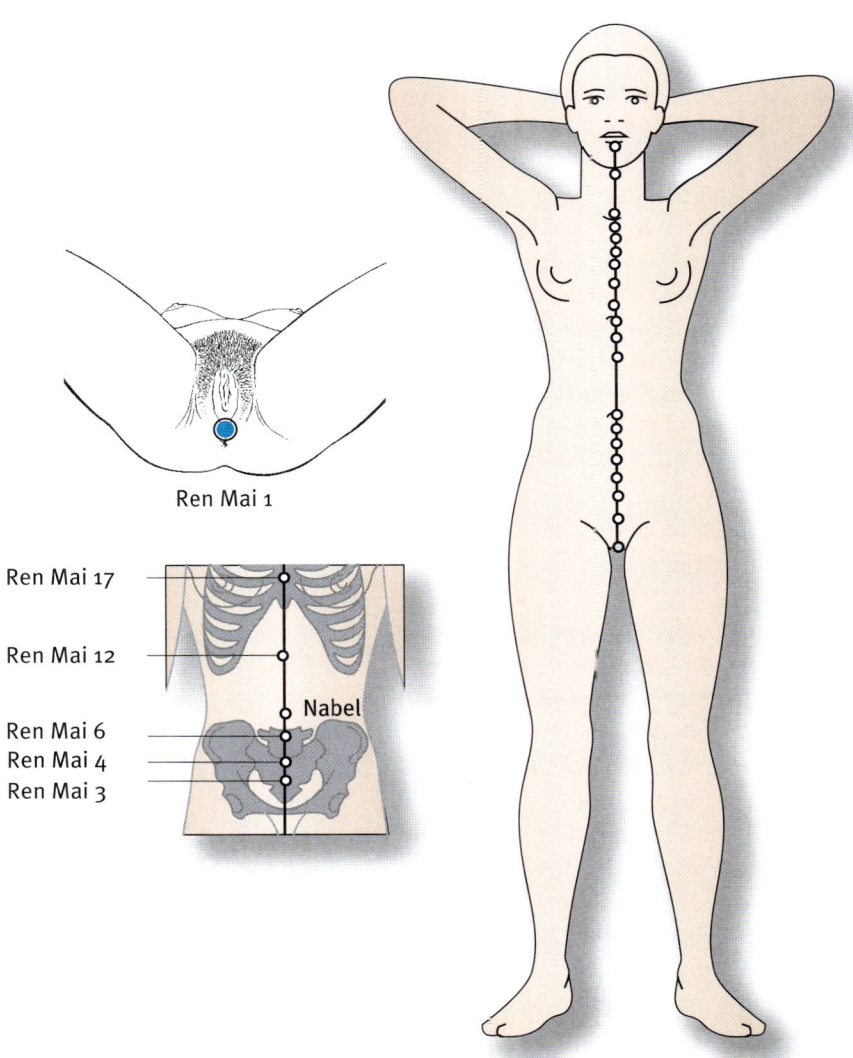

Ren Mai 1

Ren Mai 17
Ren Mai 12
Nabel
Ren Mai 6
Ren Mai 4
Ren Mai 3

● Das Konzeptionsgefäß (Ren Mai)

Die Fünf Wandlungsphasen

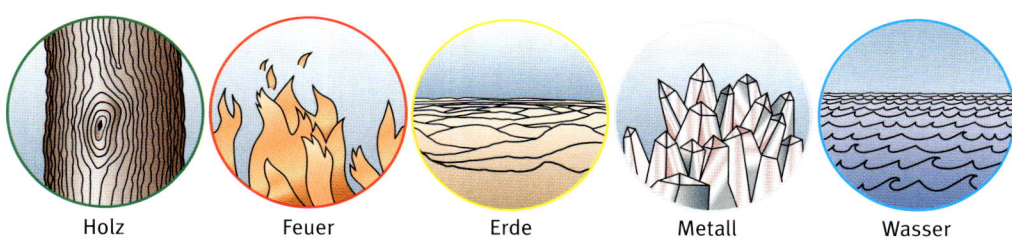

Holz   Feuer   Erde   Metall   Wasser

Dieses besondere Konzept der Traditionellen Chinesischen Medizin kennt man in Europa auch als „Die Fünf Elemente". Der Begriff „Wandlungsphasen" (manchmal auch „Entsprechungen" oder „Bewegungen" genannt) ist allerdings angemessener, weil er die Dynamik der Wechselbeziehungen zwischen den Elementen beinhaltet. Wechselbeziehungen, die sich auf die Funktionen im Menschen beziehen, werden als Funktionskreise bezeichnet und nach den Bezeichnungen der jeweiligen Zang- und Fu-Organe auch Zang-Fu genannt. Diese werden in einem besonderen Kapitel behandelt.

Bei den Fünf Wandlungsphasen handelt es sich nicht um materielle Gegebenheiten! Dieses Missverständnis entsteht im Westen leicht durch die Übersetzung von „wu-xing" als „fünf Elemente". „Wu" bedeutet fünf, „xing" heißt „gehen" oder „sich bewegen". Der Begriff beinhaltet also einen dynamischen Vorgang, in dem es – wie so oft in der chinesischen Philosophie und Medizin – um Prozesse und die Entstehung von Mustern geht.

Das Wissen um die Wandlungsphasen ist von großer Bedeutung für die Diagnostik der Traditionellen Chinesischen Medizin. So passen die vom Patienten in der Anamnese geschilderten Krankheitsbeschreibungen in eine oder mehrere Wandlungsphasen. Tritt die Krankheit beispielsweise immer wieder im Herbst auf und äußert sich besonders als Funktionsstörung der Nase und der Lunge, so sind dies drei Hinweise auf die Wandlungsphase Metall. Therapeutisch werden in diesem Fall Punkte derjenigen Funktionskreise mit Akupunktur behandelt, die zu Metall gehören, d. h. Punkte von Lunge und Dickdarm.

Die Wandlungsphasen Holz, Erde, Metall und Wasser beinhalten je zwei Funktionskreise. Zur Wandlungsphase Feuer gehören vier Funktionskreise.

Zu beachten ist allerdings, dass fast nie alle Wechselbeziehungen einer Wandlungsphase gemeinsam auftreten. Überdies können auch Symptome von zwei oder drei Wandlungsphasen kombiniert sein, was dann in der Regel auch eine Therapie über Punkte mehrerer Funktionskreise erfordert. So können die Funktionsstörungen von Nase und Lunge mit reichlich Schleim oder Feuchtigkeitsansammlung einhergehen. Dies ist bereits ein Hinweis auf die Mitbeteiligung der Funktionskreise Milz und Magen (Wandlungsphase Erde – Feuchtigkeit), und eine solche Erkrankung bedarf therapeutisch bei der Akupunktur einer Ergänzung durch Punkte dieser Funktionskreise.

Die Fünf Wandlungsphasen ermöglichen auch einen Zugang zur psychosomatischen Betrachtung des Menschen. Gemäß der chinesischen Philosophie ist der Mensch zeitlebens nichts anderes als eine besondere Manifestation der in der Natur allgegenwärtigen Kraft Qi, wie sie in einem vorhergehenden Kapitel beschrieben wurde. Physiologische (die Lebensvorgänge betreffende) und pathologische (krankhafte Zustände betreffende) Prozesse der psychosomatischen Wechselbeziehungen können durch Vergleiche mit Bildern der Natur leichter verständlich gemacht werden: Zur Wandlungsphase Metall hat der Herbst Bezug, außerdem zu dem Stadium des Reifens (= Aktivitätsphase) und des sich daran anschließenden Trennens und Lösens. In der Natur ist die Phase des Trennens nach erfolgter Reifung wichtig, um nach der sich daran anschließenden Ruhezeit des Winters mit dem Neuanfang im Frühling beginnen zu können. Im Frühling zeigt die Natur die dynamische Aktivität des Keimens, die diesen Neubeginn überhaupt erst ermöglicht. Die dazwischen liegende Phase, die man als eine Zeit der Trauer bezeichnen könnte, gibt dem Menschen die Chance zur Reife der Persönlichkeit, weil er sich dabei auf sich selbst besinnt, also introvertiert und nicht extrovertiert lebt. Erst der Prozess des Loslassens von Dingen, Ideen und Personen ermöglicht – nach einer Phase der Ruhe – auch die Chance zum Neubeginn.

Auf das Konzept von den Fünf Wandlungsphasen wird nicht nur bei der Akupunktur, sondern auch bei der Moxibustion und in der chinesischen Arzneitherapie/Kräutermedizin zurückgegriffen.

● Die Entsprechungen der Fünf Wandlungsphasen

Jede Phase der Fünf Wandlungen ist ein Symbol für verwandte Funktionen und Qualitäten. Es handelt sich dabei um:
- Holz
- Feuer
- Erde
- Metall
- Wasser.

Nach Ted J. Kaptchuk („Das große Buch der chinesischen Medizin") gibt es folgende Entsprechungen:
- Holz symbolisiert Aktivität, die im Wachsen begriffen ist.
- Feuer bezeichnet ebenfalls einen maximalen Aktivitätszustand am Wendepunkt, wo er entweder abnimmt oder in einen Ruhezustand übergeht.
- Erde beschreibt Balance und Neutralität.
- Metall steht für Aktivitäten, die sich vermindern.
- Wasser repräsentiert Aktivitäten, die den maximalen Ruhezustand erreicht haben und im Begriff sind, die Richtung ihrer Aktivität zu ändern, also an einem Wendepunkt angelangt sind.

Die Theorie der Fünf Wandlungsphasen beinhaltet darüber hinaus zahlreiche weitere Entsprechungen und Zuordnungen, die für die Traditionelle Chinesische Medizin und deren Diagnostik und Therapie von Bedeutung sind (s. Tabelle S. 68).

▶ **Die Entsprechungen der Fünf Wandlungsphasen**

Holz	Feuer	Erde	Metall	Wasser

Holz	Feuer	Erde	Metall	Wasser
• Osten	• Süden	• Mitte	• Westen	• Norden
• Frühling	• Sommer	• Spätsommer	• Herbst	• Winter
• Der Morgen	• Yang-Phase	• Phase zwischen Yin und Yang	• Yin-Phase	• Yin-Phase
• Yang-Phase	• Erwärmend und manchmal auch aufflackernd	• Mitte des Menschen – empfangend, wandelnd, aber auch nährend und stabilisierend	• Wirkt klärend und schützend, symbolisiert den Kontakt des Menschen zu seiner Umwelt	• Nährend und fließend, außerdem speichernd
• Wachstum, Entfaltung, Ausdehnung	• Intellekt und Charisma eines Menschen			• Schwarz und blau
• Körperliche und seelische Harmonie	• Rot		• Weiß	• Kaltes Klima
• Geburt	• Heißes Klima	• Gelb	• Trockenes Klima	• Menschlicher Laut: stöhnen
• Blau und grün	• Menschlicher Laut: lachen	• Feuchtes Klima	• Menschlicher Laut: weinen	• Gefühl: Angst
• Windiges Klima	• Gefühl: Freude	• Menschlicher Laut: singen	• Gefühl: Kummer, Trauer	• Salziger Geschmack
• Menschlicher Laut: rufen	• Bitterer Geschmack	• Schwermut, Nachdenklichkeit	• Scharfer Geschmack	• Fauliger Geruch
• Gefühl: Ärger, Wut, Zorn	• Verbrannter Geruch	• Süßer Geschmack	• Geruch nach Verrottung	• Yin-(Zang-)Organ: Niere
• Saurer Geschmack	• Yin-(Zang-)Organ: Herz	• Süßlicher Geruch	• Yin-Organ: Lunge	• Yang-(Fu-)Organ: Blase
• Ranziger Geruch	• Yang-(Fu-)Organ: Dünndarm	• Yin-(Zang-)Organ: Milz	• Yang-Organ: Dickdarm	• Sinnesorgan: Ohr
• Yin (oder Zang-)– Organ: Leber	• Sinnesorgan: Zunge	• Yang-(Fu-)Organ: Magen	• Sinnesorgan: Nase	• Knochen, Zähne, Nerven
• Yang (oder Fu-)-Organ: Gallenblase	• Blutbahnen und Gefäße	• Sinnesorgan: Mund	• Haut und Körperhaare	
• Sinnesorgan: Auge		• Fleisch, Muskeln, Fett- und Bindegewebe		
• Sehnen				

Die „Holzphase" entspricht in der Einteilung der altgriechischen Medizin dem Choleriker.

Es gibt noch zwei weitere „Feuer"-Meridiane: den des Kreislaufs und den des Dreifachen Erwärmers.

Die Erdphase entspricht in der Einteilung der altgriechischen Medizin dem Melancholiker.

Diese Entsprechungen zeigen sich auch in der Gesichtsfarbe eines Patienten und können so in der Diagnostik verwendet werden:

„Ein gelber Teint erscheint häufig mit einer Milzdisharmonie (Gelb und Milz werden mit Erde assoziiert), und ein dunkler Teint erscheint häufig mit einer Nierendisharmonie (Schwarz und Niere werden mit Wasser assoziiert). Ein roter Teint kann jedoch genauso gut mit einer Herzdisharmonie wie mit dem Hitzemuster eines jeden Organs zu tun haben. Ein weißes Gesicht mag mit einer Lungendisharmonie auftreten, kann aber durchaus mit dem Kältemuster eines jeden anderen Organs zusammenhängen. Ein blaugrüner Teint, der oft bei einer Leberdisharmonie erscheint, kann ebenso ein Zeichen für gestautes Herzblut sein."
(Ted J. Kaptchuk „Das große Buch der chinesischen Medizin")

● „Mutter-Kind-Regel" und Ke-Zyklus

Ein nicht nur logisch bestechender, sondern auch sehr schöner Grundgedanke, der dem Zyklus der Fünf Wandlungsphasen zugrunde liegt, ist die „Mutter-Kind-Regel". Diese Regel wird in der Traditionellen Chinesischen Medizin als „Sheng-Zyklus" bezeichnet. Im Klartext bedeutet dies, dass das eine Element das nächste „ernährt" oder hervorbringt:

- das Holz das Feuer
- das Feuer die Erde
- die Erde das Metall
- das Metall das Wasser
- das Wasser das Holz.

Ist ein Element nicht stark genug, um das andere zu „ernähren", kommt es zu einem energetischen Ungleichgewicht. Im Sinne der Traditionellen Chinesischen Medizin ist es also von vorrangiger Bedeutung, hier die Harmonie wieder herzustel-

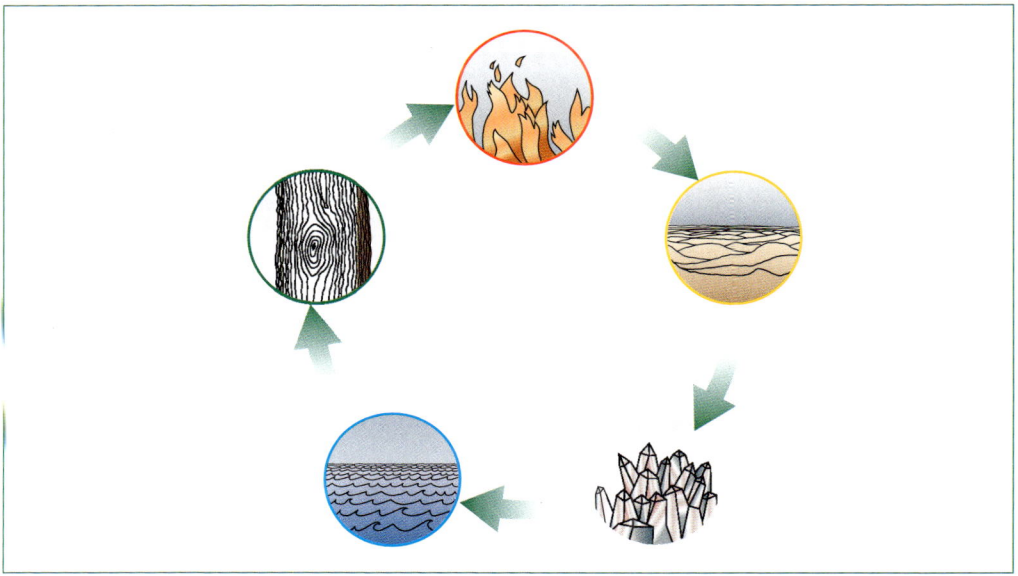

● Mutter-Kind-Regel oder Sheng-Zyklus

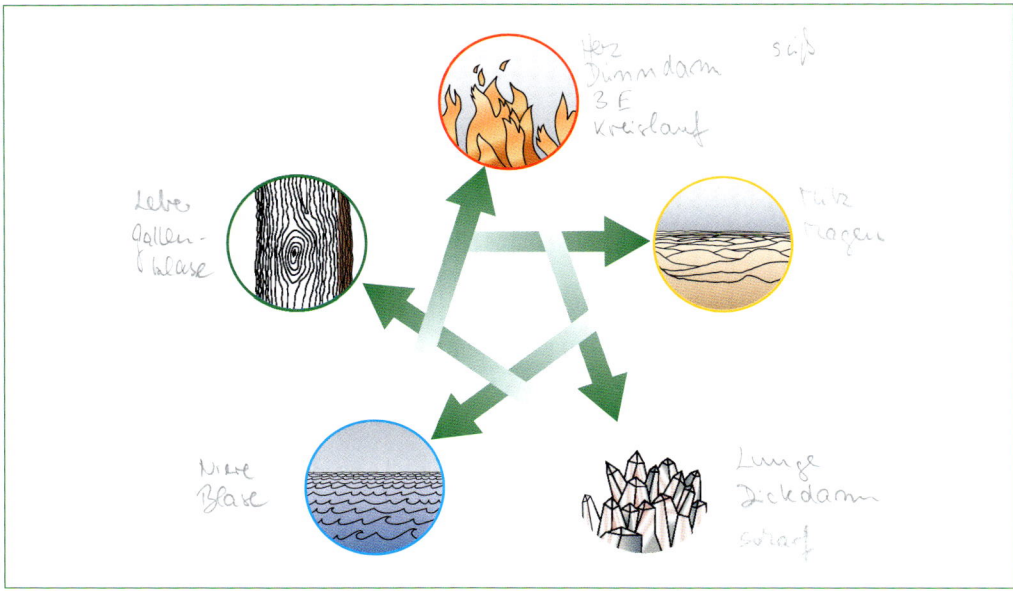

● Ke-Zyklus

len. Hierzu schreibt Joachim Stuhlmacher: „Haben Sie z.B. eine Schwäche der Lunge, so kann es durchaus sinnvoll sein, die Mutter – hier die Milz – zu stärken. Hat die Mutter (Milz) genug Energie, kann sie ihr Kind (Lunge) richtig ernähren und kräftigen. Da alle Teile miteinander verzahnt sind und in Abhängigkeit stehen, kann eine Schwäche der Milz auf Dauer auch zu einer Schwäche der Niere führen, da die Lunge wiederum die Mutter der Niere ist."

(„Das große Handbuch der chinesischen Naturheilkunde").

Neben dem Zyklus des Nährens oder Hervorbringens entstand ein zweiter Zyklus – der der Kontrolle, in welchem jedes Element den übernächsten Partner in der Abfolge des Hervorbringungszyklus kontrolliert. Dieser Zyklus wird als „Ke-Zyklus" bezeichnet.

● Feuer kontrolliert das Metall
● Metall das Holz
● Holz die Erde
● Erde das Wasser
● Wasser das Feuer.

Die Behandlung nach dem Modell der Fünf Wandlungsphasen

Hierzu heißt es im vom Berkeley Holistic Health Center herausgegebenen „Buch der ganzheitlichen Gesundheit":

„Nach dem Gesetz der fünf Elemente unterstützen die Lungen (Metall) die Nieren (Wasser). Wenn die Lungen geschädigt sind und deshalb ihre ganze Energie für sich selbst brauchen, so werden die Nieren mit Giften überschwemmt, weil sie nicht mehr genügend Energie haben, um ihre Funktion zu erfüllen. Um den Nieren zu helfen, muss man daher die Lungen behandeln. Ähnlich ist es, wenn die Leber (Holz), die auf dem Energiekreislauf hinter den Nieren liegt, nicht richtig arbeitet und deshalb zusätzliche Energie benötigt; sie nimmt die Energie von den Nieren und schädigt sie damit. Eine Behandlung der Leber (Holz) wird automatisch auch die Nieren (Wasser) heilen."

In China selbst gibt es kaum noch Ärzte, die die alten Theorien der Fünf Wandlungsphasen beherrschen und anwenden, dort wird heute eher das Modell der „Zang Fu" angewendet. In westlichen Ländern dagegen findet man nicht nur Ärzte, die dieses Konzept in ihre Arbeit einbeziehen, sondern auch eine vielfältige Literatur, wie auch der Laie seinen Alltag den Fünf Wandlungsphasen entsprechend gesünder, heilsamer und harmonischer gestalten kann. Dazu ein kleines Beispiel aus der chinesischen Küche (die nicht unbedingt die „des Chinesen an der Ecke" ist, der sich viel zu sehr auf den – tatsächlich vorhandenen oder vielleicht nur angeblichen – europäischen Geschmack eingestellt hat): Zur Unterstützung und Kräftigung, vor allem aber zur Harmonisierung der Fünf Wandlungsphasen werden beim Kochen alle fünf Geschmacksrichtungen (süß, scharf, sauer, salzig und bitter) berücksichtigt. Dies ist übrigens eine Idee, die die westliche Volksheilkunde (beispielsweise durch Hildegard von Bingen) immer wieder propagiert hat!

Auch bei Qi-Gong-Übungen werden vielfach die Fünf Wandlungsphasen berücksichtigt.

Die Organe und ihre Funktionen

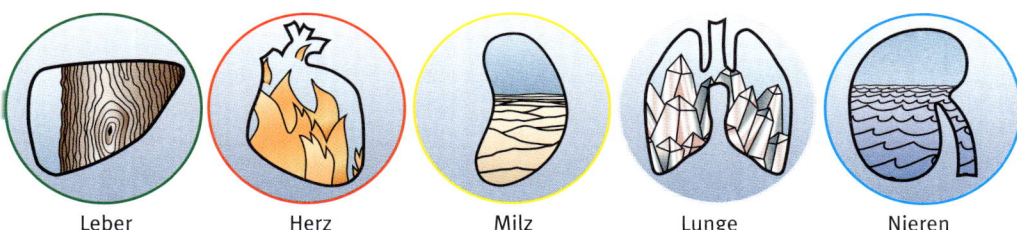

| Leber | Herz | Milz | Lunge | Nieren |

In der Traditionellen Chinesischen Medizin werden die Organe nicht gesondert betrachtet – wie zum großen Teil in der westlichen Medizin –, sondern als Bestandteile von „Funktionskreisen". Nachdem in den vorhergehenden Kapiteln bereits die Grundideen von Yin und Yang, Qi und den Fünf Wandlungsphasen beschrieben wurden, lässt sich nun auch ein besserer Zugang zu dieser Betrachtungsweise finden. Es sind vor allem die Beziehungen, die zwischen den Organen bestehen und die Muster (wichtig für die Diagnostik), die sich daraus entwickeln.

In der TCM wird der Herzbeutel als sechstes Yin-Organ betrachtet.

Während die westliche Medizin eine vorrangig analytische Denkweise pflegt, ist die östliche Medizin mehr der synthetischen Weltsicht verhaftet. Aber: „Der Mangel an anatomischer Theorie bedeutet nicht, dass das chinesische System im Vergleich zum westlichen unwissenschaftlich ist. Es heißt lediglich, dass alternative Denkungsarten existieren: eine östliche und eine westliche." (Ted J. Kaptchuk „Das große Buch der chinesischen Medizin").

Auch die Gallenblase wird mitunter als „außergewöhnliches Organ" eingestuft, weil sie als einziges Yang-Organ eine reine Substanz enthält, nämlich die Gallenflüssigkeit.

In der Traditionellen Chinesischen Medizin wird unterschieden in

- fünf Yin-(Zang-)Organe,
- sechs Yang-(Fu-)Organe und die
- „außergewöhnlichen Organe".

Die fünf Yin-(Zang-)Organe dienen vor allem zum Umwandeln, Speichern, Produzieren und Regulieren der Grundsubstanzen Qi, Xue, Jing, Shen und Jin Ye und werden deshalb auch als „Speicherorgane" bezeichnet. Hierzu gehören:

- Leber
- Herz
- Milz
- Lunge
- Nieren.

Die sechs Yang-(Fu-)Organe dienen vor allem zum Empfangen, Aufspalten, Transportieren und Ausscheiden, deshalb werden sie auch „Werkstatt- oder Palastorgane" genannt:

- Gallenblase
- Magen
- Dünndarm
- Dickdarm
- Blase
- Dreifacher Erwärmer.

Die klassische medizinische Literatur kennt auch noch weitere Organe, die als „außergewöhnliche Organe" bezeichnet werden:

- Gehirn
- Mark
- Knochen
- Blutbahnen
- Gebärmutter.

Die Yin- oder Zang-Organe

Die Leber (Gan)

- „Die Leber beherrscht das Fließen und Ausbreiten."
- „Die Leber speichert das Blut."

- „Die Leber beherrscht die Sehnen und manifestiert sich in den Nägeln."
- „Die Leber öffnet sich in die Augen."

(Ted J. Kaptchuk „Das große Buch der chinesischen Medizin").

Durch die Aktivität der Leber gelangen Energie und Blut ohne Stockungen in alle Regionen des Körpers. So kann es bei gestörter Lebertätigkeit zu Verspannungs- oder Anspannungszuständen in den verschiedensten Körperteilen kommen, z.B. in der Muskulatur, im Verdauungssystem, in der Gebärmutter (Menstruationsschmerzen) oder im Kopfbereich (Migräne).

LEBERDISHARMONIE

Spannungen und Schmerzen:
- Kopf (lateral)
- Thorax
- Abdomen
- Unterleib

brüchige Nägel

Menstruationsstörungen
- prämenstruelles Syndrom
- Dysmenorrhö
- Hypoamenorrhö
- Menorrhagie

Sehstörungen:
- verschwommenes Sehen
- Nachtblindheit

Verdauungsstörungen:
- Übelkeit
- Aufstoßen

Zorn, Wut Aggression Depression

Sehnenkontrakturen Muskelkrämpfe Zittern Spasmen

muskuläre Verspannungen

Kaptchuk schreibt den Aufgaben der Leber drei „funktionale Aspekte" zu:
- eine ausgleichende Tätigkeit, die besonders für die Blutzirkulation und die Verdauung von Bedeutung ist,
- die Steuerung der Gallenproduktion, deren harmonischer Ablauf ebenfalls notwendig für eine geregelte Verdauung ist und
- die Harmonisierung von Emotionen.

Bei Disharmonien im Leberbereich kann es unter anderem zu Spannungsschmerzen in Brust, Bauch und Genitalbereich kommen, aber auch zu Übelkeit, Durchfall und Bauchschmerzen, verbunden mit Verdauungsbeschwerden, außerdem zu

Auch im Westen betrachtet man die Leber von altersher als Sitz der Emotionen. Beispiel: die Redensart, dass jemandem „eine Laus über die Leber gelaufen ist".

Schmerzen des Bewegungsapparates, die durch Verspannungen der Muskulatur bedingt sind.

Das Herz (Xin)
- „Das Herz regiert das Blut und die Blutbahnen."
- „Das Herz speichert das Shen."
- „Das Herz öffnet sich in der Zunge."
- „Der Glanz des Herzens manifestiert sich im Gesicht."
- „Die Zunge ist der Spross des Herzens."

(Nach historischen Texten aus Ted J. Kaptchuk „Das große Buch der chinesischen Medizin")

Aus diesen Angaben kann man ersehen, wie der Diagnostiker in der Traditionellen Chinesischen Medizin vorgeht: Indem er

HERZDISHARMONIE

- Stottern
- Aphasie
- Redehemmungen

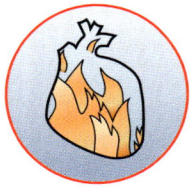

- Nervosität
- Konzentrationsstörungen
- Schlafstörungen

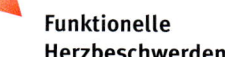
Funktionelle Herzbeschwerden:
- Palpitationen
- funktionelle Tachykardie

betrachtet, wie das eine „System" vom anderen abhängt und mit ihm zusammenarbeitet.

Wenn das Herz gesund ist und „ordnungsgemäß funktioniert", fließt ausreichend Blut durch die Blutbahnen und der Puls ist gleichmäßig. Äußerlich kann man den gesunden, ausgeglichenen Zustand (Harmonie) daran erkennen, dass die Gesichtshaut einen normalen rötlichen Teint und genügend Feuchtigkeit aufweist. Bei einer Disharmonie wird die Gesichtshaut blass (Blutleere) oder auch (bei einer Stauung, die lebensbedrohlich sein kann) violett.

Disharmonien im Herzbereich können sich einerseits als Hektik, Nervosität, Schlaflosigkeit oder Vergesslichkeit äußern, andererseits als Herzklopfen und unregelmäßiger Pulsschlag – dies kann beispielsweise durch Akupunktur über den Herzbereich behandelt werden.

Die Milz (Pi)

● „Die Milz regiert Umwandlung und Transport."
● „Die Milz regiert die Aufwärtsbewegung des Reinen (Klaren)."
● „Die Milz leitet das Blut."
● „Die Milz beherrscht die Muskeln und die vier Extremitäten."
● „Der Glanz der Milz manifestiert sich in den Lippen."

(Nach historischen Texten aus Ted J. Kaptchuk „Das große Buch der chinesischen Medizin")

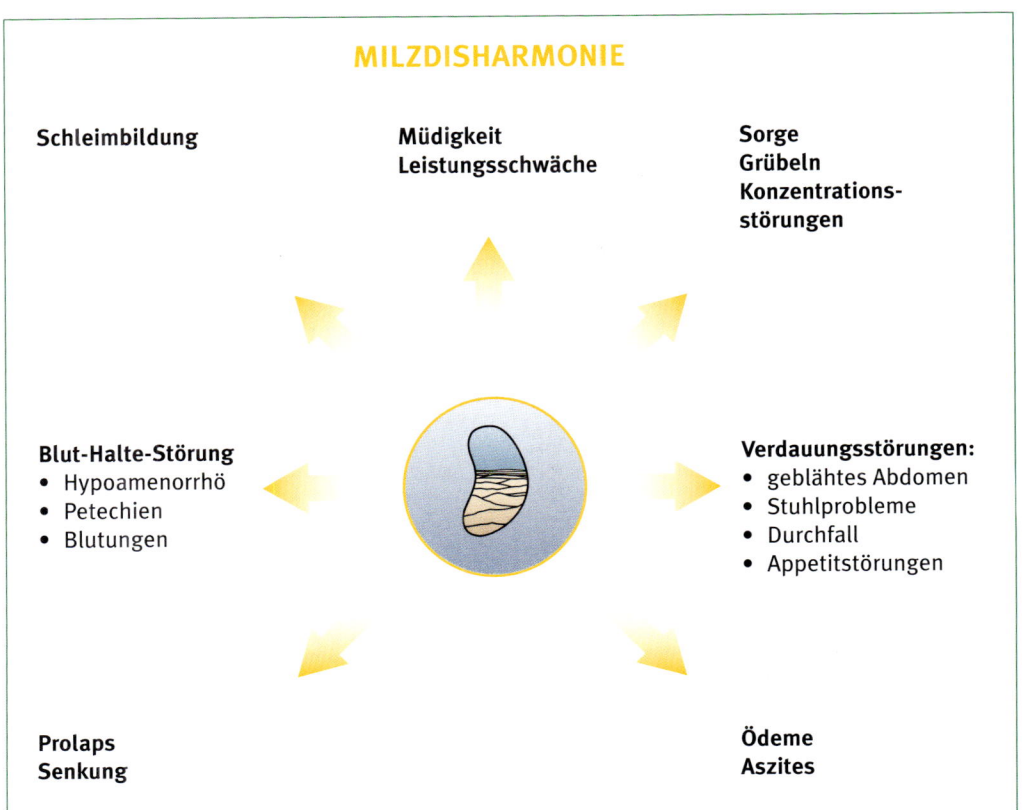

MILZDISHARMONIE

Schleimbildung

Müdigkeit
Leistungsschwäche

Sorge
Grübeln
Konzentrations-
störungen

Blut-Halte-Störung
• Hypoamenorrhö
• Petechien
• Blutungen

Verdauungsstörungen:
• geblähtes Abdomen
• Stuhlprobleme
• Durchfall
• Appetitstörungen

Prolaps
Senkung

Ödeme
Aszites

Die Milz ist ein wichtiges Organ bei der Umwandlung von Nahrung in Qi und Blut, also auch für die Verdauung. (In der Traditionellen Chinesischen Medizin gilt die Milz sogar als das wichtigste Verdauungsorgan!) Das der Milz eigene Qi ist auch dafür zuständig, dass Blut in den Blutgefäßen gehalten wird. Ist ihr Qi zu schwach kommt es zu Blutungen – beispielsweise im Stuhl oder in Form von übermäßig starken Monatsblutungen. Deshalb werden auch viele chronische Erkrankungen in diesem Bereich über die Milz behandelt. Als Transportorgan versorgt die Milz außerdem die Muskeln mit Blut und Energie. Und auch Mund und Lippen stehen in engem Zusammenhang mit ihr – bei einer Schwächung des Milz-Qi kann der Mensch beispielsweise die verschiedenen Geschmacksrichtungen nicht mehr unterscheiden und seine Lippen haben ein blasses Aussehen.

Disharmonien im Milzbereich führen zu Bauchschmerzen, Verdauungsbeschwerden und Appetitlosigkeit.

Die Lunge (Fei)

- „Die Lunge regiert das Qi und die Atmung.“
- „Die Lunge bewegt und regelt die Wasserwege.“
- „Die Lunge ist der obere Quell des Wassers.“

LUNGENDISHARMONIE

psychosomatische Erkrankungen durch Trauer und Trennung

thorakales Beklemmungsgefühl

Müdigkeit Kurzatmigkeit leise Stimme

Störungen der Schweißsekretion
- spontan
- fehlend (trockene Haut)

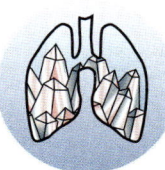

Atemwegserkrankungen
- Neigung zu Erkältungskrankheiten
- Erkrankungen der Nase und Nasennebenhöhlen
- Asthma bronchiale
- chronische Bronchitis

Kälteempfindlichkeit Allergien kühle Hände

- „Die Lunge regiert das Äußere des Körpers."
- „Der Glanz der Lunge manifestiert sich in der Körperbehaarung."

(Aus Ted J. Kaptchuk „Das große Buch der chinesischen Medizin")

Die Lunge ist für eine freie Ein- und Ausatmung ohne Atemgeräusche, Atemnot oder Husten zuständig.

Da die Lunge das Atmungsorgan per se ist, reguliert sie gewissermaßen das Qi des gesamten Körpers. Indem sie das Qi der Luft aufnimmt und durch eine adäquate Umwandlung in den menschlichen Leib integriert, treffen äußeres und inneres Qi zusammen. So beeinflusst die Lunge auch das Immunsystem. Da die Lunge auch für die „Wasserbewegungen" im Körper zuständig ist, führen Disharmonien in diesem Bereich beispielsweise zu Schwierigkeiten beim Wasserlassen, aber auch zu Ödembildungen (vor allem im Oberkörper) – die Folge davon können Atemprobleme sein.

Im Lungenbereich führt eine Disharmonie des Qi zu Husten, Atembeschwerden sowie zu Asthma.

Die Nieren (Shen)
- „Die Nieren speichern das Jing."
- „Die Nieren beherrschen das Wasser."

NIERENDISHARMONIE

Lumbago
Lumboischialgie
Knieschmerzen
Schwäche der Knie

Asthma bronchiale
chronischer Husten

Störungen im Bereich der Fortpflanzung:
- Impotenz, Frigidität
- Sterilität, Infertilität
- Hypoamenorrhö
- Abortneigung

Probleme an den Ohren:
- Schwerhörigkeit
- Schwindel
- Tinnitus

Mangel an Konzentrationsfähigkeit und Kuzzeitgedächtnis
Mangel an Vitalität
Willensschwäche
Angst (sexuell und existentiell)

Vorzeitiges Altern:
- früher Zahnverlust
- frühzeitig graue Haare
- Haarausfall

Enuresis
Inkontinenz

Entwicklungsverzögerung bei Kindern

- „Die Nieren beherrschen die Knochen."
- „Die Nieren produzieren das Mark."
- „Die Nieren öffnen sich in die Ohren."
- „Die Nieren regieren das Ergreifen des Qi."

(Ted J. Kaptchuk „Das große Buch der chinesischen Medizin").

Jing

In der Philosophie, die der Traditionellen Chinesischen Medizin zu Grunde liegt, bedeutet Jing die Kraft, die die einzelnen Lebensphasen bestimmt: Geburt, Reife, Alter und schließlich Tod. Insofern ist gerade die Gesunderhaltung der Nieren ein sehr wesentlicher Aspekt der chinesischen Medizin, die den Menschen nicht nur als körperliches Wesen, sondern sehr viel komplexer begreift; die Nieren sind der Sitz der Willenskraft.

Die Nieren regulieren sehr wesentlich die zum normalen Lebensablauf gehörenden Prozesse, nicht zuletzt den Kälte-Wärme-Haushalt. Auch die harmonische Bewegung aller Körperflüssigkeiten fällt in ihren Aufgabenbereich, außerdem der stabile Aufbau von Knochen, Zähnen und Haaren. Da das Nieren-Qi auch mit den Ohren in Verbindung steht, werden in der Traditionellen Chinesischen Medizin viele Ohrenerkrankungen über die Niere behandelt. Auch Angstgefühle haben oft ihren Ursprung in der Niere.

Eine Disharmonie im Nierenbereich kann sich durch Sterilität und Impotenz, weiche oder spröde Knochen, Hörschwäche oder Haarausfall äußern.

● Die Yang- oder Fu-Organe

In der Traditionellen Chinesischen Medizin werden die Yang-Organe (auch Hohlorgane genannt) für weniger wichtig gehalten als die Yin-Organe: Sie sind „äußerlicher", denn sie haben keine so direkte Beziehung zu Qi, Blut und anderen wichtigen Körpersubstanzen und -energien wie die Yin-Organe.

Die Gallenblase (Dan)

Der Gallenblase zugeordnet ist das Yin-Organ Leber. Eine Disharmonie der Leberfunktion kann auch die Gallenblase beeinflussen und umgekehrt. Symptome dafür können Erbrechen bitterer Flüssigkeit und Gelbsucht sein. Die Galle unterstützt sehr wesentlich die Verdauungsprozesse.

Auch im emotionalen Bereich gibt es entsprechende Symptome: Bei überschüssigem Qi der Gallenblase entsteht Ärger und Menschen treffen unüberlegte Entscheidungen. Bei zu wenig Qi in diesem Bereich können Unentschiedenheit und Schüchternheit im Verhalten die Folge sein.

Der Magen (Wei)

Dem Magen zugeordnet ist das Yin-Organ Milz, weil diese hilft, die über den Magen aufgenommene Nahrung in Qi und Blut umzuwandeln. Die Aufgaben dieser beiden Organe hängen eng miteinander zusammen. Ist die Magenfunktion gestört, kann es zu Übelkeit, Erbrechen, Magenschmerzen und Blähungen kommen.

Der Dünndarm (Xiao-chang)

Dem Dünndarm zugeordnet ist das Yin-Organ Herz. Der Dünndarm trennt den vom Magen vorverdauten Nahrungsbrei in „trübe" und „klare" Flüssigkeiten. Manche chinesischen Ärzte sehen auch auf psychischer Ebene eine Widerspiegelung dieses Prozesses: dass nämlich das Wesentliche vom Unwesentlichen getrennt wird.

Disharmonien im Dünndarmbereich äußern sich durch Bauchschmerzen, Durchfall oder Verstopfung.

Der Dickdarm (Da-chang)

Dem Dickdarm zugeordnet ist das Yin-Organ Lunge. In vieler Hinsicht ergänzen sich beide Organe.

Bei Disharmonien im Dickdarmbereich kann es ebenfalls zu Bauchschmerzen, Durchfall oder Verstopfung kommen. Lunge und Dickdarm sind für die Ausbildung des Immunsystems von Bedeutung.

Auch in Bezug auf emotionale Gegebenheiten kann die Behandlung des Dickdarmbereiches angezeigt sein – beispielsweise, wenn es einem Patienten sehr schwer fällt, etwas loszulassen (auch wenn dieses ihn im Grunde nur belastet).

Die Blase (Pang-guang)

Der Blase zugeordnet ist das Yin-Organ der Nieren.

Bei Disharmonien im Bereich der Blase kann es zu Schwierigkeiten beim Wasserlassen und zu Inkontinenz kommen.

Der Dreifache Erwärmer (San-jiao)

Diesem ist als Yin-Organ der Herzbeutel zugeordnet.

Der Dreifache Erwärmer ist ein Organ (oder auch Organkomplex), zu welchem es in der westlichen Medizin keine Entsprechung gibt. Selbst in der chinesischen Medizin gibt es dazu noch immer Meinungsverschiedenheiten. Bezeichnend dafür ist die Aussage chinesischer Ärzte, dass er „einen Namen, aber keine Form" hat. Dazu Ted J. Kaptchuk: „Am besten wird er als die funktionelle Relation zwischen verschiedenen Organen verstanden, die das Wasser regulieren. Dies bezieht sich vor allem auf Lunge, Milz und Nieren, aber auch auf den Dünndarm und die Blase. Der Dreifache Erwärmer existiert außerhalb dieser Organe nicht als selbstständige Einheit, sondern stellt vielmehr die Verbindung dar, die diese Organe zu einem vollständigen System vereint."

Dem Dreifachen Erwärmer sind drei Körperbereiche zugeordnet, zwischen denen er einen harmonischen Austausch gewährleisten sollte:

- Der „Obere Erwärmer"wird mit Herz und Lunge in Verbindung gebracht.
- Der „Mittlere Erwärmer" wird Magen, Milz und Leber zugeordnet.
- Der „Untere Erwärmer" ist für Niere und Blase zuständig.

● Die Außerordentlichen Fu-Organe

Die Gebärmutter

Die Blutversorgung dieses Organs, die besonders während Menstruation und Schwangerschaft wichtig ist, ist vor allem Aufgabe der Zang-Organe Herz, Leber und Milz.

Das Gehirn

Als „Sitz des Geistes" wird das Gehirn der chinesischen Medizin zufolge vor allem vom Herzen unterstützt, daneben aber auch von der Niere, die für die Erzeugung des Marks zuständig ist.

Das Mark

Dieses entsteht in der Niere, die die Jing-„Substanz" erzeugt (s.o.).

Der Begriff „Mark" ist in der TCM nicht nur mit „Knochenmark" gleichzusetzen, sondern bedeutet auch „Gehirn".

Knochen

Diese werden – funktionell – dem Nierenbereich zugerechnet. Sie speichern Marksubstanz.

Blutgefäße

Die Blutgefäße werden in der Traditionellen Chinesischen Medizin dem Organ Herz zugeordnet.

● Die Organ- oder Meridianuhr

Der energetisch zeitliche Kreislauf beginnt um 3 Uhr morgens mit dem Lungenmeridian. Darauf folgen die Meridiane Dickdarm, Magen und Milz, ab 11 Uhr dann Herz, Dünndarm, Blase und Niere, zuletzt der Herzbeutel (Perikard), der Dreifache Erwärmer, die Gallenblase und die Leber.

Die Zeit, in der ein Meridian (mitsamt dem dazugehörigen Organ) energetisch maximal versorgt wird, nennt man die Maximalzeit. In dieser Zeit ist das Organ besonders störanfällig. Es bedeutet aber auch, dass diese Störungen sich in dieser Zeit besonders gut diagnostizieren und auch therapieren lassen. Beispiel: Schlafstörungen, die immer wieder um Mitternacht auftreten, können mit einer Disharmonie der Gallenblase zusammenhängen und in diesem Fall auch über dieses Organ behandelt werden.

Bei allergischen Erkrankungen kommt es häufig in den frühen Morgen-

Der Anschauung entsprechend, die der Traditionellen Chinesischen Medizin zu Grunde liegt, konzentriert sich das Qi für jeweils zwei Stunden in einem bestimmten Organsystem (Funktionskreis), um dann in den nächsten weiter zu wandern. Dabei zirkuliert diese Energie im System der Hauptmeridiane und durchflutet alle Organe mit Qi. Dieses Kopplungsdenken von Raum und Zeit wird bildlich in der Organ- oder Meridianuhr dargestellt.

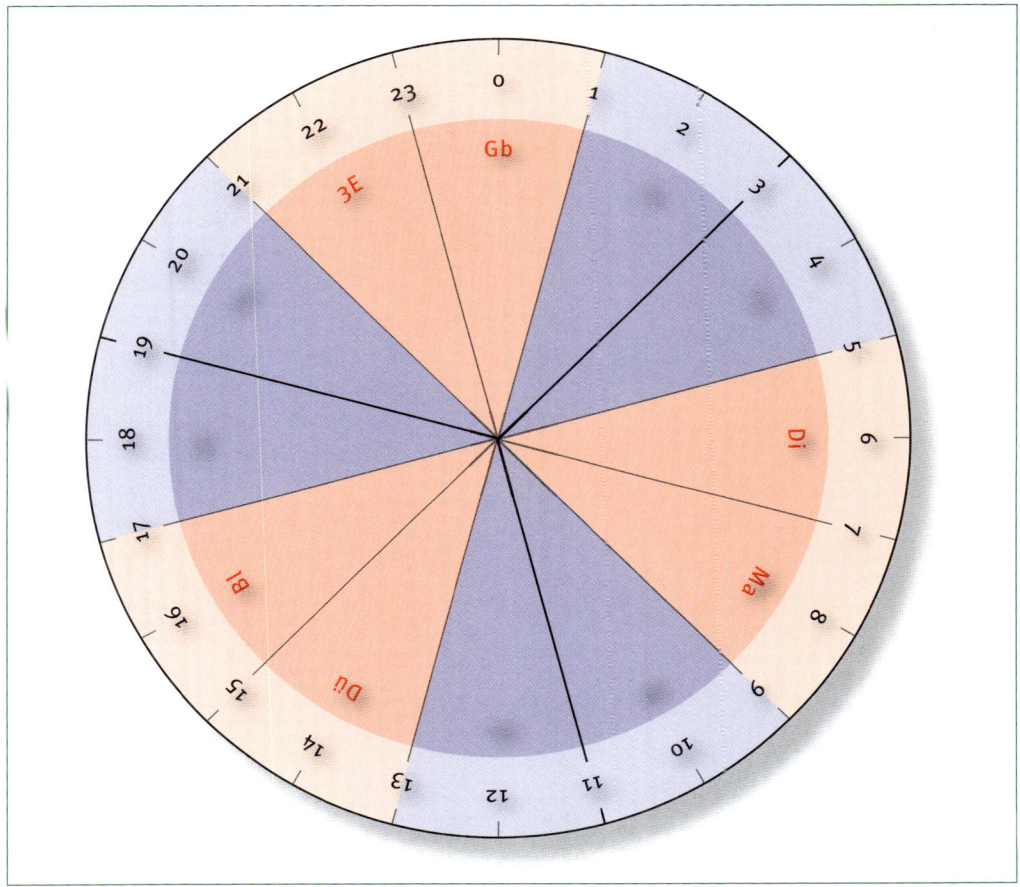

● Organ- oder Meridianuhr

stunden (zwischen drei und fünf Uhr) zur Verschlimmerung, Gallenkoliken treten gehäuft um Mitternacht (23 bis ein Uhr) auf und funktionelle Herzerkrankungen (oft verbunden mit Herzrasen) kommen in der Mittagszeit (elf bis dreizehn Uhr) gehäuft vor.

Auch in der westlichen Schulmedizin ist dieser zirkadiane Rhythmus bekannt, der die endogene (im Körper selbst entstandene und nicht durch äußere Um-

stände beeinflusste) Rhythmik physiologischer Zustände und Funktionen beschreibt, die ungefähr der Dauer eines Tages entspricht. Dieser Rhythmus wird auch als „physiologische Uhr" bezeichnet. An diese innere Uhr sind beispielsweise Stoffwechselabläufe, Wachstumsleistungen oder Verhaltensweisen angepasst, die mit den tagesperiodischen Schwankungen der Umweltbedingungen verknüpft sind.

Krankheitsauslösende Ursachen

Die Traditionelle Chinesische Medizin kennt eine Fülle von krankheitsauslösenden Ursachen. Systematisiert wurden diese bereits während der Han-Dynastie im zweiten nachchristlichen Jahrhundert durch den Arzt Zhang Zhi. Dazu gehören

- die äußeren Ursachen (wai yin), wozu die Witterungseinflüsse (die „Sechs Übel") zählen;
- die inneren Ursachen (nei yin), unter denen die sieben Emotionen (qi qing) verstanden werden;
- Ursachen, die weder innerlich noch äußerlich begründet sind (bu nei bu wai yin) und die sich auf Diätfehler, Verletzungen usw. beziehen.

● Die „Sechs Äußeren Übel"

Bei den „Sechs Äußeren Übeln" handelt es sich um Witterungseinflüsse, die schädliche Einflüsse auf den menschlichen Organismus haben können. Als die „Sechs Übel" werden Wind, Feuchtigkeit, Sommerhitze, Feuer, Trockenheit und Kälte angesehen. Durch diese Übel entstehen Krankheits-/Schmerzmuster im Menschen, die an die genannten Witterungseinflüsse erinnern. So tritt ein Winddisharmoniemuster charakteristischerweise plötzlich auf, ist einschießend, wechselnd und wandernd – und zwar sowohl von der Lokalisation als auch von der Stärke her. Überdies verschlechtert der Witterungseinfluss Wind das Krankheitsbild.

Wind (feng)

Wind ist ein Yang-Phänomen und wird mit dem Frühling assoziiert.

Wind als „Übel" ist oft begleitet von anderen Einflüssen, die für die Gesundheit schädlich sein können (z.B. Kälte und Feuchtigkeit), und hauptsächlich die oberen (Hals, Nase etc.) und äußeren (Haut = Kälteempfindlichkeit, Gliederschmerzen) Körperregionen betreffen. Diese Beschwerden treten meistens plötzlich und akut auf.

Weitere Symptome sind neuralgieartige Schmerzen, Juckreiz, Schwindel, Allergien, plötzlich auftretende und wandernde Schmerzen. Dabei wechselt häufig der Ort der Beschwerden.

Dazu heißt es im Huang Di Nei Jing:
„Durch den Wind entwickeln sich die Hundert Krankheiten."
„Die oberen Körperzonen bekommen den Wind als erste zu spüren."
„Der Wind ist ein Meister der Bewegung und vieler Veränderungen."

Feuchtigkeit (shi)

Feuchtigkeit ist ein Yin-Phänomen und wird mit dem Spätsommer assoziiert.

Feuchtigkeit verursacht selten akute, dafür aber umso öfter chronische Krankheiten. Nicht selten kommt es dabei zu einer Qi-Blockade, die sich durch Völlegefühl sowie Steifheit und Schmerzen in den Gelenken zeigt. Nach einem chinesischen Sprichwort „liebt die Milz die Trockenheit", deshalb ist sie durch die Feuchtigkeit besonders betroffen. So kommt es zu Appetitlosigkeit, Übelkeit, Verdauungsstörungen und Wasseransammlungen in der Bauchgegend.

Weitere Symptome sind Erschöpfung, Schweregefühl, Schwellungen, nässende Ausschläge oder Ekzeme – alles dies vor allem in der unteren Körperregion. Die Schmerzen sind hier eher dumpf, gleichbleibend, örtlich fest lokalisiert und lästig.

Dazu heißt es im Nei Jing: „Die unteren Körperregionen werden als erste von der Feuchtigkeit beeinflusst."

Sommerhitze (shu)

Sommerhitze ist ein Yang-Phänomen und wird assoziiert mit dem Sommer.

Erkrankungen dieser Art gehen meist einher mit plötzlich auftretendem, hohem Fieber und starkem Schwitzen. Oft kommt es auch zu Erschöpfungszuständen.

Weitere Symptome sind Unruhe, Reizbarkeit, trockene Schleimhäute und Kopfschmerzen. Die Symptome betreffen hauptsächlich die oberen und äußeren Körperregionen und treten vorwiegend im Sommer auf.

Dazu heißt es im Nei Jing: „Die Hitze (das Feuer) ruft eine ungezügelte Bewegung von xue und shen hervor."

Feuer (huo)

Feuer ist ein Yang-Phänomen und wird mit dem Sommer assoziiert.

Bei entsprechenden Disharmonien kommt es häufig zu hohem Fieber, aber auch zu Entzündungen. Ebenso können trockener, fester Stuhl, Probleme beim Wasserlassen, starker Durst und ein trockener Mund auftreten. Häufig kommt es auch zu Kopfschmerzen.

Weitere Symptome: Blutungen, Rötungen, starke Unruhe, Schlafstörungen; die Schmerzen sind hier klopfend, pochend oder brennend.

Trockenheit (zao)

Trockenheit ist ein Yang-Phänomen und wird mit dem Herbst assoziiert.

Bei entsprechenden Erkrankungen kommt es oft zu Dehydration (Wasserverlust), die man an trockenen Schleimhäuten, rissiger Haut und einem trockenen harten Stuhl erkennen kann. Auch Halsschmerzen und unzureichendes Schwitzen können auftreten.

Weitere Symptome: Nasenbluten, trockener Hals und trockener Husten.

Kälte (han)

Kälte ist ein Yin-Phänomen und wird mit dem Winter assoziiert.

Kälte zieht zusammen und behindert dadurch den natürlichen Bewegungsfluss – beispielsweise von Qi oder Blut. Krampfartige Beschwerden und Steifigkeit der Glieder können die Folge sein.

Weitere Symptome: wässriger Fließschnupfen, wässriger Durchfall, Impotenz, Frigidität; Schmerzen sind hier eher

Dazu heißt es im Nei Jing: „Wenn Kälte in die Meridiane eindringt, folgt Bewegungsbeeinträchtigung. Das Qi kann nicht durchdringen, so stellen sich schließlich Schmerzen ein."

konstant, mittelstark bis stark und in die Tiefe ziehend.

Eigentlich sind klimatische Einflüsse nicht schädlich, sondern gehören zu den „normalen Wechselfällen" des Lebens, die ein gesunder Körper ohne Probleme verarbeiten kann. Ist dieser aber durch eine Disharmonie von Yin oder Yang geschwächt, spricht er heftig auf Witterungsschwankungen an und reagiert nicht selten sogar mit Erkrankungen. Diese treten oft akut auf – beispielsweise bei einer Grippe mit Fieber und Gliederschmerzen.

● Die Sieben Emotionen

„Die Stimmungslage (jingshen mianmao) und der Zustand des Denkens (sixiang zhuang-kuang) haben auf Entstehung und Entwicklung von Krankheiten großen Einfluss. Die chinesische Medizin legt größten Wert auf die Veränderungen (...) der Stimmung und ihre Beziehung zur Krankheit, die sich phänomenologisch durch die Sieben Emotionen äußern. Die Sieben Emotionen entstehen durch die Aktivität des seelisch-geistigen Erlebens (qingzhi) im menschlichen Körper selbst (renti benshen); sie schädigen direkt die Funktion der Organe (zangfu) und beeinflussen die Funktion von Blut und qi. Daher sieht die chinesische Medizin in den Sieben Emotionen einen führenden inneren Krankheitsfaktor."
(Aus dem Lehrbuch „Einführung in die Chinesische Medizin" – Zhongyxue gailun – nach Thomas Ots)

Die Sieben Emotionen, die bei Disharmonien Krankheiten verursachen können, sind Wut, exzessive Freude/Hektik, Grübeln, Trauer, Kummer, Angst und Schreck.

Wut (nu)
Der Wandlungsphase Holz und dem Funktionskreis Leber zugeordnet; die Wut treibt das Qi nach oben und schädigt die Leber.
Symptome: Nervosität und Reizbarkeit, Spannungsgefühle am Rippenbogen, Schluckbeschwerden, unregelmäßige Menstruation.

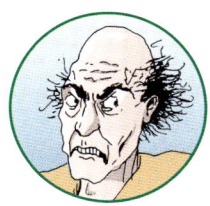

Freude/Hektik (xi)
Der Wandlungsphase Feuer und dem Funktionskreis Herz zugeordnet; Hektik zerstreut das Qi und kann dadurch die Herzfunktionen beeinträchtigen.
Symptome: Gedächtnis- und Konzentrationsstörungen, Schlafprobleme, Herzrhythmusstörungen, Aufregungszustände, mitunter sogar hysterische Anfälle.

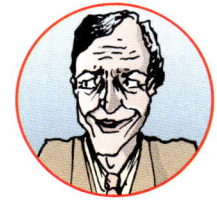
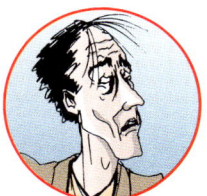

Grübeln (si)

Der Wandlungsphase Erde und dem Funktionskreis Milz zugeordnet; das Grübeln „verknotet" das Qi.

Symptome: Appetitmangel, Energiemangel, Übelkeit, Erbrechen, Verdauungsstörungen.

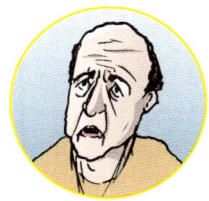

Trauer (you)

Der Wandlungsphase Metall und dem Funktionskreis Lunge zugeordnet; die Trauer verzehrt das Qi und beeinträchtigt die Lungenfunktion.

Symptome: Beklemmungsgefühle im Brustbereich, Husten, Atemgeräusche, Atemnot, Infektanfälligkeit, Schnupfen.

Kummer (bei)

Der Wandlungsphase Metall und dem Funktionskreis Lunge zugeordnet; auch hierbei kann die Lungenfunktion beeinträchtigt werden.

Symptome: Beklemmungsgefühle im Brustbereich, Husten, Atemgeräusche, Atemnot, Infektanfälligkeit, Schnupfen.

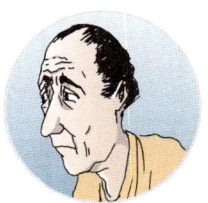

Angst (kong)

Der Wandlungsphase Wasser und dem Funktionskreis Niere zugeordnet; die Angst führt das Qi nach unten und beeinträchtigt die Nierenfunktion. Hierdurch kann auch die Herzfunktion beeinflusst werden.

Symptome: Angst- und Unruhezustände, Inkontinenz, Sexualstörungen, chronische Rückenschmerzen (Lendengegend), Schlafstörungen, Ohrgeräusche.

Schreck (jing)

Der Wandlungsphase Wasser und dem Funktionskreis Niere zugeordnet; der Schreck wirbelt das Qi durcheinander und beeinträchtigt die Nierenfunktion. Hierdurch kann auch die Herzfunktion beeinflusst werden.

Symptome: Angst- und Unruhezustände, Inkontinenz, Sexualstörungen, chronische Rückenschmerzen (Lendengegend), Schlafstörungen, Ohrgeräusche.

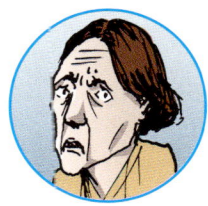

Wichtig ist, dass erst einmal alle genannten Emotionen eine Berechtigung und einen Sinn für die gesunde individuelle Entwicklung des Menschen haben. Krank machen sie dann, wenn sie im Übermaß auftreten, über lange Zeit nicht verarbeitet werden oder auf ein bereits vorgeschädigtes Organ treffen. In diesen Fällen können sich die beschriebenen Symptome entwickeln.

Emotionen, die sich zu stark ausdrücken oder zu lange andauern, wirken sich demnach ebenso disharmonisierend auf den Organismus aus, wie solche, die nicht „heraus gelassen" werden, denen man nicht Ausdruck und Gestalt verleiht. Harmonie – und damit körperliche Gesundheit – ist nur möglich bei adäquaten Reaktionen. Eine solche allgemeine Lebenshaltung will nicht nur die chinesische Philosophie, sondern auch die Traditionelle Chinesische Medizin vermitteln.

Im Deutschland des Mittelalters gab es eine ganz ähnliche Tendenz: Die Nonne und Naturwissenschaftlerin Hildegard von Bingen sprach in ihren medizinischen Werken immer wieder von der großen Bedeutung, die „das rechte Maß" für die geistige, seelische und körperliche Gesundheit des Menschen hat.

Die „Emotionstheorie" der chinesischen Medizin unterscheidet sich stark von der modernen westlichen Schulmedizin, die häufig auf das Kurieren von Symptomen, Apparatemedizin etc. setzt. Inzwischen werden aber immer mehr psychosomatische Zusammenhänge erkannt, wie sie die TCM schon seit langem kennt und in Diagnostik und Therapie berücksichtigt.

„Das chinesische Verständnis von Emotionen geht von einem engen Zusammenhang von Emotion und körperlicher Symptomatik aus. Die Erkenntnis dieses gegenseitigen Ausdrucks ermöglicht eine psychosomatische bzw. leibliche Sichtweise, der die Schwierigkeiten unserer Medizin, Psyche und Soma in ihrem gegenseitigen Ausdruck zu verstehen, weitgehend unbekannt sind." (Thomas Ots „Medizin und Heilung in China").

Im Welt- und Menschenbild der Traditionellen Chinesischen Medizin gibt es also keine Trennung von Gefühl (Emotion), Geist und Körper. Alle diese Komponenten bilden das Menschenwesen und können deshalb nicht getrennt voneinander betrachtet werden. Die TCM geht sogar noch weiter und bezieht auch soziale Umstände und sogar die Natur in ihre Diagnostik und Therapie ein. Trotzdem wird dabei vorrangig die körperliche Ebene beeinflusst und nicht so sehr auf die psychologischen Befindlichkeiten eingegangen.

Die Entwicklung der psychosomatischen Medizin in Europa zeigt uns ebenfalls, wie eng Körper und Seele miteinander verbunden sind und dass man Erkrankungen des einen Bereiches mit der Behandlung des anderen Teils heilen kann. Schon lange spiegeln sich diese Gegeben-

Hildegard von Bingen (1098–1179)
Die visionär begabte Nonne verfasste neben theologischen vor allem auch medizinisch-naturwissenschaftliche Schriften. Ihre Texte greifen unter anderem zurück auf das allgemeine Volkswissen über die Anwendung von Kräutern und anderen Pflanzen bei verschiedenen Krankheiten, und auch die Verwendung von Metallen und Edelsteinen zu Heilzwecken werden berücksichtigt. Obwohl sie einen anderen Ansatz zur Heilung hatte als die moderne westliche Medizin, wird beispielsweise in der psychosomatischen Medizin heute vieles neu aufgearbeitet, was sie der antiken Säftelehre entnahm oder was sie über die „dämonischen" Einflüsse auf das menschliche Leben schreibt.

Paracelsus (1493–1541)

Der in der Schweiz geborene Arzt (der eigentlich Philippus Aureolus Theophrastus Bombastus von Hohenheim hieß) wurde zunächst von seinem Vater, der ebenfalls Arzt war, unterrichtet – in Medizin, Chirurgie und auch „Alchemie". Auf vielen ausgedehnten Reisen besuchte er nicht nur Ärzte und Alchimisten, sondern auch weise Frauen, Scharfrichter, Bader, Juden und Zigeuner, um brauchbare ärztliche Ratschläge zu sammeln. Seine medizinischen Werke widmeten sich vor allem der Syphilis und deren Therapie, den Berufskrankheiten der Berg- und Hüttenarbeiter, der Chirurgie und Wundbehandlung, den Heilquellen sowie den Ursachen von Krankheiten. Er vertrat die Meinung, dass ein „dynamisches Prinzip" alle Körpervorgänge regele.

heiten in unserer Sprache wider: Da ist uns eine Laus über die Leber gelaufen, wir fahren aus der Haut, wir sehen rot oder uns läuft die Galle über. All diese Erkenntnisse der chinesischen Medizin sind uns also gar nicht so fremd. Schon die griechischen Ärzte der Antike haben sie – oft unter anderen Bezeichnungen, aber doch fast übereinstimmend – in ihren Lehren von den Säften und den Temperamenten niedergelegt, in Deutschland kamen spä-

ter Naturwissenschaftler und Ärzte mit erweiternden Erkenntnissen dazu – wie beispielsweise Hildegard von Bingen und Paracelsus.

Aber nicht nur seelische Einflüsse rufen körperliche Reaktionen hervor, sondern auch umgekehrt. Herrscht in einem der Organe eine Disharmonie, können auch die Gefühle aus dem Gleichgewicht geraten. Darauf wies schon der Begründer der Anthroposophie Rudolf Steiner hin, als er meinte, dass viele körperliche Leiden über die Seele, aber viele seelische Leiden auch über den Körper behandelt werden müssten. Hier eröffnet sich also ein weites Feld für den medizinischen Dialog zwischen Ost und West.

● Weder innere noch äußere Ursachen

Darunter fallen alle zu einer Krankheit führenden Ursachen, die unter den beiden vorangegangenen Überschriften nicht aufgelistet wurden. So nennt Joachim Stuhlmacher hier u. a. Ernährungsfehler, Drogenkonsum, konstitutionelle Faktoren, Vergiftungen, epidemische Erkrankungen und falsche medizinische Behandlung.

In all diesen Bereichen kann die Traditionelle Chinesische Medizin vorbeugen oder positiv beeinflussen, beispielsweise durch Bewegung, Ernährung oder allgemeine Lebensführung.

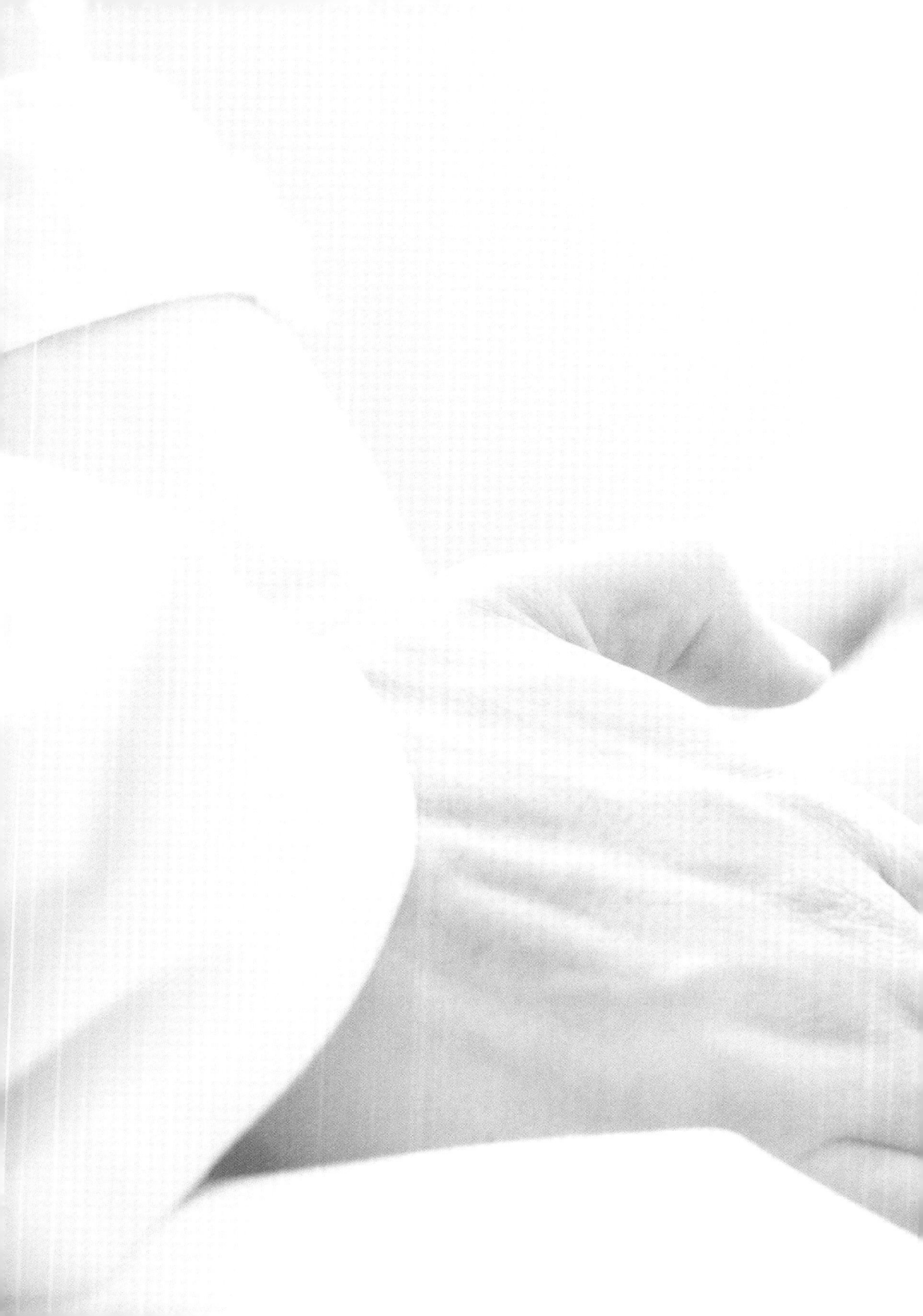

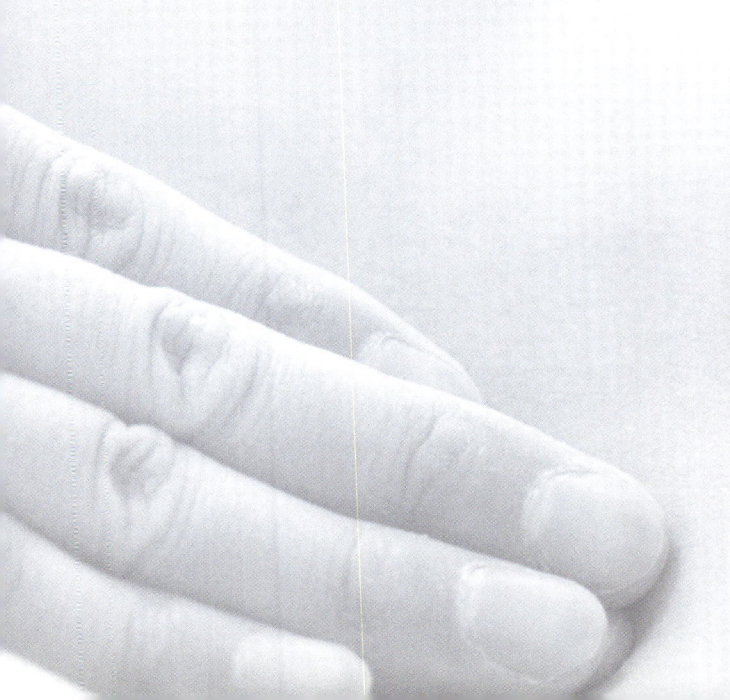

Diagnostik der Traditionellen Chinesischen Medizin

● Dem an der Traditionellen Chinesischen Medizin orientierten Arzt ist es wichtig, ein Gesamtbild des energetischen Zustands seines Patienten zu erstellen. Er wird sich also nicht – wie viele westliche Ärzte – auf Einzeluntersuchungen des Blutbilds oder von Stuhl- oder Urinproben verlassen. Deshalb wurde über die Jahrhunderte ein sehr differenziertes Diagnostikverfahren entwickelt. Dabei handelt es sich, wie bereits zu Eingang dieses Buches erwähnt, im Wesentlichen um die Diagnoseschritte (si-zhen) Sehen, Hören und Riechen, Befragung und Palpieren (Tasten). Diese einzelnen Schritte sollen in diesem Kapitel näher betrachtet werden.

Die vier Untersuchungsmethoden können in ihren Ergebnissen übereinstimmen, sich aber auch widersprechen. Besonders im letzten Fall ist eine sehr genaue und vorsichtige Interpretation der Ergebnisse durch den TCM-Arzt von großer Bedeutung.

● Ein TCM-Arzt diagnostiziert keine Krankheit, sondern eher ein „Bild vom Kranksein". Er sucht also nicht nach einzelnen Symptomen, sondern versucht, das „Muster" darin zu entdecken. Letztendlich ist nach der chinesischen Philosophie alles Leben Wandlung und entspricht gewissen Grundmustern. So besagt denn auch die Grundregel dieser Diagnostik, dass Innen und Außen eins sind und sich demgemäß gegenseitig beeinflussen.

Diesen wesentlichen Aspekt beschreibt Ted J. Kaptchuk in seinem Werk „Das große Buch der chinesischen Medizin" folgendermaßen: „In der chinesischen Medizin (wie in der Philosophie) kann man das Ganze nicht begreifen, solange man nichts von den Teilen weiß, und die Teile nicht verstehen, ohne das

Aus Paul U. Unschuld/„Chinesische Medizin":
„Die Ganzheitlichkeit der systemisch-funktionalen Tradition der chinesischen Medizin, die sich in der Vernetzung aller Anteile des individuellen Organismus äußert, ergänzt eine zweite Ganzheitlichkeit der Einbettung des Einzelnen in die Vorgänge des Universums. In derselben Weise wie die moderne Wissenschaft die chemischen und physikalischen Gesetzmäßigkeiten, die das Wohl und Wehe eines jeden Organismus bedingen, auch noch in den fernsten Gestirnen als wirksam erachtet, so sahen chinesische Naturbeobachter zwei Jahrtausende lang die Beziehungen zwischen Yin- und Yang-Kategorien sowie zwischen den fünf Phasen allen Seins nicht allein im einzelnen Menschen, sondern auch im Universum in seiner Gesamtheit als maßgebend an. Auf diese Weise war der einzelne eingebettet in die geografischen und klimatischen Bedingungen seiner Umwelt und musste sich diesen Bedingungen unterordnen oder einfügen, um seine Gesundheit zu bewahren."

Ganze zu kennen. Die Kenntnis eines Details hat in der chinesischen Medizin keinen Wert, solange nicht das ganze System ausgelotet wurde. Der Teil kann nur richtig eingeschätzt werden, wenn das Ganze sichtbar ist. Diese Dialektik stellt eine Art Zwickmühle dar, aber ebenso den künstlerischen Aspekt der chinesischen Medizin."

● Jedem Menschen ist seine Entwicklungs-
geschichte gewissermaßen eingeschrie-
ben. Das beginnt bei vererbten Merkma-
len und geht weiter bis zu allen inneren
und äußeren Ereignisse des Lebens, denn
diese beeinflussen auch Leib und Seele
und hinterlassen dort die entsprechenden Spuren. Ob es die Nahrung ist, die wir
zu uns nehmen, ob es Drogen oder Ge-
nussgifte sind, die dem Körper zugeführt
werden, oder ob es seelische Verletzungen sind, die zu körperlichen Erkrankungen führen können – alles dies zu entdecken und zu bewerten ist die diagnostische Aufgabe des TCM-Arztes.

Im Idealfall kann der
TCM-Arzt bei der Unter-
suchung aus den sich
abzeichnenden Ab-
weichungen vom

„Normalzustand" – bei-
spielsweise in Haltung,
Hautfärbung oder
Stimme – auf eine
Krankheit schließen,
die sich aufgrund die-
ser Abweichungen be-
reits ankündigt, aber
noch nicht akut gewor-
den ist. Wir erinnern uns,
was zu Beginn dieses Buches gesagt wurde: Der chinesische Arzt war in erster Linie nicht zum Heilen da, sondern seine
Aufgabe war es, Krankheiten zu verhüten!
So werden auch heute in der Diagnostik
Disharmonien aufgedeckt, und der Arzt
gibt therapeutische Ratschläge, wie der
Patient sein Leben wieder ins Gleichgewicht bringen kann, um Erkrankungen
erst gar nicht entstehen zu lassen.

„Indem ich mich selbst beobachte, gewinne ich Erkenntnisse über andere, und ihre Krankheiten enthüllen sich mir; durch Beobachtung der äußeren Symptome gewinnt man Erkenntnisse über innere Störungen." (Aus dem „Nei Jing")

Bringen Sie Zeit mit, wenn Sie zu einem TCM-Arzt gehen! Das Erstgespräch – also die Anamnese, bei der die Krankengeschichte aufgenommen wird – dauert in der Regel ein bis zwei Stunden.

Die Inspektion (wang-zhen)

Das aufmerksame Anschauen des Patienten gibt dem Arzt wichtige Aufschlüsse über dessen Befindlichkeit. So deuten beispielsweise eine rote Hautverfärbung und ein aufgedunsenes Gesicht auf eine Erkrankung hin, die durch „Fülle", also ein Übermaß von Energien verursacht wurde; blasse, trockene Haut auf eine durch „Energieleere" verursachte Krankheit.

In der Hauptsache beachtet der TCM-Arzt dabei die vier folgenden – mit dem Auge wahrnehmbaren – Kennzeichen:

- Allgemeine Körperverfassung des Patienten, Verhalten während der Untersuchung
- Gesichtsfarbe
- Aussehen der Zunge
- Aussehen der körperlichen Ausscheidungen und Absonderungen (Stuhl, Urin, Schweiß, Schleim, Erbrochenes usw.).

● Allgemeine Körperverfassung und Verhalten

Beispiele: Bei einem robusten Körperbau sind wahrscheinlich auch die Organe robust. Bei Übergewicht kann es allerdings zu Qi-Mangel kommen. Leicht untergewichtige Menschen mit fragilem Körperbau tendieren dagegen eher zu Yin- oder Blutmangel.

Bei der Diagnostik verlassen sich die TCM-Ärzte am wenigsten auf das Bild der äußeren Erscheinung, weil es zu viele Unwägbarkeiten enthält, die erst bei der weiteren Betrachtung des Patienten abgeklärt werden müssen.

Bei der Beobachtung des Verhaltens des Patienten gilt vor allem der folgende Leitsatz aus dem Nei Jing: „Yang ist Bewegung. Yin ist Ruhe." Auch hier lassen sich wieder verschiedene Muster feststellen.

Extrovertiertes oder gar gereiztes Verhalten lässt auf eine Yang-Tendenz, introvertiertes Verhalten, das sich in Passivität und Ruhe äußert, auf eine Yin-Tendenz schließen. Schnelle Bewegungen ordnet man dem Hitzemuster, bedächtige, langsame Bewegungen dem Kältemuster zu. Wichtig ist auch die Einschätzung des Shen: Glanzlose Augen und eine traurige Miene deuten auf eine Shen-Disharmonie hin, ein lebendiger Augenausdruck auf ein harmonisches Shen. (Da das Shen durch Qi und Blut-xue ernährt wird, kann der TCM-Arzt an diesen Anzeichen die relative Stärke dieser Grundsubstanzen „ablesen".)

● Gesichtsfarbe

Die Farbe des Gesichts und die Beschaffenheit der Haut (eher trocken oder feucht, eher prall oder faltig usw.) sagen viele wesentliche Dinge über den Gesundheitszustand des Patienten aus.

- Ein blasses Gesicht lässt oft auf Qi- oder Yang-Mangel schließen.
- Ein gerötetes Gesicht deutet auf Hitze- oder Feuer-Überschuss hin (siehe: Die Fünf Wandlungsphasen).
- Sind nur die Wangen gerötet, kann dies auf Hitze-Mangel hindeuten.
- Gelbe Gesichtshaut kann auf Leerezustände der Milz hindeuten.
- Eine bläuliche Verfärbung tritt häufig gemeinsam mit einer Disharmonie im Leberbereich auf.

● Wenn die Partie unterhalb der Augen dunkel verfärbt ist, ist möglicherweise eine Störung der Nierenfunktion vorhanden.

● Die Zungendiagnostik

Die Untersuchung der Zunge ist neben der Pulsdiagnostik eines der wichtigsten Instrumente bei der Diagnosestellung der TCM.

Über die Meridiane und Blutgefäße ist die Zunge mit Zang-Fu-Organen verbunden. So verzweigt der Blasenmeridian sich auf der Zunge, der Nierenmeridian endet in der Zungenwurzel. Auch der Lebermeridian, die Nebenleitbahnen von Blase, Magen und 3-Erwärmer haben eine Verbindung mit ihr. Indirekte Verbindungen gibt es zu Lungen-, Dickdarm-, Dünndarm- und Gallenblasenmeridian. Somit spiegelt die Zunge also den gesamten Organismus wider und eine vollständige Diagnostik ist in der Traditionellen Chinesischen Medizin nur mit einer entsprechenden Untersuchung möglich:

● das Herz an der Zungenspitze
● die Lunge dicht hinter der Zungenspitze
● die Niere an der Zungenwurzel
● die Blase ebenfalls an der Zungenwurzel

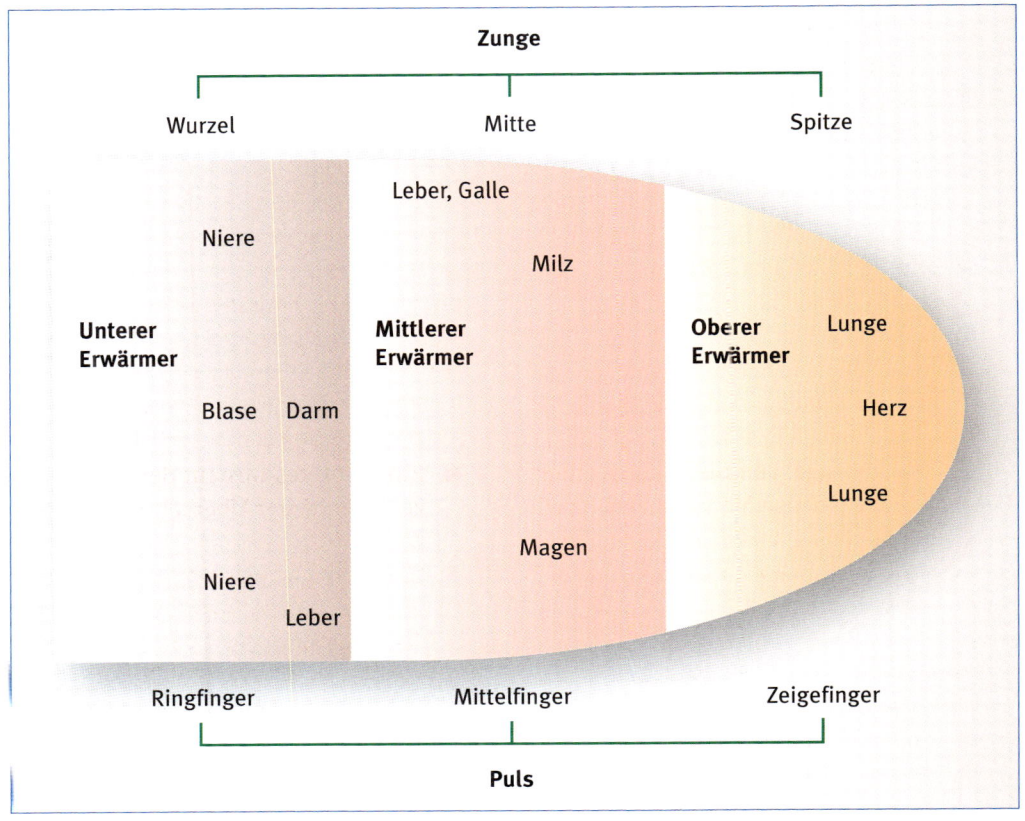

● Die Zunge und ihre Beziehungen zu den Meridianen

- die Leber an den seitlichen Zungenrändern
- die Gallenblase ebenfalls an den Zungenrändern
- die Milz in der Zungenmitte
- der Magen ebenfalls in der Zungenmitte.

Veränderungen in den zugeordneten Bereichen, z. B. Rötungen, Schwellungen, Risse usw. lassen also auf Disharmonien in den entsprechenden Organen bzw. Funktionskreisen schließen.

Bei der Inspektion gibt zunächst die Zungenform Aufschluss über den Gesundheitszustand des Patienten:

- eine geschwollene Zunge deutet auf ein Übermaß an Säften oder einen Qi-Mangel hin
- starke Rötung auf ein Übermaß an Hitze im Körper
- eine dünne und vergleichsweise kleine Zunge auf einen Mangel an Säften oder Blut
- eine steife Zunge deutet auf Schleim im Körper hin.
- violette Verfärbungen oder rote Pünktchen sind häufig ein Zeichen für Blutstauungen und Hitze im Körper.
- Risse und Sprünge, die nicht schon immer vorhanden waren, sondern sich erst während einer Erkrankung einstellen, sind Zeichen für deren Schwere.

Auch die Farbe der Zunge ist sehr aufschlussreich:

- eine blassrote Farbe ist normal
- eine blasse Zunge kann Blutmangel, Mangel an Qi oder zu viel Kälte im Körper bedeuten

- eine gerötete Zunge deutet auf Hitze im Körper hin
- eine scharlachrote Zunge deutet ebenfalls auf Hitze im Körper hin – allerdings hat diese jetzt einen extremen, also bedenklichen Grad erreicht
- eine blassviolette Zunge ist ein Zeichen für Kälte im Körper, kombiniert mit Stockungen des Blutflusses
- ein rötlich-violette Zunge ist ein Zeichen für Hitze im Körper, kombiniert mit Stockungen des Blutflusses
- eine schwärzlich gefärbte Zunge kann auf Blockaden im Körper hindeuten.

Vor allem aber sind Art und Farbe des Zungenbelags (gelblich oder zäh? feucht oder trocken?) von großer Bedeutung bei der Diagnostik, weil sie dem TCM-Arzt schon verschiedene Krankheitsbilder aufzeigen können. Dabei lassen sich an Form und Farbe der Zunge eher konstitutionelle Gegebenheiten ablesen, an der Art des Belags dagegen die akut wirkenden Vorgänge im Körper des Patienten. Insbesondere die Dicke der Beläge gibt Auskunft über die Art und die Schwere einer Erkrankung und auch darüber, ob diese chronisch geworden ist oder nicht.

- dünner weißer Belag: normal
- dicker weißer Belag: Kälte im Körper
- gelber Belag: Hitze im Körper
- fettiger Belag: Schleim oder Feuchtigkeit im Körper
- grauer oder schwärzlicher Belag bei Rötung des Zungenkörpers: Hitze im Körper
- grauer oder schwärzlicher Belag bei Blässe des Zungenkörpers: Kälte im Körper

fehlender Belag: chronische Krankheitsbilder mit Hitzesymptomen und Erschöpfung.

> Wenn Sie vor der Untersuchung ein Bonbon gelutscht, Lakritz gegessen, Kaffee oder Schwarztee getrunken oder geraucht haben, sollten Sie dies Ihrem Arzt mitteilen. Die dadurch entstandenen Farbveränderungen des Belags könnten sonst die Diagnose verfälschen!

Ted J. Kaptchuk berichtet in seinem Buch von seinem chinesischen Lehrer, der die Zunge mit einem Stück Lackmuspapier verglich, auf dem sich bestehende Disharmonien abzeichnen. Viele dieser Zeichen könnten zwar erst interpretiert werden, wenn die ganze Konfiguration Gestalt annimmt. Die Beschaffenheit der Zunge weise jedoch oft am klarsten und zuverlässigsten auf die Natur einer Disharmonie und ihr Muster hin – sogar wenn andere Zeichen vage oder widersprüchlich erscheinen.

Ausscheidungen und Absonderungen

In Deutschland war die Betrachtung der Ausscheidungen – beispielsweise die Harnbeschau – im Mittelalter und in der Renaissance von großer Bedeutung. Auch die Traditionelle Chinesische Medizin legt bei der Diagnose im Zusammenhang mit ihren anderen Untersuchungsmethoden großen Wert auf diese Möglichkeiten zur Diagnose eines möglicherweise vorliegenden Krankheitszustandes:

- Auf ein Übermaß von Kälte deutet klarer, dünner Schleim hin, der aus Nase und Hals austritt (also bei Schnupfen oder Husten).
- Dagegen ist gelblicher, zäher Schleim ein Anzeichen von übermäßiger Hitze.
- Dünnes oder wässriges Erbrochenes ist ein Hinweis auf Kälte oder Mangel(Magen-)Qi.
- Saurer Geschmack des Erbrochenen deutet auf Hitze im Magenbereich hin.
- Bitterer Geschmack des Erbrochenen auf Leber- oder Gallenblasenhitze.

Hören und Riechen (wen-zhen)

Die TCM ordnet auch Lautäußerungen und Geruch eines Menschen einem bestimmten Organbereich zu. Deshalb ist die Betrachtung dieser Gegebenheiten eine wichtige Ergänzung der anderen Diagnoseschritte.

Auch hierbei muss der TCM-Arzt seine Sinnesorgane einsetzen. So wird er seinen Hörsinn beispielsweise auf den Klang des Hustens, Sprechens und Atmens, aber beispielsweise auch auf das „Grimmen der Gedärme" oder das „Gluckern im Bauch" richten. Beispielsweise ist

- heftige Atmung möglicherweise ein Hinweis auf Fülle
- schwache Atmung auf Mangel
- pfeifende Atmung auf Schleim
- leise Stimme auf Mangel
- laute Stimme auf Fülle
- schwacher Husten auf Mangel
- schwerer Husten auf Fülle
- trockener Husten auf Hitze oder Trockenheit
- Heiserkeit auf Hitze oder Trockenheit.

An einem spezifischen Körper- oder Mundgeruch kann der Arzt ebenfalls Hinweise auf bestimmte Erkrankungen erkennen:

- So weist ein stinkender, übler Geruch auf Hitze und Feuchtigkeit hin
- Uringeruch deutet auf Mangel im Nierenbereich hin.

Befragung (when-zhen)

Die Befragung nach der Traditionellen Chinesischen Medizin hat zwei wesentliche Zielsetzungen:

- Zum einen kann der Arzt dabei wichtige Informationen über die Hintergründe der Erkrankung gewinnen, insbesondere über die subjektive Einschätzung des Leidens durch den Patienten;
- zum anderen erhält er sowohl Aufschluss über die körperliche als auch psychische Befindlichkeit des Patienten.

Hierbei befragt der TCM-Arzt den Patienten eingehend zu seinen sämtlichen Lebensfunktionen, beispielsweise nach der Schlafqualität, dem Ess- und Trinkverhalten, dem Stuhlgang usw. Zunächst aber werden die Beschwerden thematisiert, wegen derer der Patient zum Arzt gekommen ist. Auch die Art und der Erfolg einer möglicherweise vor diesem Besuch erfolgten Behandlung wird besprochen. Vorangegangene Krankheiten und Erkrankungen in der Familie sind ebenso von Bedeutung wie die psychische Befindlichkeit des Patienten. Bei Frauen ist darüber hinaus auch die Information über Schwangerschaften, eventuelle Fehlgeburten und die Regelmäßigkeit und Stärke der Menstruation zu beachten. Diese Art der Befragung führt auch ein guter westlicher Mediziner ähnlich durch.

Da die Traditionelle Chinesische Medizin nicht zwischen körperlichen und seelischen Erkrankungen und Problemen trennt, lassen sich durch die emotionale Verfassung wichtige Hinweise auf körperliche Probleme und umgekehrt erkennen. Man kann von folgenden Beziehungsmustern zwischen Organfunktionen und Psyche ausgehen:

Seit der wissenschaftlichen Thematisierung der Psychosomatik Anfang des 20. Jahrhunderts beachten auch westliche Ärzte immer mehr die Zusammenhänge von psychischen, sozialen und physischen Gegebenheiten.

Leber

Ärger und Gereiztheit können – wenn sie über längere Zeit andauern oder auch von Wutausbrüchen begleitet sind – zu Leberschädigungen führen. Begleitet werden Erkrankungen dieser Art häufig von folgenden Symptomen: Kopfschmerz oder Migräne, Bluthochdruck, Blähungen, Verspannungen der Muskulatur; bei Frauen auch von Beschwerden vor der Periode (PMS = Prämenstruelles Syndrom) und von verstärkten Monatsblutungen. Gerade in unserem Kulturkreis spielen heruntergeschluckte Aggressionen oder nicht geäußerte Wut/Zorn häufig eine krankmachende Rolle.

Herz

Hektik, Nervosität und Angstgefühle, die sich zu Panikattacken steigern können, sind häufig Ursache von funktionellen Herzbeschwerden. Begleitet werden Leiden dieser Art häufig von folgenden Symptomen: Schlafstörungen, Konzentrationsschwäche und Vergesslichkeit, Herzrasen, Herzklopfen, funktionelle Rhythmusstörungen oder „Herzstiche".

Milz

Sorgen und Grübeln bis hin zur Depression können zur Erkrankung der Milz führen. Begleitet werden entsprechende Beschwerden oft von den folgenden Symptomen: Appetitlosigkeit, Blähungen, Verdauungsstörungen mit weichen Stühlen bis zu Durchfall oder auch Verstopfung.

Lunge

Trauer nach Trennungsproblematik kann Lungenbeschwerden verursachen. Begleitet werden diese oft von den folgenden Symptomen: Atembeschwerden, Husten, Beklemmungsgefühl im Brustkorb, Behinderung der Nasenatmung, chronische Infektneigung, Allergien.

Niere

Angst, Furcht und Schreck sind häufig Auslöser für Nierenerkrankungen. Begleitet werden diese oft von folgenden Symptomen: Harnblasenentzündung, Tinnitus und allgemeine Hörverschlechterung, Gesichtsblässe, chronische Rückenschmerzen im Lendenbereich.

Die durch körperliche Gegebenheiten verursachte Erkrankungen der genannten Organkreise können ebenso zu den angegebenen psychischen Leiden führen.

Wichtig für den TCM-Arzt ist es, sich nicht mit einem – wenn auch noch so eindeutigen – Symptom zufrieden zu geben, sondern immer den gesamten Symptomkomplex herauszuarbeiten. Dazu schreibt Thomas Ots in seinem Buch „Medizin und Heilung in China":

„Die chinesische Systemdiagnostik basiert auf der Zuordnung möglichst vieler funktioneller und somatischer Veränderungen. (...) Hier zeigt sich einer der vielen Unterschiede zwischen moderner westlicher und Traditioneller Chinesischer Medizin. Unsere Medizin strebt dem Ideal der Relation „ein Symptom – eine Diagnose – eine Therapie" zu. Für unsere Praktiker werden Patienten, die über mehrere Beschwerden klagen, die dazu noch die uns bekannten Organgrenzen überschreiten, zu „Problempatienten", die man nicht ganz ernst nimmt oder vor denen man sich fürchtet, und die man aus diesem Grunde gerne weiterverweist."

● Die acht Leitkriterien

Der TCM-Arzt wird nun versuchen, die von ihm ermittelten Symptome bzw. Symptomkomplexe entsprechend der „ba gang" – den „acht Leitkriterien" – einzuordnen und zu beurteilen. Bei diesen handelt es sich um die Polaritäten, innerhalb derer sich eine Gesundheitsstörung einordnen lässt.

- Yin und Yang
- Innen und Außen
- Kälte und Hitze
- Mangel (Leere) und Überfluss (Fülle).

Diese „Leitkriterien" sind jedoch keine starren Größen, sondern können in stetiger Veränderung begriffen sein – beispielsweise kann Kälte in Wärme übergehen, ein Fülle- in einen Leerezustand, Erkrankungen können von innen nach außen wandern usw. Es ist die Kunst des erfahrenen TCM-Arztes, diese dynamischen Prozesse zu erkennen und zum Zwecke der angemessenen Therapie einzuordnen und zu bewerten.

Fragen zum Temperaturempfinden

Bei der Beurteilung von Hitze oder Kälte wird z.B. das subjektive Temperaturempfinden des Patienten in Betracht gezogen. Hat er etwa eine Abneigung gegen Kälte und sucht eher die Wärme (Hinweis auf Kälteerkrankung) oder ist ihm Wärme eher unangenehm und sucht er Kühlung (Hinweis auf Hitzeerkrankung)? Werden die Beschwerden durch Wärme nicht gelindert (Hinweis auf Hitzeerkrankung) oder kommt es durch Wärmeanwendung zu einer Besserung (Hinweis auf Kälteerkrankung)?

Auch die verschiedenen Arten von Fieber (leicht, hoch, wechselnd oder mit Schüttelfrost verbunden) sind Faktoren, die zur Erstellung eines umfassenden Krankheitsbildes von Bedeutung sind. Leichtes Fieber, besonders nachmittags, gilt als Hinweis auf eine chronische Hitzeerkrankung, die bereits mit einer Schwächung des Körpers einhergeht. Höheres Fieber kommt bei akuten Hitzeerkrankungen vor – hier muss keine chronische Schwächung des Körpers bestehen. Fieber mit Schüttelfrost beim akuten grippalen Infekt zeigt, dass der Körper akut an einem Hitzemuster erkrankt ist. Der Schüttelfrost weist darauf hin, dass das Äußere des Patienten kühl oder kalt geworden ist; dies beruht auf der nachgebenden Wärmefunktion des Abwehr-Qi im Körper, das den Menschen wärmt und vor Krankheiten schützt.

Ähnliches gilt für das Schwitzen. So weist beispielsweise Schwitzen schon bei leichten Anstrengungen am Tag auf einen Qi-Mangel hin, kalte Schweißausbrüche auf einen Mangel an Yang und Überwiegen von Yin. Nächtliches Schwitzen (meist warmer Schweiß) lässt einen Mangel an Yin und Überwiegen von Yang vermuten.

In der Traditionellen Chinesischen Medizin wird Kälte im Allgemeinen mit der Yin- und Hitze mit der Yang-Qualität verbunden.

Fragen zu den Ausscheidungen

Stuhl und Urin waren – und sind noch immer – auch für westliche Ärzte wesentliche Kriterien für den Gesamtzustand des Patienten, an denen sich ablesen lässt, welches Organ bzw. welcher Funktionskreis besonders betroffen ist und welche krankmachenden Einflüsse eine Rolle spielen. Aber während westliche Ärzte sich mehr auf die Laboruntersuchungen von Stuhl und Urin verlassen, befragen Praktiker der Traditionellen Chinesischen Medizin ihre Patienten. Aus diesen Informationen ziehen sie dann ihre Schlüsse. Verbessern sich die Beschwerden nach dem Stuhlgang, so ist dieses meistens ein Anzeichen für Fülle oder Überfluss, verschlimmern sie sich, so deutet dies auf Mangel oder Leere hin.

Die Beschaffenheit des Stuhls ist sehr wichtig für den Arzt:

- Harter, trockener Stuhl und unregelmäßige Entleerungen deuten auf ein Übermaß an Hitze hin.
- Eine erschwerte Entleerung kann ein Zeichen für Qi-Mangel sein.
- Unregelmäßiger Stuhlgang zeigt eine Beziehung einer Störung des Leberfunktionskreises auf.
- Akuter schmerzhafter und wässriger Durchfall deutet auf Feuchte und Kälte im Dickdarm hin.
- Ist der Stuhl übelriechend und schmerzt der After danach, ist dies eher ein Zeichen von Feuchte und Hitze.
- Weicher Stuhl, in dem noch unverdaute Nahrungsreste enthalten sind, kann ein Anzeichen für einen Mangel an Qi und Yang in der Milz sein, kombiniert mit Kälte.

Ebenso bedeutsam ist der Urin des Patienten:

- Eine blassgelbe Farbe deutet auf Kälte in Niere oder Blase hin.
- Dunkelgelber Urin, eventuell mit Blut, kann ein Anzeichen für Hitzeüberschuss sein.
- Inkontinenz lässt sich häufig auf einen Mangel an Qi oder Yang in der Niere zurückführen.
- Das gilt auch für häufigen Harndrang mit viel Urin.

Fragen zu Appetit und Geschmacksempfinden

Weitere wichtige Fragen, die der Arzt zu den Lebensgewohnheiten und -umständen des Patienten stellt, drehen sich um seine Empfindungen beim Essen und Trinken. Gerade Appetitmangel oder ein übermäßiger Appetit, aber auch Aversionen gegen bestimmte Speisen oder aber eine besondere Gier danach, können wichtige Aufschlüsse darüber geben, in welcher Form ein bestimmtes Organ bzw. ein bestimmter Funktionskreis von Disharmonien betroffen ist.

- Wenig Appetit, oft verbunden mit Durchfall und einem allgemeinen Gefühl der Müdigkeit, weist oft auf eine Qi-Leere der Milz hin.
- Eine Aversion gegen fette Speisen bei gleichzeitigen Attacken von Übelkeit lässt auf Feuchte und Hitze in Leber und Gallenblase schließen.
- Bei ständigem Appetit und großem Durst, wobei der Patient sehr viel Nahrung zu sich nimmt, kann man von Feuer und Hitze im Magenbereich ausgehen.
- Ist zwar Appetit vorhanden, können aber nur kleine Nahrungsmengen aufgenommen werden, liegt wahrscheinlich ein Yin-Mangel im Magenbereich vor.
- Werden bei starkem Durstgefühl kalte Getränke bevorzugt, deutet dies auf Hitze hin.
- Werden ohne Durstgefühl warme Getränke bevorzugt, ist dies ein Hinweis auf Kälte.

Auch das Geschmacksempfinden des Patienten wird abgefragt:

- Ein bitterer Geschmack im Mund lässt Hitze vermuten, häufig durch eine Störung von Leber, Gallenblase, Magen oder Milz.
- Ein salziger Geschmack könnte auf eine Disharmonie im Nierenbereich hindeuten.
- Ist der Patient nicht in der Lage, einen bestimmten Geschmack zu unterscheiden, liegt häufig ein Mangel an Milz-Qi vor.

Schlafgewohnheiten?

Des Weiteren wird der Arzt sich mit den Schlafgewohnheiten des Patienten beschäftigen: Geht er zu regelmäßigen Zeiten zu Bett? Wann nimmt er die letzte Mahlzeit des Tages ein? Ist sein Zimmer kühl oder eher warm? Wird er durch Geräusche (beispielsweise durch Straßenlärm, Nachbarn usw.) gestört? Liegt er weich oder hart? Wie viele Kissen benutzt er? Schläft er alleine oder mit dem Partner in einem Raum?

- Einschlafstörungen verbunden mit Herzrasen deuten auf eine Disharmonie zwischen Herz und Niere hin.
- Einschlafstörungen mit viel Sorge und Grübeln deuten auf eine Störung von Milz oder Magen hin
- Durchschlafstörungen, die von Herzrasen und Schwindelgefühlen

begleitet sind, können bei einer Disharmonie von Herz oder Leber auftreten.

- Übermäßiges Schlafbedürfnis mit Kältegefühl in den Extremitäten hat häufig seine Ursache in einem Mangel an Yang in Herz und Niere.
- Großes Schlafbedürfnis vor allem nach der Einnahme von Mahlzeiten lässt sich möglicherweise auf einen Qi-Mangel der Milz zurückführen.

Schmerzen?

Natürlich wird der Arzt vor allem auch nach etwa vorhandenen Schmerzen fragen: Wie oft treten sie auf? Wann mehr, wann weniger? Sind sie eher dumpf oder stechend? Lassen sie sich lokalisieren und hat der Patient eher ein allgemeines Schmerzgefühl?

- Spannungsschmerzen, die wandern und sich nicht auf einen bestimmten Körperteil festlegen lassen, können ein Hinweis auf eine Blockade des Qi oder auf eine Leberstörung sein.
- Krampfartige Schmerzen, die durch Wärme gelindert werden, deuten auf Kälte hin.
- Brennende Schmerzen, die durch Kühlung gelindert werden, deuten auf Hitze hin.
- Heftige akute Schmerzen, die durch Ruhe verbessert werden, sind häufig ein Zeichen für Fülle.
- Dumpfe, ständig andauernde Schmerzen, deren Beginn eher schleichend ist, sind oft ein Hinweis auf Mangel oder Leere.
- Schmerzen in den Körperseiten deuten auf eine Disharmonie der Leber hin.

- Schmerzen in der Brust können ein Zeichen für Disharmonien im Lungen- oder Herzbereich sein.
- Schmerzen im Solarplexus lassen eine Störung der Magen- oder Milzharmonie vermuten.
- Schmerzen im oberen Bauchbereich deuten auf eine Harmoniestörung in Milz oder Darm hin.
- Schmerzen im unteren Bauchbereich können mit einer Disharmonie von Darm, Blase, Niere oder Gebärmutter in Beziehung gebracht werden.
- Schmerzen im unteren Rücken sind ein Hinweis auf eine möglicherweise bestehende Disharmonie im Nierenbereich.
- Werden die Schmerzen nach den Mahlzeiten stärker, ist dies ein Zeichen für Fülle.
- Lassen die Schmerzen nach den Mahlzeiten nach, kann dies auf Mangel hindeuten.
- Bei Schmerzen im ganzen Körper kann man von einer Blockade des harmonischen Flusses von Qi und Blut ausgehen, wobei durch Wind, Kälte oder Feuchtigkeit die Meridiane blockiert werden.

Fragen speziell an Frauen

Seine besondere Aufmerksamkeit wird der Arzt auch auf die spezifische Beschaffenheit des weiblichen Körpers richten. So wird er beispielsweise folgende Fragen an die Patientin richten: Ist der Zyklus regelmäßig oder unregelmäßig? Wie lang sind die Zyklus-Zwischenräume? Wie lange dauert die Blutung an? Wie stark ist sie? Mit welchen Beschwerden ist sie verbunden?

- Geht bei einem sehr kurzen Zyklus viel dickflüssiges Blut ab, lässt dies auf Hitze im Blut schließen.
- Ist das Blut dabei eher dünnflüssig, liegt die Ursache möglicherweise an einem Mangel an Qi, vor allem in der Milz.
- Bei einem außergewöhnlich langen Zyklus deutet wenig Blut, das zudem meistens hellrot ist, auf einen Mangel an Blut hin.
- Ist das Blut bei einem verlängerten Zyklus eher dunkelrot und dickflüssig, kann es sich um eine Qi- und/oder Blut-Blockade handeln.
- Ein eher unregelmäßiger Zyklus, bei dem die Blutung dunkel und dickflüssig ist und begleitet wird von Schmerzen in den Brüsten und im Unterbauch, lässt auf eine Stauung im Leber-Qi schließen.
- Das Ausbleiben der Monatsregel, vor allem wenn es mit Herzrasen und Schwindelgefühl verbunden ist, kann auf Mangel an Qi und Blut hinweisen.
- Wird die Menstruation zunehmend unregelmäßiger und treten dabei zusätzlich depressive Verstimmungen auf, kann dies ein Zeichen für eine durch Leber-Qi-Stauung hervorgerufene Blockade von Qi und Blut im Herzen sein.
- Starke Schmerzen vor der Periode oder am ersten Tag lassen sich ebenfalls häufig auf eine durch Leber-Qi-Stauung verursachte Blockade von Qi und Blut zurückführen.
- Dumpfe Schmerzen während und nach der Menstruation können verschiedene Ursachen haben: Mangel an Qi und Blut, Nieren-Yin-Mangel oder Nieren-Yang-Mangel.

Bei Fluor, also Ausfluss aus der Scheide, kann auch dessen Beschaffenheit wichtige Hinweise auf den Gesundheitszustand der Patientin geben.

- Ist der Ausfluss weiß gefärbt, deutet er auf Kälte hin.
- Bei gelber Färbung lässt sich Hitze vermuten.
- Ist der Ausfluss dünn, handelt es sich um eine mit Kälte verbundene Leere-Erkrankung.
- Dickflüssiger Ausfluss spielt bei Feuchtigkeit eine Rolle.
- Bei weißem, dünnflüssigem und geruchlosem Ausfluss ist entweder ein allgemeiner Mangel an Qi die Ursache oder aber ein Mangel an Nieren-Qi oder -Yang.

Aus den Ergebnissen dieser genauen Befragung setzt sich für den TCM-Arzt die detaillierte Krankengeschichte seines Patienten zusammen. Diese stellt einen wichtigen Teil seiner Diagnostik dar.

Betasten (qie-zhen)

Das Befühlen oder Betasten der Haut und des Körpers gibt dem Arzt weitere wichtige Aufschlüsse über den Gesundheitszustand seines Patienten. So kann er feststellen, an welchen Stellen die Haut kalt oder warm, feucht oder trocken ist oder auch, welche Stellen besonders empfindlich auf Druck reagieren.

Der wichtigste Bereich des Betastens ist jedoch das Pulsfühlen. Die Pulsdiagnostik ist neben der Zungendiagnostik ein wesentlicher Bestandteil der Diagnosestellung in der Traditionellen Chinesischen Medizin. Sie soll deshalb im Folgenden ausführlich erläutert werden, denn die TCM verfügt über sehr viel differenziertere und verfeinerte Möglichkeiten, Krankheiten aus der Qualität des Pulsschlags heraus zu erkennen, denn diese offenbaren dem Arzt eine enorme Kenntnis über die Vorgänge im Körperinneren und über Ort und Schweregrad der Erkrankung.

> Von manchen großen chinesischen Ärzten sagt man, dass sie eine Schwangerschaft bereits eine Woche nach der Empfängnis durch Pulsfühlung feststellen und sogar voraussagen können, ob das erwartete Kind ein Junge oder Mädchen sein wird.

Die TCM kennt wesentlich mehr Pulse als dies in der westlichen Medizin der Fall ist. Dem westlichen Patienten wird dieses Verfahren möglicherweise fremdartig und unverständlich erscheinen (deshalb auch die folgende gründliche Darstellung). Chinesen haben sie dagegen über die Jahrhunderte so stark verinnerlicht, dass sie sagen, sie gingen zum „Pulsfühlen", wenn sie den Arzt aufsuchen.

> In der chinesischen Medizin werden 28 verschiedene Pulsarten genannt, von denen 18 besonders wichtig sind, weil sie die wesentlichsten Disharmoniemuster anzeigen.

Obwohl es mehrere Körperstellen gibt, an denen der Puls getastet werden kann, wird in den meisten Fällen das Pulsfühlen am inneren Handgelenk (Arteria radialis = Speichenschlagader) bevorzugt. Außerdem wird nicht nur eine Seite befühlt, sondern beide – bei Frauen zuerst die rechte, bei Männern zuerst die linke Hand. Bei dieser Prozedur sollte der Patient (aber auch der Arzt) möglichst entspannt sein und entweder aufrecht sitzen oder sich in einer bequemen Rückenlage befinden. Die Hände liegen dabei etwa in Höhe des Herzens, die Innenfläche ist nach oben gekehrt. Oft ist es hilfreich, zur Entspannung von Muskeln und Gefäßen ein kleines Kissen unter die Handgelenke zu legen. Im Nei Jing heißt es, dass der Morgen die beste Zeit zum Pulstasten sei, weil dann der Körper ohnehin ruhig und entspannt ist.

Nun legt der Arzt Zeige-, Mittel- und Ringfinger auf das Handgelenk des Patienten, so dass sie sich in den Positionen Chi (Ringfinger), Guan (Mittelfinger) und Cu (Zeigefinger) befinden.

So kann der Puls an drei verschiedenen Stellen gefühlt werden, die jeweils verschiedenen Organen zugeordnet sind.

Essen, Fasten, heiße Getränke, Einnahme von Medikamenten, Alkohol und Zigaretten sowie körperliche Anstrengungen beeinflussen die Pulsqualität und sollten dem Arzt unbedingt mitgeteilt werden.

Mit leichtem Druck tastet der Arzt jetzt mindestens eine Minute lang auf jeder Seite. Dieses Verfahren hilft ihm bei der Beurteilung des Körperzustandes und der Organfunktionen. Danach werden die einzelnen Pulspositionen noch einmal gesondert nachgetastet. So lassen sich Störungen eines bestimmten Organs oder Meridians feststellen.

Den verschiedenen Pulspositionen werden verschiedene Organe zugeordnet, am häufigsten entsprechen diese dem Jing Yue Quan Shu, einem Klassiker der chinesischen Medizin. So entsprechen

an der linken Hand:
- Cun: Herz und Herzbeutel
- Guan: Leber und Gallenblase
- Chi: Niere, Blase und Dickdarm

an der rechten Hand:
- Cun: Lunge und Brustkorb
- Guan: Milz und Magen
- Chi: Niere, Dünndarm und San Jiao.

Bei der Pulstastung gibt es drei Abstufungen:
- Tastung mit leichtem Druck und sehr wenig Kraft
- Tastung mit mittlerem Druck und mäßig starker Kraft
- Tastung mit starkem Druck, wobei die Finger schiebend bewegt werden.

Bei der Tastung müssen verschiedene Faktoren beachtet werden, auf Grund derer der Puls vom „Normalen" abweichen kann – beispielsweise Geschlecht, Alter und Konstitution.

Ein normaler Puls lässt sich am besten bei mittlerem Druck tasten.

Während bei Männern der Puls meistens voll und kräftig ist, ist er bei Frauen oft schwächer und kraftloser. Schwangerschaft und Zyklus spielen ebenfalls eine wichtige Rolle.

Bei Kindern ist der Puls wesentlich kürzer (etwa 120 Schläge pro Minute bei Neugeborenen, 90 Schläge bei Achtjährigen). Außerdem lassen sich nur wenige Pulsqualitäten differenzieren. Junge Erwachsene weisen meistens einen vollen, kräftigen Puls auf. Bei älteren Menschen wird der Puls dünner und kraftloser.

Kräftige, athletisch gebaute Menschen haben meistens einen vollen und kräftigen Puls, bei Sportlern ist dieser oft verlangsamt. Bei schwächlicher Konstitution ist der Puls in vielen Fällen dünn und kraftlos, bei schlanken Typen eher oberflächlich zu ertasten.

Die wesentlichsten Pulsarten, die sich auf diese Art ertasten lassen, werden in Kategorien eingeteilt, die im Folgenden besprochen werden. (Dabei wurde hauptsächlich die Kategorisierung von Ted J. Kaptchuk verwendet.)

Die Tiefe des Pulses

Ein „oberflächlicher Puls" (fu-mai) ist am deutlichsten wahrnehmbar bei leichtem Druck, während er bei mittlerem oder starkem Druck kaum oder gar nicht fühlbar ist. In diesem Fall liegen häufig Disharmonien im äußeren Körperbereich vor, deshalb wird der „oberflächliche Puls" auch dem Yang zugeordnet. Empfindet der Arzt den Puls bei leichtem Druck als kraftlos, kann das Gegenteil zutreffen: Der Patient leidet unter Yang-Mangel.

Ein „tiefer Puls" (chen-mai) kann nur bei starkem Druck klar erkannt werden und deutet auf eine innere Disharmonie oder Blockade hin.

Die Frequenz des Pulses

Dieser zeigt die Geschwindigkeit bzw. Häufigkeit der Pulsschläge an. Ein „langsamer Puls" (chi-mai) deutet auf eine Disharmonie von Körperprozessen hin, die sich ebenfalls verlangsamt vollziehen. Auslöser dafür ist Kälte, die Yin zugeordnet wird. Ein „schneller Puls" (shuo-mai) dagegen wird durch ein Übermaß an Hitze ausgelöst. Dadurch werden die Körperprozesse (beispielsweise Atmung und Herzschlag) beschleunigt. Dies bedeutet eine Zuordnung zu Yang.

Bei einem langsamen Puls kommen weniger als vier Schläge auf einen Atemzug, bei einem schnellen Puls mehr als fünf.

Das Pulsvolumen

Einen „feinen Puls" (xi-mai) empfindet der Arzt wie einen dünnen Faden, der dennoch deutlich tastbar ist. Dabei besteht meistens Mangel an Blut und oft auch an Qi. Dadurch wird dieser Puls Yin zugeordnet.

Ein „großer" oder „gefüllter Puls" (da-mai) dagegen lässt sich auf einem weit größeren Durchmesser ertasten. Er ist meistens von akuten Krankheiten und Hitze begleitet und wird Yang zugeordnet.

Die Kraft des Pulses

Ein voller, kräftiger Puls (shi-mai) ist bei allen drei Druckstärken gut tastbar. Seine Fülle charakterisiert ihn als Yang-Puls.

Ein „leerer" Puls (xu-mai) wird am besten bei leichtem Druck ertastet und ist auf relativ breitem Durchmesser spürbar. Allerdings fühlt er sich weich und kraftlos an und wird deshalb Yin zugeordnet. Oft weist er auf Mangel an Qi und Blut hin.

Die Form des Pulses

Ein „schlüpfriger Puls" (hua-mai) fühlt sich rund an und rollt gewissermaßen unter den Fingern des Arztes. Deshalb wird er auch als „Yang im Yin" bezeichnet. Sehr häufig tritt diese Form des Pulses während einer Schwangerschaft auf.

Der „raue Puls" (se-mai) ist – seiner Bezeichnung entsprechend – unregelmäßig und holprig. Im Chinesischen gibt es dafür recht blumige Umschreibungen – wie „ein Messer, das über Bambus schabt" oder auch wie eine „kranke Seidenraupe, die ein Maulbeerblatt frisst". Normalerweise ist dieser Puls Yin zugeordnet.

Der „drahtige Puls" (xian-mai) fühlt sich an wie eine gespannte Violinsaite. Er ist kräftig und gleichmäßig und spricht auf alle drei Druckarten an. Dieser Yang-Puls deutet meistens auf eine Disharmonie im Bereich von Leber und Gallenblase hin.

Ein „straffer Puls" (jin-mai) ist ebenfalls kräftig, aber voller und elastischer als der „drahtige Puls", fühlt sich aber an wie ein stark verdrehtes Seil. Er wird als „Yang im Yin" bezeichnet und deutet auf Übermaß und Kälte hin.

Länge des Pulses

Der „kurze Puls" (duan-mai) kann meistens nur von einem einzigen Finger ertastet werden, weil er zu wenig Raum einnimmt. In den meisten Fällen zeigt er einen Mangel an Qi an. Er wird Yin zugeordnet.

Ein „langer Puls" (chang-mai) kann selbst mit mehr als drei Fingern noch gespürt werden. Normalerweise ist er kein Anzeichen für Disharmonie. Nur wenn er gespannt und „drahtig" wirkt, kann er ein Übermaß anzeigen. Er wird Yang zugeordnet.

Puls-Rhythmus

Bei einem „knotigen Puls" (jie-mai) handelt es sich um einen langsamen Puls, der in unregelmäßigen Abständen für kurze Zeit aussetzt. Er ist deutlich bei allen drei Druckarten tastbar. Er zeigt eine Fülle an Yin und Kälte an und deutet auf Qi-, Blut- und Schleimblockaden hin. Möglicherweise liegt eine Disharmonie im Herzbereich vor. Der knotige Puls wird deshalb Yin zugeordnet.

Ein „jagender Puls" (cu-mai) ist schnell und unregelmäßig. Er zeigt meistens ein Übermaß an Hitze an und wird deshalb Yang zugeordnet.

Der „intermittierende Puls" (dai-mai) ist schwach und langsam. Meistens weist er nach zwei oder drei Schlägen eine regelmäßige und relativ lange Pause auf. Oft liegt eine schwerwiegende Disharmonie im Herzbereich vor, er kann aber auch auf Erschöpfungszustände aller Organe hinweisen. Er ist ein Yin-Puls.

Sanfter Puls (huan-mai)

Dieser stellt beim gesunden Menschen den Normalzustand dar. Er kommt relativ selten vor. Dazu schreibt Ted J. Kaptchuk: „Ein gesunder Mensch braucht keinen sanften Puls zu haben, um vom Arzt eine gute Gesundheit bestätigt zu bekommen. In der Tat haben gesunde Menschen selten einen sanften Puls. Jedermanns „Gleichgewicht" oder „Normalität" hat eine gewisse konstitutions- und/oder altersbedingte Neigung zu Yin- oder Yang-Disharmonien, und so wird jedermanns „normaler" Puls diese Anlage ausdrücken."

Aus dieser umfangreichen Darstellung der Pulsdiagnostik lässt sich ersehen, dass gerade dieser Bereich der chinesischen Diagnostik eine wahre Kunst ist, denn der Arzt benötigt dafür ein großes Maß an Erfahrung, Einfühlungsvermögen und auch medizinischer Intuition und Inspiration. Die einzelnen Pulsarten treten ja meistens nicht in reiner Form, sondern in allen möglichen Kombinationen auf! Auch hier geht es also für den Praktiker der Traditionellen Chinesischen Medizin darum, bestimmte Muster wahrzunehmen, zu denen er die einzelnen Elemente seiner Wahrnehmung und Diagnostik erst zusammensetzen muss.

Für die Diagnosemethoden der Traditionellen Chinesischen Medizin lässt sich also sagen, dass diese auf der Identifizierung von Disharmoniemustern beruhen. Diese Muster

- sind komplex, d. h. sie beinhalten möglichst viele Symptome
- sind variabel, d. h. einzelne Symptome kommen mehr oder weniger häufiger vor; so kann sich das Krankheitsbild im Krankheitsverlauf verändern
- gehen fließend ineinander über; so kann sich beispielsweise aus einer Leber-Qi-Stagnation empor loderndes Leber-Feuer oder Leber-Yang entwickeln
- treten häufig kombiniert auf; beispielsweise Milz-Qi-Leere und Lungen-Qi-Leere oder Herz-Blut-Leere und Herz-Blut-Stauung.

Dies macht das Erkennen der Disharmoniemuster nicht nur für den Anfänger sehr schwierig. Der TCM-Arzt benötigt also alle seine Sinne, eine große Erfahrung und darüber hinaus Einfühlungsvermögen und Inspiration.

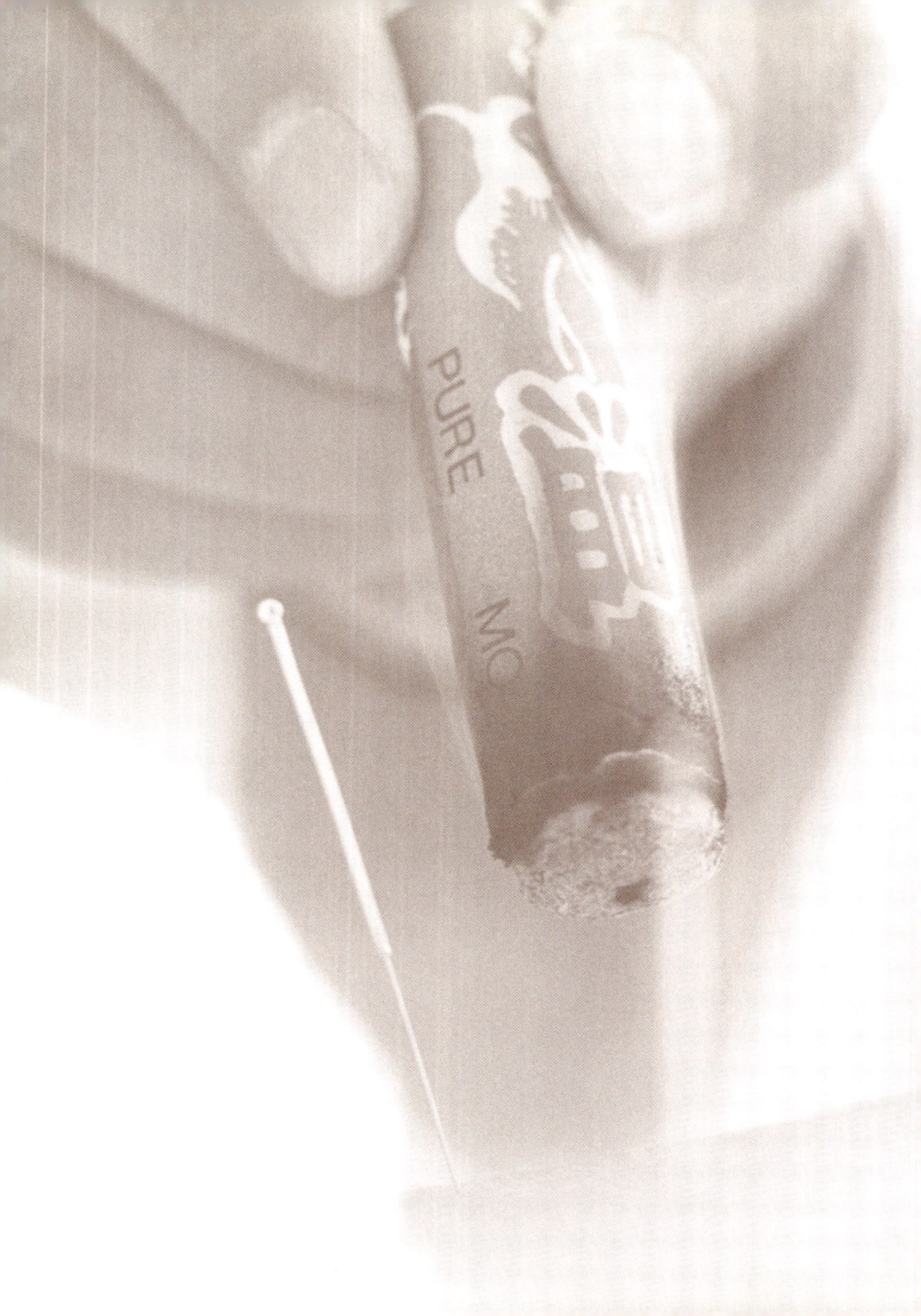

Die besonderen Therapiemöglichkeiten der Traditionellen Chinesischen Medizin

Der Traditionellen Chinesischen Medizin stehen verschiedene Therapiemöglichkeiten zur Verfügung, die der westlichen Medizin weitgehend unbekannt sind. Die Erfolge der TCM machen jedoch deutlich, dass ihr ganzheitliches Konzept sich vor allem bei chronischen Erkrankungen bewährt hat. Andererseits zeigt sich aber auch, dass es zwischen Traditioneller Chinesischer Medizin und westlicher Naturheilkunde zahlreiche Annäherungen gibt – beispielsweise in der Ernährungslehre oder in der Kräuterheilkunde.

Die folgenden Therapieverfahren der Traditionellen Chinesischen Medizin werden in diesem Kapitel ausführlich beschrieben:

- chinesische Ernährungslehre
- chinesische Kräuterheilkunde/Arzneitherapie
- Körper- und Atemübungen (Tai Chi und Qi Gong)
- Massagetechniken
- Moxibustion
- Schröpfen
- Akupunktur.

Die chinesische Ernährungslehre

„Essen und Trinken hält Leib und Seele zusammen", sagt schon ein altes deutsches Sprichwort. Und der Ernährungswissenschaftler Dr. U. Hindhede schrieb: „Nicht durch die Apotheke, sondern durch deine Küche geht der Weg zur Gesundheit." Ganz ähnlich sah und sieht es die Traditionelle Chinesische Medizin, in der zwischen Nahrung und Arznei nicht unterschieden wird. Dagegen wird in westlichen Ländern zur Beurteilung von Nahrungsmitteln vorwiegend auf quantitative Angaben Wert gelegt – beispielsweise über die Kalorienmenge, den Anteil an Kohlehydraten, Fetten und Eiweißen, das Vorkommen von Spurenelementen, Mineralien und Vitaminen. Dagegen geht es in der Diätetik der Traditionellen Chinesischen Medizin um die Qualitäten der Lebensmittel, die sehr fein unterschieden und entsprechend auch für Heilzwecke eingesetzt werden.

● Die verschiedenen Nahrungsmittel können in der TCM unterschiedliche Wirkungen entfalten – je nach den ihnen innewohnenden Qualitäten und den vorliegenden Disharmoniemustern. Entsprechend dieser Erkenntnis wird in China auch heute noch gekocht – wohlschmeckende, gesunde Gerichte, die mit dem Essen, das wir in Deutschland „beim Chinesen an der Ecke" zu uns nehmen oft wenig gemein haben.

So werden auch chinesische Lebensmittel und Gerichte in ähnlicher Weise verwendet wie Arzneimittel und die chinesische Diätetik beschreibt deren Eigenschaften und Wirkungsweisen ebenso genau wie die von Kräutern und anderen Arzneimitteln. Auch die „Risiken und Nebenwirkungen" werden dabei angegeben – denn nicht für jeden Menschen, zu jeder Krankheit oder zu jeder Jahreszeit ist eine bestimmte Speise angemessen!

Ein TCM-Arzt wird deshalb bei der Diagnosestellung den Patienten auch immer nach seinen Ernährungsgewohnheiten fragen und ihm gegebenenfalls Hinweise geben, wie er selbst auf diätetischem Weg die Therapie unterstützen kann. Dabei berücksichtigt er nicht nur den Gesundheitszustand des Patienten, sondern auch seinen Typ und darüber hinaus die Jahreszeit. In den vorangegangenen Kapiteln konnten wir lesen, dass im chinesischen Weltbild Mensch, Natur und Kosmos eng miteinander verbunden sind und dass es für den Menschen von großer Bedeutung ist, mit diesen im Einklang zu leben.

● Eine besondere Bedeutung haben in der Traditionellen Chinesischen Medizin wie auch in der chinesischen Kultur die Verdauungsorgane. Milz und Magen, die Organe der „Mitte" haben die Aufgabe, Nahrung aufzunehmen, zu verteilen und zu verarbeiten. Dadurch harmonisieren sie die Kräfte im Inneren, stellen aber auch den Ausgleich zwischen Mensch und Welt her – sorgen also für Harmonie.

● Betrachtet man die verschiedenen Lebensmittel nach ihrer Wirkungsweise, so können sie beispielsweise auf den Ener-

Zwei Grundregeln der chinesischen Diätetik: Alles ist erlaubt – aber in Maßen. Alles Einseitige ist zu vermeiden – Vielseitigkeit ist das oberste Gebot! (Joachim Stuhlmacher)

In China wird in einigen Restaurants nach den Ernährungsregeln der TCM gekocht. Ein Patient kann sich dort mit einer vom TCM-Arzt ausgestellten Rezeptur seine Mahlzeiten zubereiten lassen.

giezustand eines Menschen einwirken und entweder wärmend oder kühlend wirken. Gehören Sie selbst eher dem Yin-Typus an, sollten Sie Ihre Nahrung vorwiegend aus Yang-Speisen zusammensetzen. Sind Sie dagegen ein Yang-Typus, sind nach der chinesischen Diätetik Yin-Speisen anzuraten, um die Energien ins Gleichgewicht zu bringen oder darin zu halten. (Zu Yin und Yang finden Sie ausführliche Hinweise in einem vorhergehenden Kapitel.)

Anfang des 14. Jahrhunderts schrieb der Arzt Cou Xan:
„Ärzte müssen als erstes die Gründe für eine Erkrankung feststellen und beurteilen, welche Disharmonie vorliegt. Um diese Disharmonie wieder auszugleichen, ist eine adäquate Diät die erste und wichtigste Maßnahme. Erst dann, wenn diese Maßnahme keinen Erfolg zeigt, soll man Arzneien verwenden."

Der chinesische Wissenschaftler Rance Lee hält diese Einschätzung auch in der heutigen Zeit für richtig:
„Um eine Erkrankung zu behandeln, sollte man sich zu 30% auf Medikamente verlassen, zu 70% aber sollte man sich ausruhen und die richtige Nahrung zu sich nehmen."
(Zitiert nach Thomas Ots)

Im Folgenden werden bei der Betrachtung der chinesischen Ernährungslehre diese Aspekte behandelt:

● Ernährungslehre gemäß der Jahreszeiten
● Ernährungslehre gemäß dem Temperaturverhalten
● Ernährungslehre gemäß der Geschmacksrichtungen
● Ernährungslehre gemäß der Fünf Elemente.

● Ernährungslehre gemäß der Jahreszeiten

Wenden wir uns zunächst den Jahreszeiten zu. Auch bei uns im Westen hört man seit längerem vermehrt von ökologisch und naturmedizinisch orientierten Fachleuten, dass eine „Ernährung nach den Jahreszeiten" dem Menschen am zuträglichsten ist. Obwohl wir Erdbeeren und Spargel im Winter und Weintrauben das ganze Jahr über kaufen können, wäre es in der Tat gesünder (und – bedenkt man die langen Transportwege – auch umweltverträglicher), wenn wir beispielsweise im Winter auf die gesunden Knollen- und Wurzelgemüse und die verschiedenen Kohlarten zurückgreifen würden.

Die chinesische Ernährungslehre geht auch hier von sehr viel subtileren Voraussetzungen und Zusammenhängen aus. Sie berücksichtigt beispielsweise die klimatischen Verhältnisse und den jeweils aktuellen Gesamtzustand und Energiebedarf eines Menschen. So können selbstverständlich auch gesunde Menschen von dieser Therapie profitieren. Da die chinesische Diätetik keine allgemein verbindlichen Empfehlungen gibt, sondern sich immer am Einzelfall orientiert, ist sie oft erfolgreicher als die Diäten, die im Westen angepriesen werden.

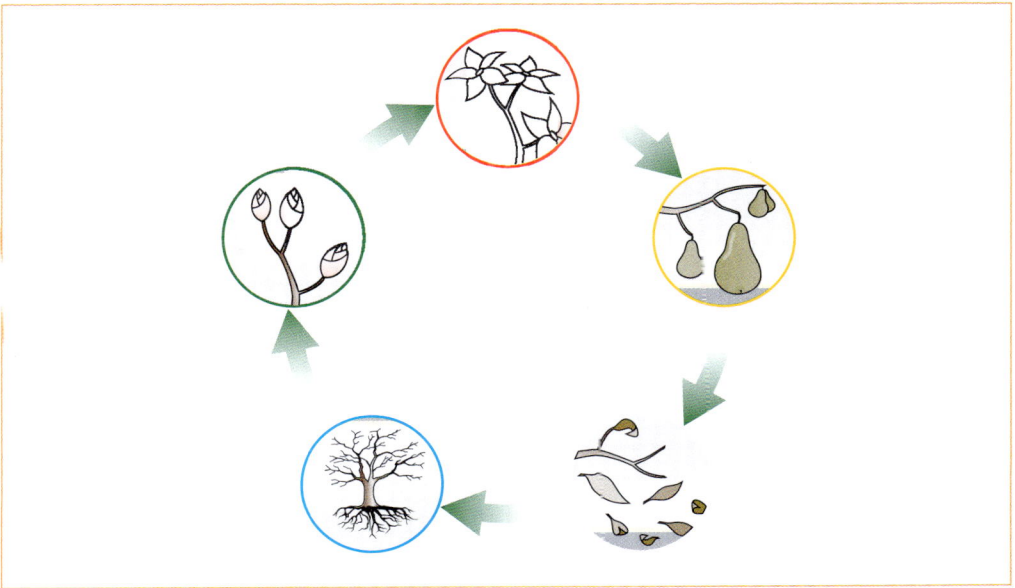

● Die Jahreszeiten in der TCM

Frühling

Gemäß der Lehre von den Fünf Wandlungsphasen (siehe dort) ist davon abzuraten, in dieser Jahreszeit die Leber zu stark zu belasten, weil dadurch die Milz in Mitleidenschaft gezogen und geschwächt würde. Verwenden Sie deshalb im Frühling vorwiegend Lebensmittel, die stärkend auf die Milz wirken und vermeiden Sie alles, was zusätzlich belastend auf die Leber wirkt.

Gesunde Ernährung im Frühling

● Vermeiden Sie möglichst saure Gurken, Pickles und andere essigsauer eingelegte Nahrungsmittel. Diese können im Übermaß die Leber belasten.

● Bevorzugen Sie stattdessen Lebensmittel mit süßen Qualitäten – beispielsweise Möhren, Mais oder süßes Obst.

Sommer

Auch im Sommer, selbst (oder gerade) bei hohen Temperaturen, muss die Körperenergie bewahrt werden. Deshalb sind auch in dieser Jahreszeit warme Speisen wichtig! Allerdings sollten sie weniger Fett enthalten und auch leichter verdaulich sein als im Winter. Im Sommer wird das Herz stärker belastet, einmal durch die höheren Temperaturen, aber auch, weil der Mensch an den langen, hellen Tagen aktiver ist und mehr Energie verbraucht.

Gesunde Ernährung im Sommer

● Vermeiden Sie eisgekühlte Getränke und kalte Früchte (beispielsweise im Kühlschrank gelagerte frische oder Dosenfrüchte).

● Als erfrischend und kühlend wird im Sommer Pflaumensaft empfohlen. Bitte beachten Sie, dass dieser eine leicht abführende Wirkung haben kann.

- Leichte Gemüsesuppen sind im Sommer eine ideale Kost.
- Die Herztätigkeit können Sie unterstützen durch saure oder süße Gerichte, die scharf gewürzt werden.
- Erfrischende Sommertees sind Maisbarttee und Chrysanthementee (beide in Ostasienläden erhältlich). Beide Tees wirken übrigens gegen Bluthochdruck.

Herbst

In dieser Jahreszeit wird das Wetter kühler und Erkältungen nehmen zu. Deshalb braucht im Herbst die Lunge besondere Unterstützung.

Gesunde Ernährung im Herbst

- Achten Sie darauf, dass Sie ausreichend Flüssigkeit zu sich nehmen (Vorsicht bei Herzschwäche!), beispielsweise in Form von Mineralwasser, Kräutertees, Säften und Suppen.
- Verwenden Sie mildere Gewürze als im Sommer.
- Essen Sie mehr warme Gerichte als im Sommer.

Winter

Im Winter kann es leicht zu einem Yang-Mangel der Niere kommen. Symptome: Frösteln, kalte Hände und Füße, Rückenbeschwerden. Deshalb ist es besonders wichtig, in dieser Jahreszeit das Nieren-Qi zu stärken.

Gesunde Ernährung im Winter

- Im Winter sollen die Speisen kalorienreicher sein als in den anderen Jahreszeiten.
- Obwohl Orangen, Grapefruits usw. im Westen besonders im Winter als Vitaminspender geschätzt werden, warnt die chinesische Diätetik davor, weil diese Früchte kühlend wirken – besonders in Form von kalten Säften. Trinken Sie stattdessen Hagebuttentee, der ebenfalls viel Vitamin C enthält.
- Wärmende Gewürze sind Zimt und Ingwer, die Sie im Winter vermehrt verwenden sollten.
- Wärmende Nahrungsmittel sind vor allem Gemüse, die in den kälteren Regionen gedeihen – beispielsweise Kohl aller Art.
- Die chinesische Diätetik empfiehlt als „Nierenwärmer" vor allem Eintopf mit Hammelfleisch, Hühnersuppe und Entenfleisch.

Inzwischen haben auch Wissenschaftler festgestellt, dass Hühnersuppe (gleichgültig, ob frisch gekocht oder aus Dose oder Packung) ein probates Erkältungsmittel ist.

Rezept für Yogi-Tee

Etwas Pfeffer, Zimt, Kardamom, Ingwer und Nelken mit einer Tasse kochendem Wasser übergießen. Einige Minuten ziehen lassen, dann abseihen. Beginnende Erkältungen können damit oft rasch und wirksam abgewehrt werden!

Ernährungslehre gemäß Temperaturverhalten

Es gibt wärmende und kühlende Nahrungsmittel – das ist auch im Westen bekannt. Die Chinesen unterscheiden jedoch noch genauer und teilen Obst, Gemüse, Kräuter, Fleisch usw. darüber hinaus in kalte, kühle, neutrale, warme und heiße Lebensmittel ein. Außerdem hat jedes einzelne davon noch den Bezug auf ein bestimmtes Organ, bei dem es in seiner Qualität besonders wirksam ist.

Bauen Sie kalte, kühle, neutrale, warme und heiße Lebensmittel möglichst ausgewogen in Ihren Speiseplan ein.

Kalte und kühle Nahrungsmittel

Diese Nahrungsmittel werden zur Behandlung von Hitzesymptomen verwendet. Hierbei sind die Patienten hitzeempfindlich. Sie vertragen Hitze (warme Räume, Speisen und Getränke) schlecht und bevorzugen Kälte (kühle Räume, Speisen und Getränke). Wärme verschlechtert ihre Befindlichkeit, Kälte bessert sie. Sie haben (teilweise nur leichtes) Fieber oder zumindest Hitzegefühl im Körper. Dieses Hitzegefühl kann den ganzen Körper oder nur einzelne Regionen betreffen. Außerdem zeigen diese Patienten Rötungen (Gesicht, Wangen, Zunge), sind unruhig (Verwirrung des Geistes-Shen), haben Durst, trockenen Stuhl, gelben, konzentrierten Urin und oft Schlafstörungen. Es müssen jedoch nicht immer alle Symptome auftreten. Kühle und kalte Lebensmittel können das Qi und die Körperflüssigkeiten-Jin-Ye nach unten und innen bewegen. So lässt sich beispielsweise das Feuer durch Spargel und Wassermelonen ausleiten, Hitze kann durch Pfefferminztee verringert werden, zur Entgiftung empfehlen sich Tofu und Mungbohnen, das Geistes-Shen kann durch Weizengerichte beruhigt werden.

Kalte Nahrungsmittel sollten Sie im Herbst reduzieren und im Winter eher meiden.

Kühle Nahrungsmittel kann ein gesunder Mensch das ganze Jahr über essen. Ein Zuviel kann allerdings zu einem Mangel an Wärme und Energie führen. Im Sommer helfen sie, Körpersäfte, die durch Schwitzen verloren gehen, wieder aufzubauen.

Die Kühlung durch Pfefferminztee kennt man auch in nordafrikanischen und arabischen Ländern, wo dieser stark gesüßte Tee ein traditionelles Getränk ist.

Neutrale Nahrungsmittel

Neutrale Nahrungsmittel haben eine milde und ausgleichende Wirkung. Sie sind eine Quelle des Qi und deshalb in der Lage, den Körper zu stärken und zu harmonisieren.

Warme und heiße Nahrungsmittel

Diese Nahrungsmittel werden zur Behandlung von Kältesymptomen verwendet. Hierbei sind die Patienten kälteempfindlich. Sie vertragen Kälte (kalte Räume, Speisen und Getränke) schlecht und bevorzugen Wärme (warme Räume, Speisen und Getränke). Kälte verschlechtert ihre Befindlichkeit, Wärme bessert sie. Sie haben kalte Hände und/oder Füße oder Kältegefühl an anderen Stellen des Körpers, z.B. Rücken, Bauch, Unterleib. Diese Patienten sind blass (Gesicht, Haut, Zunge) und eher träge oder müde. Sie haben wenig Durst und müssen immer wieder zum Trinken aufgefordert werden. Auch hier müssen nicht immer alle Symptome gemeinsam auftreten. Warme und heiße Lebensmittel können das Qi und

▶ **Temperaturverhalten der Nahrungsmittel**

Kalt	Kühl	Neutral	Warm	Heiß
• Bambussprossen	• Amaranth	• Ananas	• Aal	• Chilipfeffer
• Banane	• Apfel	• Austern	• Anis	• Curry
• Chicorée	• Auberginen	• Blumenkohl	• Aprikosen	• Fenchelgemüse
• Grüner Salat	• Birne	• Bohnen (dick)	• Basilikum	• Glühwein
• Jogurt	• Brokkoli	• Bohnen (grün)	• Dill	• Knoblauch
• Kefir	• Brombeere	• Butter	• Essig	• Lammfleisch
• Kiwi	• Buttermilch	• Dinkel	• Forelle	• Paprika
• Krabben	• Champignons	• Erbsen	• Hafer	• Piment
• Krebse	• Entenfleisch	• Erdnüsse	• Himbeeren	• Schnaps
• Löwenzahn	• Erdbeere	• Erdnussöl	• Hirsch	• Yogi-Tee
• Mineralwasser	• Früchtetee	• Estragon	• Hühnerfleisch	• Zimt
• Pfifferlinge	• Fruchtsäfte	• Feigen	• Ingwer (frisch)	
• Rhabarber	• Gerste	• Gans	• Kaffee	
• Salz	• Grüner Tee	• Hering	• Kakao	
• Schnecken	• Grünkohl	• Hirse	• Kardamom	
• Sojasoße	• Gurken	• Honig	• Kirschen	
• Tomaten	• Kaninchenfleisch	• Hühnerei	• Kokosnuss	
• Wassermelone	• Olivenöl	• Käse (Kuhmilch)	• Koriander	
• Weizenkeime	• Pfefferminze	• Kamillentee	• Kümmel	
	• Radieschen	• Karotten	• Lachs	
	• Sauerkirschen	• Karpfen	• Muscheln	
	• Sauerkraut	• Kartoffeln	• Muskat	
	• Schwarzer Tee	• Lakritz	• Nelken	
	• Sellerie	• Linsen	• Paprika	
	• Sesamöl	• Mais	• Petersilie	
	• Sojabohnen-	• Maisbarttee	• Pfirsiche	
	sprossen	• Mandeln	• Pinienkerne	
	• Sojamilch	• Milch (Kuh)	• Pistazien	
	• Sonnenblumenöl	• Pflaumen	• Porree	
	• Spinat	• Reis	• Pute	
	• Weizen	• Roggen	• Rapsöl	
	• Zitrone	• Sahne (süß)	• Reh	
	• Zucchini	• Schweinefleisch	• Rindfleisch	
		• Sojabohnen	• Rosinen	
		• Sonnenblumen-	• Rosmarin	
		kerne	• Schaffleisch	
		• Weintrauben	• Schimmelkäse	
		• Weißkohl	• Schnittlauch	
			• Senf	
			• Sojaöl	
			• Thymian	
			• Vanille	
			• Walnüsse	
			• Wildschwein	
			• Ziegenfleisch	
			• Ziegenmilch	
			• Zucker	
			• Zwiebeln	

das Blut-Xue nach oben und außen bewegen. So erwärmen sie beispielsweise den San Jiao (3-Erwärmer-Median) – bevorzugt Milz und Magen – (durch Hühnerfleisch, Fenchel und Ingwer), stärken das Yang (durch Knoblauch, Lammfleisch und Shrimps) oder „zerstreuen" die Kälte (durch Ingwer und Zimt).

Warme Lebensmittel sollten das ganze Jahr über verwendet werden. Reduzieren Sie sie lediglich im Sommer oder bei inneren Hitzezuständen (starke Unruhe, inneres Getriebensein, Schlafstörungen). Verwenden Sie heiße Lebensmittel möglichst nur in kleinen Mengen, da sie sonst innere Hitze verursachen können.

Bei Hitzesymptomen (beispielsweise Fieber oder Verstopfung) sollten möglichst Lebensmittel von kühlender Qualität verwendet werden. Umgekehrt ist es bei Kältesymptomen.

Auch durch die Zubereitung lässt sich die „Temperatur" der Lebensmittel beeinflussen. Dies soll am Beispiel des Fenchels, der zu den heißen Nahrungsmitteln zählt, illustriert werden.

„Wenn Sie ein ausgesprochener Kältetyp sind und dementsprechend viele Yin-Anteile in sich tragen, dürfen Sie den Yang-Anteil von Fenchel durchaus weiter unterstützen – vor allem im Winter. Braten Sie dann die Fenchelknolle, löschen Sie sie mit etwas Sherry und braunem Zucker ab und würzen Sie sie mit Sternanis und Pfeffer. So erwärmt Fenchel den Körper.

Wenn Sie jedoch ein Wärmetyp sind und viele Yang-Anteile in sich tragen,

müssen Sie dennoch nicht auf Fenchel verzichten. Wählen Sie einfach eine Yin-artige Zubereitung, die besonders auch im Sommer geeignet ist: Kochen Sie dazu die Fenchelknolle in leicht gesalzenem Wasser, geben Sie sofort etwas Essig oder Weißwein dazu und träufeln Sie Zitronensaft darauf. So wirkt Fenchel stärker kühlend."

(Aus „Natur & Gesundheit", Sonderausgabe Nr. 5 „Traditionelle Chinesische Medizin")

Überhaupt kann man in der Küche die Temperaturqualitäten von Lebensmitteln zum Teil grundlegend verändern. So lässt sich von der Qualität her warmen Nahrungsmitteln eine Tendenz zur Kälte und Kühle geben durch:
- Kühlen in Kühl- oder Tiefkühlschrank
- bei Obst durch Zubereitung als Eis oder Sorbet
- bei Getränken durch Zugabe von Eiswürfeln
- Einlegen in Wasser oder Salz
- Einlegen in Sojasoße oder Öl
- Quellen oder Keimen (beispielsweise bei Getreide).

Eine Tendenz zu Wärme oder Hitze erhalten Lebensmittel durch
- Kochen, Dünsten und Schmoren
- Backen, Braten und Grillen
- Zubereitung mit Alkohol (beispielsweise Flambieren)
- Trocknen
- in Essig oder Öl einlegen
- Mahlen (beispielsweise bei Getreide oder Gewürzen).

● Ernährungslehre gemäß Geschmacksrichtungen

Eine weitere Unterscheidung der Lebensmittelqualitäten in der Chinesischen Diätetik stellt die nach den Geschmacksrichtungen dar. Auch diese haben bestimmte Wirkungen auf die Befindlichkeit eines Menschen und auf seinen Gesundheitszustand und können somit auch zu Heilzwecken eingesetzt werden. Wie wohl überall in der Welt wird unterschieden nach dem Geschmack

- salzig
- bitter
- sauer
- süß
- scharf.

Vielen Nahrungsmitteln sind mehrere Geschmacksrichtungen zugeordnet (z.B. Orange sauer und süß, oder Kaffee, Kakao, Tee bitter und süß). Auch die Zubereitungsart verändert die Geschmacksrichtung: Lebensmittel erhalten mehr Süße durch Kochen und Backen. Hier eine kleine Auswahl.

Salzige Nahrungsmittel

Salzige Gerichte lösen Stauungen und haben eine kühlende befeuchtende Wirkung. Sie fördern Stuhlgang und Wasserlassen.

Bittere Nahrungsmittel

Bittere Nahrungsmittel wirken besonders verdauungsfördernd, senken die Qi-Tätigkeit und leiten Säfte ab.

Saure Nahrungsmittel

Saure Gerichte erhalten die Körpersäfte. Sie wirken neutral oder senken das Qi nur leicht ab.

Süße Lebensmittel

Süße Speisen spenden Energien, wirken hauptsächlich regulierend und ausgleichend. Deshalb greift man in Frustsituationen auch gerne mal zu einem Schokoladenriegel, um Spannungssituationen im Körper abzubauen.

Scharfe Lebensmittel

Scharfe Speisen (die beispielsweise mit Chilipfeffer gewürzt sind) vertreiben exogene pathologische Faktoren, „öffnen" die Körperoberfläche und wirken vorwiegend an der Körperoberfläche. Oft macht sich diese Wirkung durch starkes Schwitzen bemerkbar. Im Übermaß erzeugen sie Hitzesymptome.

▶ Geschmacksrichtungen der Nahrungsmittel

Salzig	Bitter	Sauer	Süß		Scharf
• Austern	• Artischocke	• Ananas	• Aal	• Melonen	• Chilischoten
• Ente	• Basilikum	• Äpfel	• Ananas	• Milch und	• Dill
• Krebse	• Chicorée	• Aprikosen	• Äpfel	Milch-	• Fenchel
• Salz	• Curry	• Birnen	• Bananen	produkte	• Ingwer
• Schwein	• Essig	• Essig	• Birnen	• Möhren	• Kardamom
• Sojasauce	• Holunder	• Grapefruits	• Buchweizen	• Orangen	• Knoblauch
	• Kaffee	• Jogurt	• Champignons	• Pfirsiche	• Koriander
	• Kakao	• Kiwi	• Erbsen	• Pflaumen	• Kreuzkümmel
	• Quitte	• Mandarinen	• Erdnuss, -öl	• Reis	• Lauch
	• Salat	• Orangen	• Feigen	• Rettich	• Muskat
	• Tee (grüner	• Pfirsiche	• Fenchel	• Rindfleisch	• Nelken
	und schwar-	• Pflaumen	• Geflügel-	• Salat	• Paprika
	zer)	• Weintrauben	fleisch	• Schaf- und	• Pfeffer
		• Zitronen	• Gerste	Ziegenfleisch	• Porree
			• Gurken	• Schweine-	• Radieschen
			• Hafer	fleisch	• Rapsöl
			• Haselnüsse	• Sesam	• Rettich
			• Hering	• Sesamöl	• Sellerie
			• Hirse	• Sojaöl	• Zimt
			• Honig	• Sojabohnen	• Zwiebeln
			• Hühnerei	• Sojasoße	• Sojaöl
			• Kaffee	• Sonnenblu-	
			• Kakao	menkerne	
			• Karpfen	• Spinat	
			• Kartoffeln	• Sternanis	
			• Kirschen	• Tee	
			• Kohl aller Art	• Tomaten	
			• Kürbis	• Walnüsse	
			• Lauch	• Weizen	
			• Mais	• Wild	
			• Mandarinen	• Zimt	
			• Mandeln	• Zwiebeln	

● Ernährungslehre gemäß der Fünf Elemente

Neben den Temperatur-, Geschmacks- und Farbqualitäten der Nahrungsmittel sind in der chinesischen Küche und für die Diätetik der Traditionellen Chinesischen Medizin die fünf Elemente Holz, Feuer, Erde, Metall und Wasser von großer Bedeutung. „Sich entsprechend den fünf Elementen zu ernähren bedeutet, die Nahrungsmittel entsprechend der persönlichen Konstitution und den Jahreszeiten auszuwählen mit dem Ziel, dem Organismus das ganze Jahr hindurch ausreichend Energie und Säfte zur Verfügung zu stellen." (Bielan, Erlacher, Pothmann „Rücken-Probleme: So hilft mir die chinesische Medizin")

Holz

Das Element Holz steht für Frühling, Wachstum, Bewegung und Lebendigkeit. Ihm ist der saure Geschmack und die Organe Leber und Gallenblase zugeordnet. Für die Ernährung ist von besonderer Bedeutung, dass bei entsprechenden Disharmoniemustern von Leber und Gallenblase (s. weiter vorne) oft eine Fettunverträglichkeit vorliegt. Verzichten Sie deshalb hierbei möglichst auf Geräuchertes, Pommes frites, Sahnetorten, Kaffee und Knoblauch.

Dagegen empfehlen sich (vor allem junges) Gemüse, leichte Hülsenfrüchte (Linsen!), Hühnersuppen und Getreide (Dinkel, Weizen, Grünkern und vor allem Reis). Saure Komponenten bei der Zubereitung der Speisen (beispielsweise Früchte oder Zitronensaft) bewahren die Körpersäfte und wirken entspannend auf die Leber.

Feuer

Das Element Feuer steht für Sommer, Hitze, Helligkeit, aber auch für geistiges Wachstum. Ihm ist der bittere Geschmack zugeordnet. Da das Feuerelement mit den Organen Herz und Dünndarm korrespondiert, sollten bei diesen Disharmoniemustern (s. weiter vorne) austrocknende Genussmittel wie Kaffee und Schwarztee nur äußerst maßvoll konsumiert werden. Auch länger andauernder Aufenthalt in der Hitze (Sonnenbaden, Sauna) sollte möglichst vermieden werden.

Für die Ernährung empfehlen sich vor allem Schaffleisch, Roggen, Buchweizen und alle roten Früchte und Gemüse (Kirschen, Paprika usw.). Auch hin und wieder der Genuss eines Glases Rotwein wirkt positiv auf die Herztätigkeit. Bittere Gemüse und Kräuter wie Chicorée, Rucola, Salbei und Wacholderbeeren sind empfehlenswert, weil sie durch die Anregung der Gallentätigkeit günstig auf den Verdauungsprozess (vor allem die Fettverdauung) einwirken.

Erde

Das Element Erde steht für die Zeit des Spätsommers und wird als nährend und harmonisierend betrachtet. Ihm wird der süße Geschmack zugeordnet. Das Erdelement korrespondiert mit den Organen Milz und Magen. Für deren Gesunderhaltung ist es von großer Bedeutung, regelmäßige Mahlzeiten zu sich zu nehmen, nicht zu viel Rohkost zu essen und einseitige Diäten zu vermeiden. Empfehlenswert sind alle süßen, wärmenden Gemüse und Getreide wie Mais und Hirse, Möhren und Fenchel. Zucker sollte dagegen nur mit Vorsicht verwendet werden (Süßes im

Übermaß schädigt Milz und Magen) – nehmen Sie zum Süßen besser Honig oder Birnendicksaft.

Metall

Das Element Metall steht für den Herbst, aber auch für das Altern des Menschen. Ihm wird der scharfe Geschmack zugeordnet. Das Metallelement korrespondiert mit den Organen Lunge und Dickdarm und hat dadurch einen sehr starken Bezug zur Haut. Starke Trockenheit (auch Wind) und außerdem austrocknende Genussmittel wie Kaffee, schwarzer Tee und Nikotin können ihre schädlichen Wirkungen also besonders nachhaltig entfalten. Empfehlenswert zur Stärkung von Lunge und Dickdarm sind vor allem weiße, scharfe Gemüse wie Lauch, Zwiebeln, Rettich usw. sowie scharfe Gewürze. Leiden Sie allerdings unter Hautproblemen oder Rückenschmerzen, sollten Sie mit scharfen Gemüsen und Gewürzen eher zurückhaltend umgehen. Empfehlenswert sind jedoch in jedem Fall wärmespendende Getreide wie Hirse und Hafer.

Wasser

Das Wasserelement steht für den Winter und damit für die Regeneration. Ihm wird der salzige Geschmack zugeordnet. Das Wasserelement korrespondiert mit den Organen Niere und Blase. Da diese sehr anfällig gegen Kälte sind, sollten sie durch entsprechende Kleidung vor allem in der kalten Jahreszeit immer gut geschützt werden. Erwärmend wirken außerdem warme Getränke – beispielsweise Kräutertees oder einfach heißes Wasser. Auch Suppen sind besonders empfehlenswert. Um den Körper zu wärmen und das Wasserelement zu stärken, sollten Sie möglichst häufig Hülsenfrüchte auf Ihren Speiseplan setzen, außerdem Reis, Haferflocken und Fisch. Mit Salz dagegen bitte eher sparsam umgehen – verwenden Sie zum Würzen lieber Kräuter (frisch, getrocknet oder gefroren). Das ist nicht nur gesünder, sondern Sie werden auch spüren, wie sehr sich Ihr Geschmacksempfinden verfeinert, weil das Aroma der einzelnen Lebensmittel nicht mehr vom Salz überdeckt wird.

Die Mahlzeiten der chinesischen Küche

Die chinesische Küche berücksichtigt alle diese Komponenten der Gesundheitspflege, ist schmackhaft und (bis auf wenige Rezepte) sehr unkompliziert. Da viele Menschen in China relativ arm waren und sind, handelt es sich auch um eine preiswerte Küche. Der meiste Arbeitsaufwand entfällt auf die Vorbereitung, da Gemüse und vor allem Fleisch (das ja nur sehr sparsam verwendet wird) sehr klein geschnitten wird. Dafür geht das (schonende!) Kochen sehr schnell, weil die meisten Gerichte im Wok zubereitet werden. (Anstelle eines Woks können Sie auch eine tiefe Pfanne verwenden.)

Wichtig ist, dass Sie in Zubereitung, Farbe und Form, Geschmacksrichtungen usw. möglichst viele Kontraste berücksichtigen, so dass ein ausgewogenes Menü entsteht. Verbinden Sie also hell mit dunkel, mild mit scharf, Fleisch mit Fisch. Auf kalte Gerichte sollten heiße folgen, auf süße salzige.

In der Diätetik der Traditionellen Chinesischen Medizin ist es nicht nur von Bedeutung, bei der Ernährung die Jahreszeiten zu beachten, sondern auch, wann man im Tageslauf seine Mahlzeiten zu sich nimmt und wie diese zusammengesetzt sein sollten.

Essen Sie mit Liebe, genießen Sie Aussehen, Duft und Geschmack jeder einzelnen Speise. Sie wird Ihnen dann nicht nur besser bekommen – diese Einstellung wird Ihnen gleichzeitig dabei helfen, mühelos abzunehmen!

Milch und Milchprodukte

In China und anderen fernöstlichen Ländern gibt es offensichtlich das Phänomen, dass die dort lebenden Menschen keine Milch vertragen. Bei ihnen besteht eine Laktoseintoleranz, d. h. eine Überempfindlichkeit gegenüber Milchzucker. Möglicherweise wegen eines ererbten Fermentmangels können diese Menschen Milchzucker nicht verdauen – so kann es nach dem Genuss von Milch oder Milchprodukten zu schwerwiegenden Verdauungsstörungen kommen. Möglicherweise hat dies bei der Traditionellen Chinesischen Medizin im Bereich der Diätetik zu einer ablehnenden Haltung gegenüber Milchprodukten geführt.

Frühstück

Das Frühstück sollte nach den Richtlinien der chinesischen Ernährungslehre die größte Mahlzeit des Tages sein, denn schließlich gilt es Energien zu speichern für die Anforderungen, die auf Sie zukommen. Deshalb empfiehlt sich ein Getreidebrei aus Hirse, Hafer, Weizen oder Roggen. Sie können das Getreide frisch schroten (bei Hirse nicht nötig) oder aber Getreideflocken verwenden. Dazu geben Sie Obstsaft, frisches Obst, geröstete Nüsse, Jogurt, Dickmilch, Honig, Ahornsirup, etwas Sahne – ganz nach Belieben. Den Brei kann man kalt oder warm essen.

Menschen, die eher zum Yang-Typ mit Hitzesymptomen tendieren, sollten möglichst auf Wurst und Ei zum Frühstück verzichten und statt dessen kühlende Lebensmittel wie Käse, Jogurt und Müsli verzehren. Empfehlenswert ist besonders ein Hirsebrei mit Äpfeln, Birnen, Bananen und Jogurt.

Menschen, die eher zum Yin-Typ mit Kälte-Symptomen tendieren, sollten zum Frühstück ein Müsli mit dem südamerikanischen Getreide Quinoa (im Reformhaus erhältlich) ausprobieren. Dieses wird mit Ingwer und Zimt gewürzt und evtl. leicht erwärmt und mit Rosinen und Datteln angereichert.

Zweites Frühstück
Jogurt oder Obst frischen die Lebensgeister wieder auf. Als Getränke empfehlen sich Kräutertees. Erwärmend wirken Yogi-Tee, Fenchel und Sternanis, aber auch Kaffee und Kakao. Eher kühlend wirken Hagebutten-, Malven-, Hibiskus- und Mangotee. Das gleiche gilt für Schwarzen und Grünen Tee.

Mittagessen
Wenn es Ihnen möglich ist, sollte das Mittagessen eine warme Speise sein. Wichtig dabei ist der Getreideanteil (Reis, Hirse, Bratlinge oder Aufläufe aus Weizen, Gerste usw.), weil dieser auf die physischen und psychischen Energien harmonisierend wirkt.

Zwischenmahlzeit
Wenn Sie mögen, essen Sie am Nachmittag einen Vollkornkeks oder ein Stückchen Vollkornkuchen oder auch etwas Obst. Dazu passt am besten ein Kräutertee oder ein Glas Mineralwasser.

Abendessen
Nehmen Sie die letzte Mahlzeit des Tages möglichst nicht nach 18 Uhr ein. Wie der Organuhr zu entnehmen ist (darauf wurde bereits in einem vorangehenden Kapitel eingegangen), verfügen Verdauungsorgane, Magen und Milz über die geringste Energie und können somit ihre Aufgaben nur eingeschränkt erfüllen. Suppen und leichte Eierspeisen sind deshalb am besten geeignet.

Reis
Einen besonderen Stellenwert in der chinesischen Diätetik hat der Reis. Er ist wichtigster Bestandteil chinesischer Mahlzeiten. Da er in der chinesischen Diätetik als neutrales Lebensmittel eingestuft wird, kann er auf den gesamten Organismus harmonisierend einwirken.
In China werden vorwiegend die folgenden Reisarten verwendet:
- Klebreis (nuomi)
- Rundkornreis (gengmi)
- Langkornreis (xiangmi)

Trinken Sie Mineralwasser nicht literweise – besonders nicht direkt aus dem Kühlschrank. Das kühlend wirkende Mineralwasser kann nach traditioneller chinesischer Sichtweise Nieren und Verdauungsorgane schädigen.

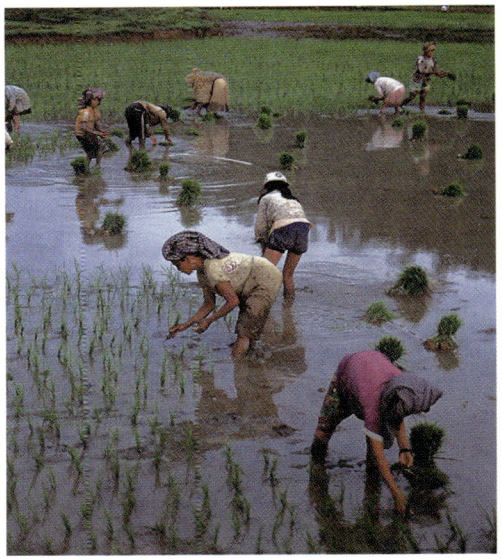

Reisanbau

Auch in Europa wird der Reis wegen seiner heilsamen Eigenschaften geschätzt. So ist Reisschleim vor allem bei Magenbeschwerden eine seit langem angewendete Krankenkost, die den Organismus nicht belastet. Schon Hildegard von Bingen empfahl, einen Reistag in der Woche zur Entstauung des Körpers einzulegen – eine Empfehlung, die man häufig in modernen Diätvorschlägen wiederfindet. Reis wird dem Mond zugeordnet. Diese Beziehung kommt auch dadurch zum Ausdruck, dass er das wasserliebendste aller Getreide ist und dass seine wichtigsten Inhaltsstoffe sich in dem das Reiskorn umgebenden Silberhäutchen befinden.

Reis gilt als das Getreide der Phlegmatiker, weil die ihm innewohnende Ruhe und das Gleichmaß der strömenden Flüssigkeit auf Körper und Seele weiterwirken.

Reis baut die Lebensenergie Qi auf und sollte deshalb möglichst häufig auf Ihrem Speisezettel stehen!

Klebreis quillt zwar nicht so gut wie die anderen Reissorten, ist aber – wie der Name schon sagt – am klebrigsten und daher am besten für das Essen mit Stäbchen geeignet. Er ist

Hauptbestandteil des chinesischen Reisweins. Auch Bier wird daraus hergestellt.

Auch Rundkornreis quillt nicht sehr stark, wird aber schnell gar. Er ist die zweitklebrigste Reissorte.

Am besten quillt der am wenigsten klebrige Langkornreis.

Die chinesische Küche ist durchaus nicht einheitlich. Sie unterscheidet sich vielmehr nach den Regionen dieses riesigen Landes. Ganz grob kann man sagen, dass die (weltweit am meisten bekannte) kantonesische Küche eher leicht und sanft ist.

Die chinesische Küche ist eine Gesundheitsküche, weil sie unmittelbar auf das Wohlbefinden des Menschen wirkt. Denn: Wer ausgewogen isst, ist auch ausgeglichen. So geht es denn auch nicht nur um die Qualitäten heiß-kalt oder süß-sauer, sondern auch um die Farben der Speisen. Im Westen kennen wir den Satz, dass auch das Auge mit isst. In China aber gibt es wieder entsprechende Zuordnungen zu den Farben der Speisen (beispielsweise der Gemüse): So wird

● Grün der Leber
● Rot dem Herzen
● Gelb der Milz
● Weiß der Lunge
● Blau (bzw. Schwarz) der Niere

zugeordnet.

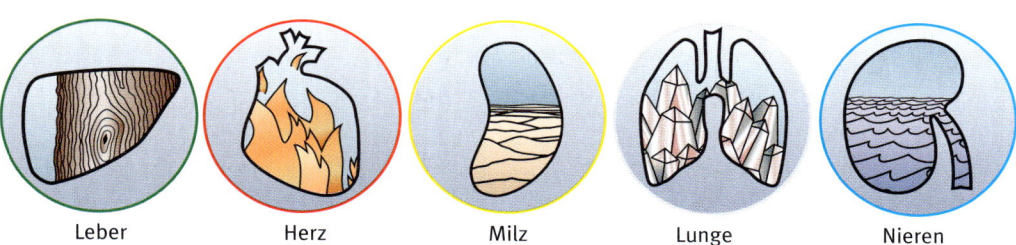

Leber   Herz   Milz   Lunge   Nieren

● Rezepte

Alle folgenden Rezepte sind für vier Personen berechnet.

Hauptgerichte

Eines der bekanntesten Gerichte der chinesischen Küche ist „Schweinefleisch süß-sauer" – Sie finden es auf der Speisekarte jedes chinesischen Restaurants. Aber Sie können es auch sehr leicht selbst zu Hause kochen!

● **Zutaten**
für das Essiggemüse: 1 kleine Möhre, 1 Stück Ingwerwurzel, 1 rote Chilischote, Salz, 1 TL Zucker, 1 TL Essig;
für das Fleisch: 250 g mageres Schweinefleisch, 1 EL Sojasoße, 1 Eiweiß, 1 EL Speisestärke, 1 grüne Paprikaschote, 2 Knoblauchzehen, Öl, 3 EL Essig, 3 EL Zucker, 3 EL Wasser, 1 EL Tomatenketchup (oder Chilisoße, wenn Sie es schärfer mögen), Salz.

● **Zubereitung:** Die Möhre putzen und in Streifen schneiden. Ingwer und die entkernte Chilischote fein hacken. Salzen und zugedeckt sechs Stunden lang in den Kühlschrank stellen. Dann abspülen und abtropfen lassen. Mit Zucker und Essig vermischen und weitere sechs Stunden lang ziehen lassen. Das Fleisch würfeln (ca. 2 x 2 cm). Sojasoße, Eiweiß und Stärke verrühren, mit dem Fleisch vermischen und zwanzig Minuten lang kalt stellen. Die Paprikaschote putzen und würfeln. Die Knoblauchzehen hacken. Die restliche Speisestärke unter das Fleisch mischen. Nun in heißem Öl (im Wok oder in einer tiefen Pfanne) drei Minuten lang ausbacken. Aus dem Fett herausnehmen, kurz auskühlen lassen, dann noch einmal für eine Minute ins heiße Fett geben. Auf Küchenpapier abtropfen lassen. 2 EL des Bratfettes in einer Pfanne erhitzen, den Knoblauch darin anrösten, die Paprikastücke und das abgetropfte Essiggemüse dazu geben. Die restlichen Zutaten verquirlen und ebenfalls beifügen. Das Ganze aufkochen lassen und die Fleischwürfel dazu geben und alles eine halbe Minute lang erhitzen. Möglichst sofort servieren, damit das Fleisch schön knusprig bleibt.

Chinesisch kochen hat viele Vorteile: Diese Gerichte lassen sich gut vorbereiten, sind im Nu fertig, schmecken lecker, sehen gut aus, sind sehr gesund – und überdies noch preiswert.

Geflügel ist ebenfalls ein wichtiger Bestandteil der chinesischen Küche. Hier ein besonders leckeres Rezept.

● **Zutaten:** 300 g Hühnerbrust, 1 Eiweiß, 1 EL Speisestärke, 1 EL Sherry, 1 EL Sojasoße, Salz, 4 EL Öl, 2 EL Cashewnüsse, 1 Stückchen frischer Ingwer, 2 Frühlingszwiebeln, 2 Scheiben Ananas (frisch oder aus der Dose), 2 EL Ananassaft, 2 EL Sojasoße, Zitronensaft, Salz und Pfeffer, 1 TL Zucker, 1 TL Sesamöl, Petersilienblätter.

● **Zubereitung:** Die Hühnerbrust in 1 cm dicke Scheiben schneiden. Mit Eiweiß, Stärke, Salz, Sherry und Sojasoße vermischen und für eine halbe Stunde in den Kühlschrank stellen. Die Cashewnüsse in heißem Öl eine Minute lang anrösten, dann aus dem Fett nehmen. Darin nun das Hühnerfleisch rasch unter ständigem Rühren braten, den gehackten Ingwer und die Frühlingszwiebeln dazu geben. Die Ananasscheiben in kleine Stücke schneiden und dazu geben. Die Soßenzutaten angießen und das Ganze nochmals kurz aufkochen. Nun die gebratenen Cashewkerne zufügen und alles gut vermischen. Zum Schluss das Gericht mit gehackter Petersilie bestreuen.

Auch Fisch lässt sich auf die süß-saure Variante zubereiten!

● **Zutaten:** 600 g festes Fischfilet, 2 Eier, 2 EL Sojasoße, 1 TL Speisestärke, evtl. 1 EL Reiswein, Öl, geröstete Cashewkerne; für die Soße: 2 Knoblauchzehen, ein Stück frischer Ingwer, 3 Chilischoten, 100 g TK-Erbsen, 2 EL Tomatenmark, 1 EL Essig, 2 EL Zucker, 4 EL Sojasoße, 1 EL Speisestärke.

● **Zubereitung:** Das Fischfilet waschen, abtrocknen und in daumengroße Stücke schneiden. Eier, Sojasoße, Stärke und evtl. den Reiswein miteinander verrühren, die Fischstreifen darin wenden und in den Kühlschrank stellen. Knoblauch und Ingwer schälen, fein hacken. Die Chilischoten entkernen, waschen und ebenfalls fein hacken. Die Erbsen in ein Sieb geben, mit heißem Wasser übergießen und abtropfen lassen. Die übrigen Zutaten für die Soße verrühren. Nun reichlich Öl im Wok oder in einer tiefen Pfanne erhitzen. Die Fischstücke portionsweise im heißen Öl zwei bis drei Minuten frittieren, dann herausheben. Danach das Öl abgießen. Die

Sehr gut zu diesem Fischgericht passen auch Früchte, z. B. Ananas oder Litschis.

Knoblauchmischung kurz anbraten, dann die Soßenmischung darunter rühren. Kurz aufkochen lassen und mit dem Fisch und den Cashewkernen servieren.

Wenn Sie lieber einmal vegetarisch essen möchten, hält die chinesische Küche auch hierfür eine Vielzahl von Möglichkeiten bereit. Hier ein Beispiel:

● **Zutaten:** 1 Möhre, 1 Zwiebel, 1 Stange Porree, 2 Stangen Bleichsellerie, 100 g Bambussprossen, 100 g Champignons, 1 grüne Paprikaschote, 100 g Sojakeime, 1 Knoblauchzehe, 1 Stück Ingwer, 3 EL Öl, etwas Salz, 1 EL Sojasoße, Zucker nach Geschmack, 4 EL Brühe, 1 TL Sesamöl.

● **Zubereitung:** Alle Gemüse putzen und in feine Streifen oder Scheiben schneiden. Die Sojakeime verlesen (falls selbst gezogen) oder abtropfen lassen (falls aus Glas oder Dose). Knoblauch und Ingwer fein hacken und mit etwas Salz in heißes Öl geben. In der angeführten Reihenfolge alle Gemüse nacheinander dazu geben und rasch umrühren. Zum Schluss mit den restlichen verquirlten Zutaten angießen und kurz aufkochen lassen.

Dessert

Das bekannteste Dessert sind neben gekühlten Litschis aus der Dose mit ihrem sehr charakteristischen Geschmack wohl die gebackenen Bananen.

- **Zutaten:** 4 Bananen, 1 Tasse Mehl, 1 Tasse Wasser, 1 TL Backpulver, Salz, Zucker, Öl.
- **Zubereitung:** Die Bananen schälen und in Scheiben oder Stücke schneiden. Das Mehl mit den anderen Zutaten (außer dem Öl) zu einem dünnen Teig verrühren. Die Bananen darin wenden und in heißem Öl goldbraun backen. Dann auf Küchenpapier abtropfen lassen.

Suppen

Traditionell wird in China die Suppe als letzter Gang gereicht. Hier ein Rezept, in dem Sie auch Reste vom Rinderbraten verwerten können.

- **Zutaten:** 200 g Rinderlende, 1 EL Sojasoße, 1 EL trockener Sherry, 1 EL Speisestärke, 70 g Langkornreis, 1 Stückchen frischer Ingwer, 2 Lauchzwiebeln, 1 kleine Möhre, 2 EL Öl, Salz, 1 l Hühner-, Rinder- oder Gemüsebrühe, Petersilie.
- **Zubereitung:** Rindfleisch in schmale Streifen schneiden. Sojasoße, Sherry und Stärke verquirlen, das Fleisch darin 30 Minuten ziehen lassen. Inzwischen den Reis garen. Knoblauch, Ingwer und Lauchzwiebeln schälen und fein hacken. Möhren schälen und in feine Stifte schneiden.

Dann das Öl in einem Topf erhitzen. Knoblauch, Ingwer und Zwiebeln darin andünsten, dann die Möhren dazu geben und unter Rühren mitbraten (dabei sofort salzen, damit sie ihre Farbe behalten!). Nun die Fleischstreifen hinzufügen und braten. Den Reis abgießen und in den Topf geben. Mit der Brühe auffüllen und alles zum Kochen bringen. Mit Petersilie bestreuen und sofort servieren.

Sie können statt Rind- auch Geflügel- oder Schweinefleisch verwenden. Eine schöne Variation ist außerdem die Beigabe von Sojasprossen (frisch oder aus dem Glas).

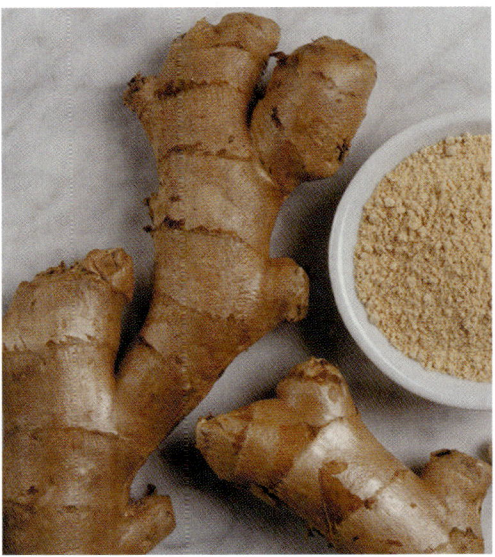

- Ingwer – ein wichtiges Gewürz in der chinesischen Küche

Ein zweites Suppenrezept ist ein absoluter Klassiker der chinesischen Küche: die Eierblumensuppe.

● **Zutaten:** 2 Eier, 1 TL Sojasoße, 1 TL Sesamöl, Pfeffer, 1 Frühlingszwiebel, 1 l Hühnerbrühe

● **Zubereitung:** Die Eier mit Sojasoße und Sesamöl verquirlen, kräftig pfeffern. Die Frühlingszwiebel in feine Ringe schneiden. Die Brühe aufkochen, die verquirlten Eier durch ein Sieb unter ständigem Rühren in die noch leicht köchelnde Brühe geben. Die Frühlingszwiebeln *zu dieser Suppe können Sie auch in schmale Streifen geschnittenen, gekochten Schinken hinzufügen.* hinzufügen.

Die folgende Suppe (die übrigens in ähnlicher Form schon in den 60er-Jahren von dem amerikanischen „Ernährungspapst" Gaylord Hauser empfohlen wurde) gibt Ihnen Kraft und ist außerdem gut für die schlanke Linie:

● **Zutaten:** 1 l Gemüsebrühe (selbst gemacht oder Fertigprodukt aus dem Reformhaus), 150 g Glasnudeln (aus dem Supermarkt, Reformhaus oder Asienladen), 1 Bund Staudensellerie, 300 g Weißkohl, 300 g Möhren, 2 Paprikaschoten, 1 Chilischote, 1 TL frisch geriebener Ingwer, 1 TL Currypulver, etwas Salz und Pfeffer, 2 EL Sojasoße, 2 EL Zitronensaft, 1 Bund Petersilie, 400 g Hühnerbrustfilets.

● **Zubereitung:** Glasnudeln für eine Minute ins kochende Wasser geben. Dann im Sieb kalt abspülen und mit der Küchenschere klein schneiden. Gemüsebrühe aufsetzen und mit Ingwer und Curry würzen. Das Gemüse putzen und in kleine Stücke bzw. Stifte schneiden. In der Gemüsebrühe bei mittlerer Hitze acht Minuten ziehen lassen. Hühnerbrustfilets in kleine Streifen schneiden und dazu geben. Mit Sojasoße, Zitronensaft, Salz und Pfeffer abschmecken. Weitere zehn Minuten köcheln lassen. Zuletzt die klein gehackte Petersilie darüber streuen. *Diese Suppe reicht für zwei Tage und ersetzt alle Mahlzeiten.*

Chinesische Kräuterheilkunde/Arzneitherapie

Viel älter noch als die Akupunktur ist die chinesische Kräuterheilkunde (oder allgemeiner: Arzneitherapie), die lange Zeit in der fernöstlichen Medizin die erste Stelle einnahm.

Gleich zu Anfang soll dieses Kapitel erweitert werden, denn nicht nur Kräuter, sondern Heilmittel aus allen Bereichen der Natur (beispielsweise auch tierischer und mineralischer Herkunft) werden zur Heilung verwendet. Ernst Jünger gibt uns einen guten Einblick, wie es in einer Apotheke zugeht, wo nach den Prinzipien der chinesischen Medizin die ganz individuellen Medikamente zubereitet werden:

„Der Apotheker Lee Tan Shep und seine Gattin begrüßten uns und ließen Tee auftragen. Außer ihnen waren noch ein Gehilfe und ihr fünfjähriges Töchterchen im Geschäft, das lebhaft besucht wurde. Die Kunden verweilten längere Zeit, denn der Apotheker versorgt sie nicht nur mit Medikamenten, sondern er wird auch konsultiert, ist also, wie bei uns zu Paracelsus Zeiten Iatro-Chemiker. (…)

Der chinesische Begriff der Gesundheit umfasst körperliches, geistiges und soziales Wohlbefinden; diesem Ziel gilt die Behandlung – die Ausgewogenheit von Yin und Yang spielt die Hauptrolle dabei. Der Patient sitzt dem Arzt gegenüber, der sein Gesicht, besonders die Augen beobachtet, ihn sprechen lässt, den Puls auf beiden Seiten prüft, kurzum ein Urteil von psychophysischem Befinden zu gewinnen sucht, nach dem er die Behandlung einrichtet.

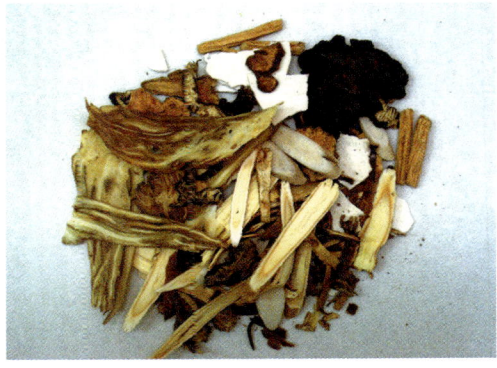

● Typische chinesische Kräutermischung

Iatrochemie (auch als Chemiatrie bezeichnet)

Hierbei handelt es sich um eine auf Paracelsus zurückgehende Richtung der Medizin im 17. und 18. Jahrhundert. Laut Brockhaus verstanden die Iatrochemiker – im Unterschied zu den Iatrophysikern – die Körperfunktionen als chemische Umwandlungen von Stoffen in saure oder alkalische Produkte nach Einwirkung eines hypothetischen „Ferments".
Die Iatrochemie bedeutet eine Anpassung der aus der Antike stammenden Humoralpathologie (die die Vorgänge im menschlichen Körper auf dessen „Säfte" zurückführte) an neues chemisches Wissen. Für die Iatrochemiker galt Gesundheit als ausgewogenes, Krankheit dagegen als gestörtes Verhältnis zwischen sauren und alkalischen Stoffen. Der Iatrochemie gelangen erste Einsichten in die chemischen Vorgänge bei Verdauung und Atmung.

Die Apothekerin verteilte auf einem Tablett zwölf Medikamente aus den drei Naturreichen und legte daneben Kügelchen, die sie über Nacht geknetet hatte; sie zeigte einige der Ingredienzien – darunter Schlangengalle und Pulver aus getrockneten Seepferdchen. Dann tat sie, als ob sie einem Patienten gegenübersäße und begann, um Yin und Yang auszugleichen, zu manipulieren, indem sie hier von einer Tafel abbrach, dort einem Pulver eine Prise zufügte."
(Ernst Jünger, Tagebuchaufzeichnungen – Kuala Lumpur, 10. 5. 1986, zitiert aus den „Wegwarten", Heft 156/2002)

Die chinesischen Arzneimittel wurden und werden auf die verschiedenste Art zubereitet – wie wir dies auch aus der westlichen Volks- und Naturmedizin kennen. Als heute noch am weitesten verbreitete Zubereitungsformen der Drogen nennt Paul U. Unschuld in seinem Buch „Chinesische Medizin" folgende:

- Zheng: Dämpfen und anschließende Trocknung an der Sonne.
- Zhu: Aufkochen in Wasser, Wein, Essig oder anderen Flüssigkeiten (Unschuld führt dabei auch Knabenurin an).
- Ao: Braten in einer Flüssigkeit, wobei Wein Blockaden in den Leitbahnen öffnet, Schmerz stillt und schädliche Winde vertreibt, Ingwersaft bittere und kalte Arzneidrogen abmildert, so dass sie den Magen nicht reizen, und Essig die zusammenziehenden und schmerzstillenden Fähigkeiten bestimmter Substanzen erhöht.
- Pao: Kurzfristiges Erhitzen der Arzneisubstanz auf hohe Temperatur bis zur Bräunung, wodurch giftige Komponenten abgeschwächt werden.

Die chinesischen und westlichen Darreichungsformen ähneln sich in vieler Hinsicht. Aber es gibt auch Unterschiede. Dazu Paul U. Unschuld:
„Pulver, Pillen und Pasten der chinesischen Pharmazie ähneln in Zubereitung und Zielsetzung den entsprechenden Arzneiformen der traditionellen europäischen Pharmazie. In der Anwendung bestehen freilich gelegentlich signifikante Unterschiede. So kennt die europäische Pharmazie keine Punktsalben. Dies sind pharmazeutische Zubereitungen in Salben- oder Pastenform, die in identischer Zusammensetzung dennoch höchst unterschiedliche Wirkungen auf den Organismus auszuüben imstande sein sollen, je nachdem, auf welche Akupunkturpunkte man sie aufträgt."

- Chao: Rösten einer Arzneidroge, das – beispielsweise mit Salz – dazu dient, die Wirkung in die Niere zu lenken.
- Hong: Langsames Trocknen, vor allem von Blüten und – wie in der chinesischen Medizin üblich – auch von Insekten.

Nicht immer verwendet die chinesische Arzneimittelkunde nur eine einzelne Droge zur Behandlung – häufig werden verschiedene Substanzen miteinander gemischt, um ein besseres Heilergebnis zu erzielen. Diese Mischungen können aufeinander einwirken. Dazu noch einmal Paul U. Unschuld:

- Xiangxu („Eine hilft der anderen"): Damit wird die gegenseitige Verstärkung gleichartiger Wirkungen verschiedener Arzneimittel bei gleichzeitiger Verabreichung bezeichnet.

- Xiangshi („Eine stiftet die andere an"): Hierbei geht es um die gegenseitige Verstärkung unterschiedlicher Wirkungen verschiedener Arzneimittel bei gleichzeitiger Verabreichung.
- Xiangwei („Eine fürchtet die andere"): Dadurch wird die Verringerung unerwünschter Nebenwirkungen eines Arzneimittels bei gleichzeitiger Verabreichung bezeichnet.
- Xiangsha („Eine tötet die andere"): Dabei werden unerwünschte Nebenwirkungen eines Arzneimittels durch die gleichzeitige Verabreichung eines anderen Mittels ausgeschaltet.
- Xiangwu („Eine hasst die andere"): Mitunter werden die erwünschten Wirkungen von Arzneimitteln bei gleichzeitiger Verabreichung verringert – dafür steht diese aussagekräftige Bezeichnung.
- Xiangfan („Eine richtet sich gegen die andere"): Damit wird die Erzeugung unerwünschter neuer Wirkungen durch die gemeinsame Verabreichung verschiedener Arzneimittel bezeichnet – deren gesonderte Gabe solche Wirkung nicht hervorruft und wobei es also zu einem Synergieeffekt kommt.
- Danxing („Eine geht alleine"): Hierbei handelt es sich um die Verabreichung einer einzelnen Arzneidroge, die durch andere Medikamente nicht beeinflusst wird.

Obwohl in China schon seit Jahrhunderten Fertigarzneimittel produziert werden, gibt es immer noch (und wieder) Ärzte, die ihre Patienten von Tag zu Tag beobachten und entsprechend der Tages-

form ihre Medikamente mischen. Sie bevorzugen bei ihren Rezepten in den meisten Fällen das Verfahren der Aufkochung.

Seit dem 13. Jahrhundert gibt es in China ein weit gespanntes Netz von Herstellern pharmazeutischer Heilmittel.

Die verschiedenen Kräuter werden in ihrer Wirkung unterschieden nach

- Temperaturverhalten
- Geschmack
- Wirkung auf die Leitbahnen.

Über alle diese Prinzipien ist bereits ausführlich in den vorangegangenen Kapiteln berichtet worden. Deshalb hier nur eine kurze Zusammenfassung inbezug auf die Kräuterheilkunde: Erkrankungen werden in der Traditionellen Chinesischen Medizin u.a. nach ihrem Temperaturverhalten eingeordnet, diagnostiziert und therapiert. Deshalb werden „Hitzeerkrankungen" mit kühlenden Kräutern, „Kälteerkrankungen" mit wärmenden Kräutern behandelt.

Auch die Geschmacksrichtung ist von Bedeutung. Im Kapitel über die Ernährungslehre wurden bereits die Unterschiede der Wirkungen des bitteren, sauren, süßen, scharfen und salzigen Geschmacks dargestellt. So wirkt der bittere Geschmack austrocknend und leitet die Säfte in den unteren Körperbereich. Der saure Geschmack hat eine zusammenziehende Wirkung und hält die Körpersäfte in ihrem angestammten Bereich. Der süße Geschmack wirkt entspannend und befeuchtend auf den Organismus, baut das Qi auf und verteilt es gleichmäßig. Der scharfe Geschmack löst Blockaden und leitet die Körpersäfte nach oben. Der salzige Geschmack wirkt eher aufweichend und leitet die Säfte in den unteren Körperbereich.

Von besonderer Bedeutung ist auch die Zuordnung von bestimmten Kräutern und Nahrungsmitteln (dazu siehe das vorhergehende Kapitel) auf die Leitbahnen und damit auf die einzelnen Organkreisläufe.

Der klinische Einsatz von Heilkräutern in den chinesischen Krankenhäusern, die nach der Traditionellen Chinesischen Medizin arbeiten, macht etwa zwei Drittel der Behandlungen aus! Viele der im Folgenden genannten Kräuter kennen wir aus unserem eigenen Garten oder der uns umgebenden Natur, viele können wir auch in der Apotheke erhalten, andere wiederum finden wir in der eigenen Küche im Gewürzschrank.

Wie die westliche Medizin warnt auch die Traditionelle Chinesische Medizin davor, ein einzelnes Heilkraut über längere Zeit hinweg zu verwenden – denn dann kann es zu einer „Umkehrwirkung" kommen, d.h. die Heilpflanze wirkt nicht mehr heilend, sondern verstärkt die Symptome noch!

Kräuter der TCM

Atractylodiswurzelstock
(Rhizoma Atractylodis Macrocephalae)

Der Atractylodiswurzelstock ist wirksam bei Wasseransammlungen im Gewebe und zur Förderung der Harnausscheidung. Darüber hinaus wirkt er bei Müdigkeit, Blähungen, Appetitmangel und Übelkeit/Erbrechen. Überdies sprechen rheumatische Beschwerden wie z. B. Wetterfühligkeit (besonders äußerer schädigender Einfluss Feuchtigkeit) häufig gut auf dieses Präparat an.

Beifußkraut
(Artimisiae herba)

Den Beifuß kennen wir im Westen als Zutat beim Gänsebraten, die dessen Fettigkeit mildert und unsere Verdauungssäfte durch seine Bitterkeit aktiviert. Die Wirkung ähnelt somit der des Wermutkrautes, ist aber schwächer. In der Traditionellen Chinesischen Medizin wird Beifuß vor allem durch die Eigenschaften „bitter" und „kalt" charakterisiert. Man verwendet ihn vor allem bei Fieber und Schwindel- oder Beklemmungsgefühlen.

Aus Beifußblättern lässt sich ein wunderbares Schlafkissen herstel-

Beifuß wird auch bei der Moxibustion verwendet (s. S. 170)

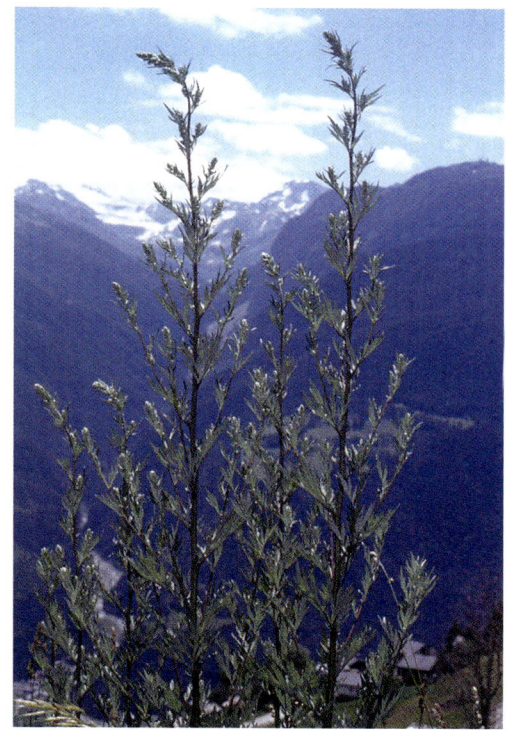

● Beifußkraut

len. Trocknen Sie reichlich Beifußblätter und füllen Sie diese in einen kleinen Kissenbezug. Dieses Kissen können Sie sich bei Krämpfen (beispielsweise vor der Menstruation) auch auf den Leib legen.

Achtung: Frauen im Wochenbett sollten ebenso wie schwangere Frauen keinen Beifuß zu sich nehmen. Verwendung findet das getrocknete Beifußkraut als äußere Anwendung allerdings bei der Moxibustion (s. dort), gerade auch in der Geburtsvorbereitung.

Der Beifuß zählt zu den potentesten pflanzlichen Allergenen – auf vorliegende Allergien ist zu achten!

Chrysanthemenblüten (Chrysanthemii Morifollii Flos)

In der Traditionellen Chinesischen Medizin werden den Chrysanthemenblüten die Eigenschaften von Kühle und Schärfe zugeordnet. Man verwendet sie vor allem bei Fieber, Kopfschmerzen und Sehstörungen.

Natürlich dürfen die Chrysanthemen nicht mit Schädlingsbekämpfungsmitteln oder chemischem Dünger behandelt sein!

Tipp: Mischen Sie gewaschene und kurz blanchierte weiße oder gelbe Chrysanthemenblütenblätter unter Ihren grünen Salat! So tun Sie gleichzeitig etwas für Ihre Gesundheit und für Ihr ästhetisches Empfinden. Das Auge isst mit – dieser Satz gilt besonders für die chinesische Küche!

Achtung: Bei Qi-Mangel, der begleitet ist von Durchfall und Appetitmangel, sollten Sie die Chrysantheme nicht verwenden.

Die Wertschätzung der Chrysantheme zeigt sich auch in zahlreichen Motiven des chinesischen Kunstgewerbes – beispielsweise auf Porzellan oder Stoffen.

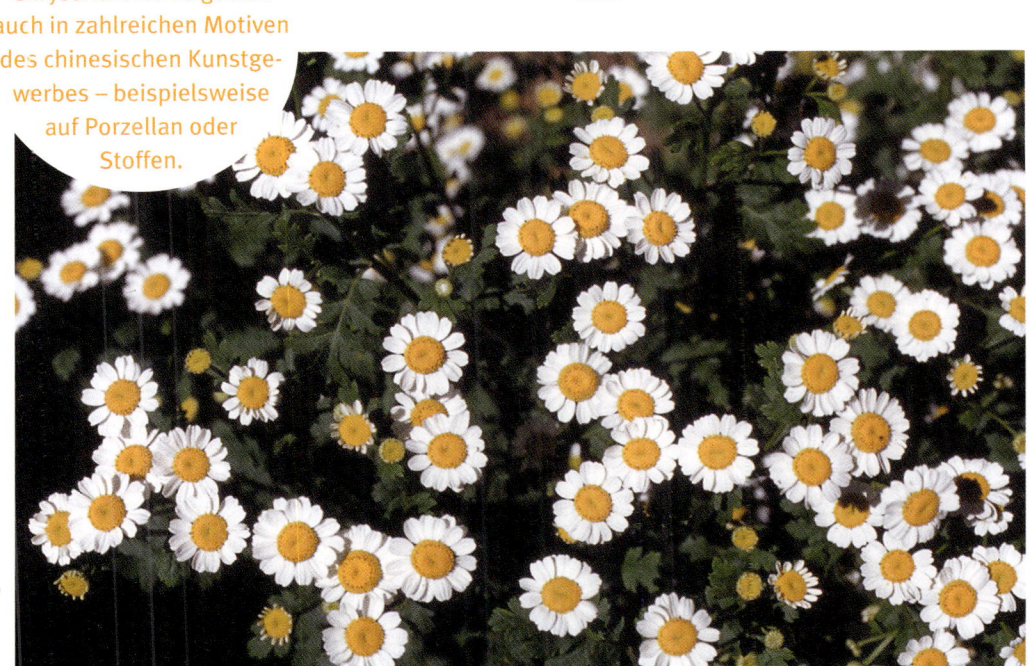

● Chrysanthemen

Engelwurz
(Angelica radix)

In der chinesischen Medizin wird der Engelwurz vor allem Schärfe und Wärme zugeordnet. Man verwendet sie gerne gegen Nasenverstopfung und Stirnhöhlenleiden, aber auch im frühen Stadium eiternder Hautinfektionen (bzw. Furunkel) zum Abschwellen und um den Eiterabfluss zu fördern.

Aus gemahlener Angelikawurzeln stellte schon Casanova besondere Kekse her – er mischte nämlich das zerkleinerte Haar seiner derzeitigen Geliebten darunter.

Eine Tinktur, mit der Sie die Haut abtupfen können, stellen Sie folgendermaßen her: Waschen Sie frische Angelikawurzeln und schneiden Sie sie klein (Sie können auch getrocknete Wurzeln aus der Apotheke verwenden). Füllen Sie sie in ein Glas mit Schraubdeckel und übergießen Sie sie mit so viel klarem Schnaps, dass die Pflanzenteile gut bedeckt sind. Nun drei Wochen lang an einem sonnigen oder warmen Platz (Fensterbank oder Heizungsnähe) ziehen lassen, dabei immer wieder leicht durchschütteln. Abseihen und in eine Flasche abfüllen.

Die innere Anwendung der Angelikawurzel (z.B. als Tee) ist bei Appetitlosigkeit, Völlegefühl, Blähungen und Magen-Darm-Krämpfen sinnvoll.

Achtung: In der Angelikawurzel sind sog. Furocumarine enthalten, die die Haut besonders empfindlich gegen UV-Strahlung machen. In der Zeit der Anwendung deshalb unbedingt Sonnenbäder und Solarien meiden!

Bei Blut- oder Yin-Mangel sollte die Engelwurz nicht verwendet werden.

In Frankreich entstand aus der ursprünglich bitter schmeckenden Engelwurztinktur der köstliche Chartreuse und verschiedene andere feine Klosterliköre.

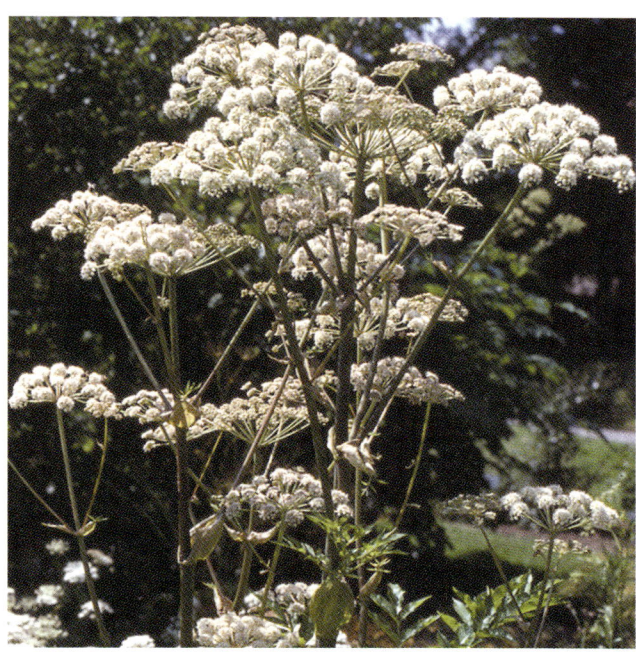

● Engelwurz

Geißblattblüten
(Lonicerae Flos)

Diese schönen Rankgewächse, die mit ihrem Aussehen und ihrem Duft unsere Sinne erfreuen, haben auch heilende Qualitäten, die sich die chinesische Kräutermedizin zunutze macht. Ihnen werden süße, kühlende und entgiftende Fähigkeiten zugeschrieben. Vor allem werden sie bei schmerzhaften Entzündungen und bei Darmerkrankungen eingesetzt.

Achtung: Bei Qi-Mangel und Milz/Magen-Syndromen sollten Geißblattblüten nicht verwendet werden.

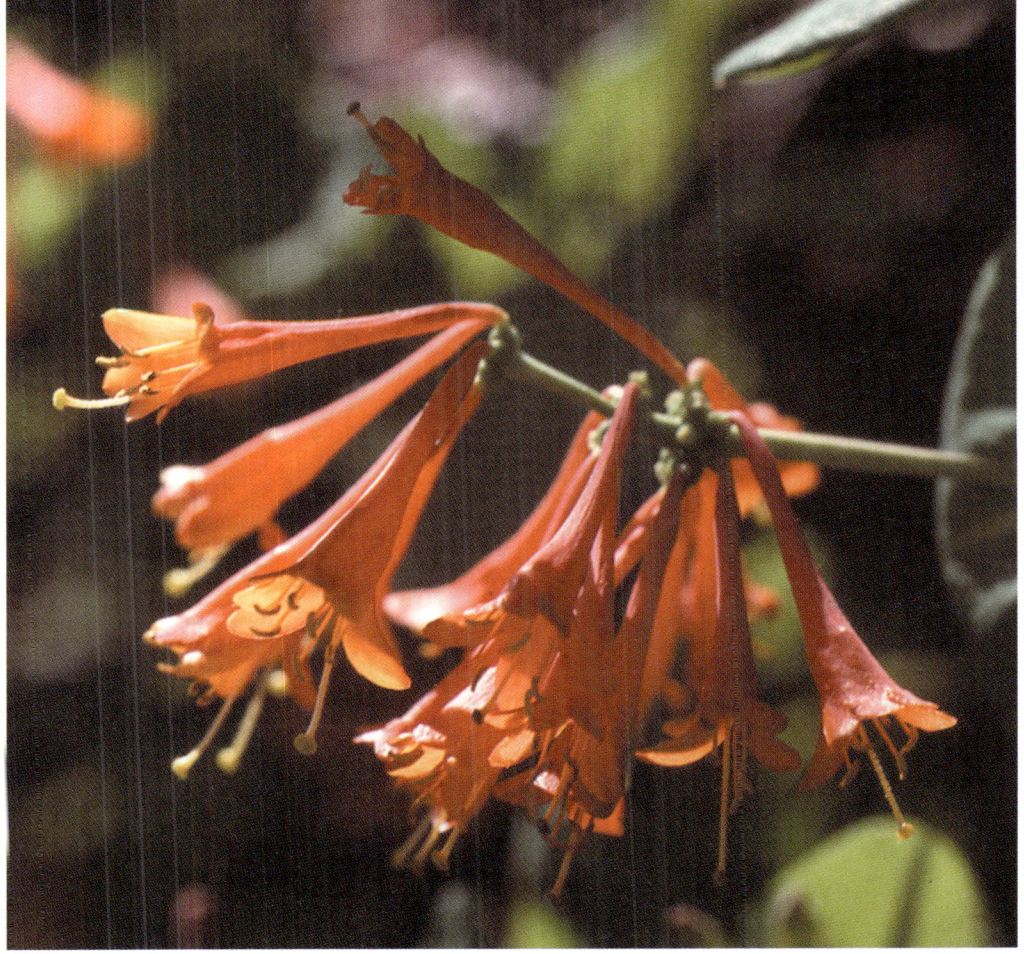

● Geißblattblüten

Ginsengwurzel
(Radix Ginseng)

Die Ginsengwurzel ist wohl das in der westlichen Welt bekannteste Heilmittel der Traditionellen Chinesischen Kräutertherapie. Sie findet sich hierzulande oftmals in Form von Fertigarzneien (als Tabletten, Pulver oder Lösungen). Die Hauptwirkrichtung der Ginsengwurzel ist die Stärkung des Qi. Sie wirkt dabei insbesondere auf Lunge, Milz und Magen, beruhigt darüber hinaus auch den Geist-Shen.

Die Original-Ginsengwurzel ist relativ teuer, so dass häufig Ersatzstoffe zur Anwendung kommen, wie z. B. die Radix Codonopsitis (Hockenwindenwurzel). Diese muss allerdings deutlich höher dosiert werden.

Hanfsamen
(Semen Cannabis)

Die Freigabe von Hanf (Marihuana) wird zurzeit in Deutschland heiß diskutiert. Dabei werden leider die heilenden Eigenschaften dieser Pflanze außer Acht gelassen. Die Traditionelle Chinesische Medizin setzt Hanfsamen schon lange ein und qualifiziert sie als süß, neutral und abführend. Vor allem lindert Hanf Verstopfungen. insbesondere bei älteren Patienten.

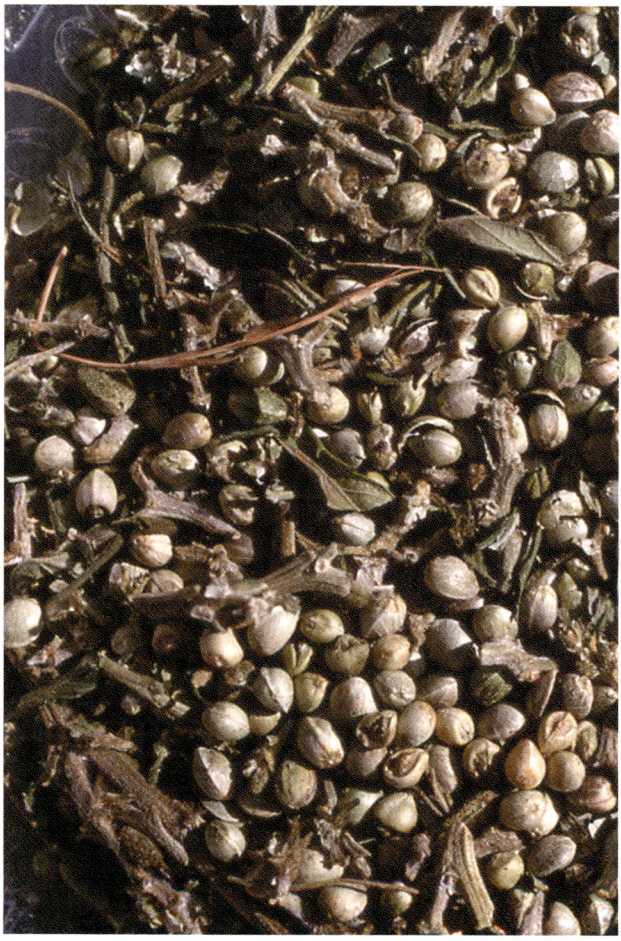

● Hanfsamen

Klettenfrüchte
(Arctii Fructus)

Die Klettenfrüchte, mit denen sich Kinder so gerne bewerfen, werden auch in der Traditionellen Chinesischen Medizin verwendet, denn ihre Heilwirkung erstreckt sich von Husten und Halsentzündungen bis zu Hauterkrankungen.

Achtung: Bei Qi-Mangel und bei offenen Eiterungen sollten keine Klettenpräparate verwendet werden.

Im Westen kennen wir vor allem die Klettenwurzel, die zur Haarkräftigung verwendet wird.

Kokospilz
(Sclerotium Poriae Cocos)

Der Kokospilz wird gerne bei Oberbauchbeschwerden (z. B. Völlegefühl), aber auch bei Durchfall eingesetzt. Er wirkt darüber hinaus bei Schlafstörungen und Vergesslichkeit. Er stärkt die Milz und beruhigt das Herz und den Geist-Shen.

Liebstöckelwurzel
(Radix Lingustici Wallichii, Chuanxiong)

Kopfschmerzen, die den „Winderkrankungen" zuzuordnen sind (plötzlich einsetzend und/oder wechselnder Charakter) bessern sich oft durch Liebstöckelwurzel. Sie fördert den Qi-Fluss und tonisiert das Blut.

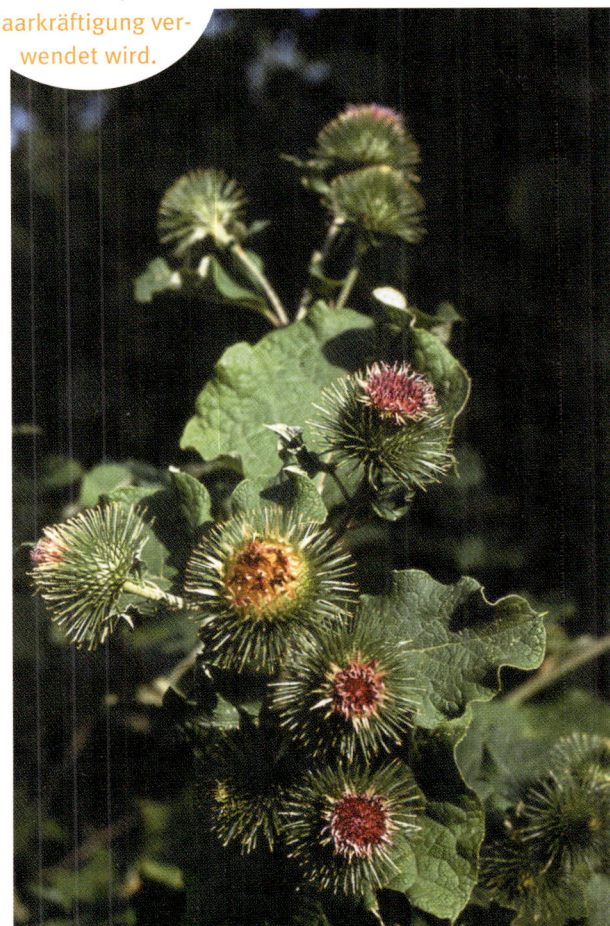

● Klettenfrüchte

Löwenzahn
(Taraxaci Radix cum Herba)

Gerade in Deutschland wurde (und wird) der Löwenzahn zu vielen Heilzwecken und nicht zuletzt auch in der Küche verwendet. Der im Westen heimische Löwenzahn entspricht zwar nicht genau dem in der Traditionellen Chinesischen Medizin verwendeten Mongolischen Löwenzahn, hat jedoch eine ähnliche Wirkung.

Die chinesische Kräutermedizin charakterisiert den Löwenzahn als bitter, süß und kalt. Er wird vor allem bei Hitzesyndromen eingesetzt, aber auch bei Abszessen und Eiterungen.

So stellen Sie einen wirksamen Tee gegen Hautunreinheiten und Pickel her: Zwei Handvoll Löwenzahnblätter kalt abspülen, abtrocknen und zerkleinern. Mit einem halben Liter kochenden Wasser übergießen und zehn Minuten ziehen lassen, dann abseihen. Einige Wochen lang dreimal täglich eine Tasse davon trinken.

Die häufigste Anwendung von Löwenzahn betrifft Störungen des Verdauungssystems. Hier wirkt er oft bei Appetitlosigkeit und Störungen des Gallenflusses.

Achtung: Bei Gallensteinleiden oder andersartigem Verschluss der Gallenwege nicht anwenden!

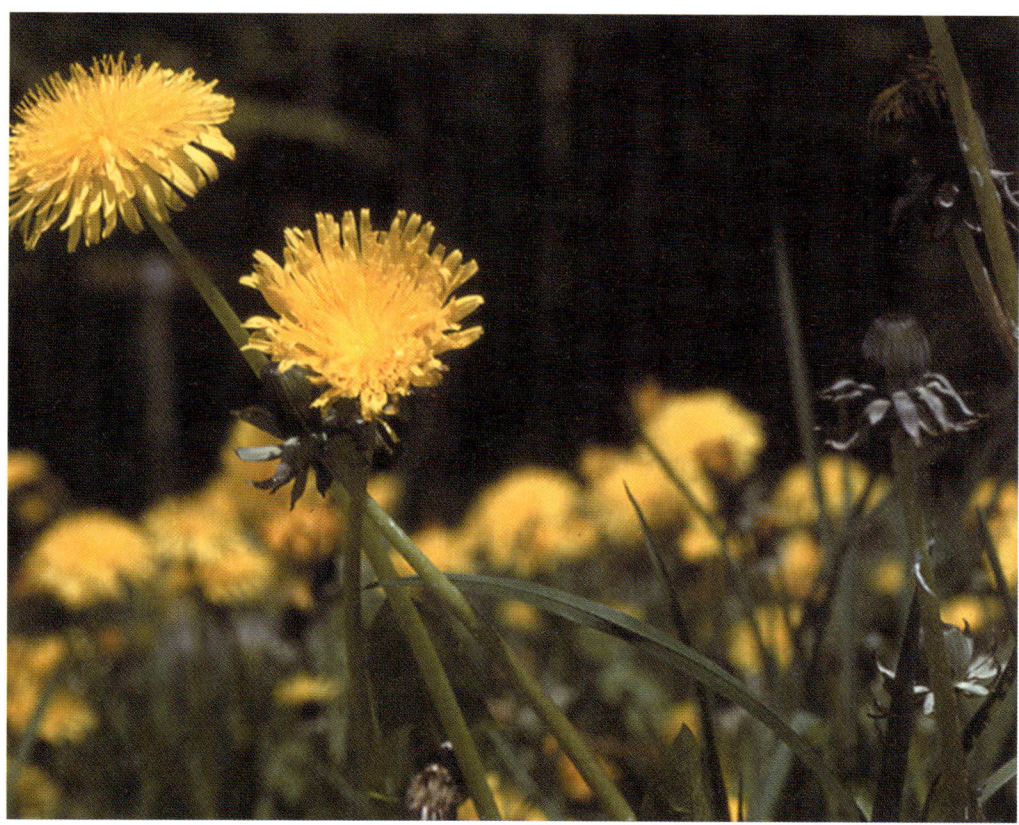

● Löwenzahn

Magnolienblüten
(Magnoliae Liliflorae)

Dieser schöne Baum erfreut uns im Frühling mit seinen wächsernen weiß-rosa Blüten, die erscheinen, bevor sich die Blätter zeigen. Die Blüten werden als bitter und leicht warm charakterisiert und sind hilfreich bei verstopfter Nase und Entzündungen der Nasennebenhöhlen. Wenn Sie einen Magnolienbaum im Garten haben, können Sie die Blütenblätter natürlich als Tee aufgießen.

Wussten Sie, dass der Norden Deutschlands vor einigen Jahrtausenden mit Magnolienwäldern bewachsen war? Diese wunderschöne Pflanze gehört also nicht nur dem asiatischen Raum an!

Zusätzlich können Sie auch folgendes köstliches Rezept verwenden: Verrühren Sie ein Eiweiß, etwas Mehl und Zucker zu einem Teig. Tauchen Sie dann gewaschene und sachte abgetrocknete Magnolienblüten in diesen Teig und backen Sie sie in in heißem Öl rasch aus. Die Blüten auf Küchenpapier abtropfen lassen und in feinstem Zucker wälzen.

Achtung: Bei Yin-Mangel sollte die Magnolie nicht verwendet werden.

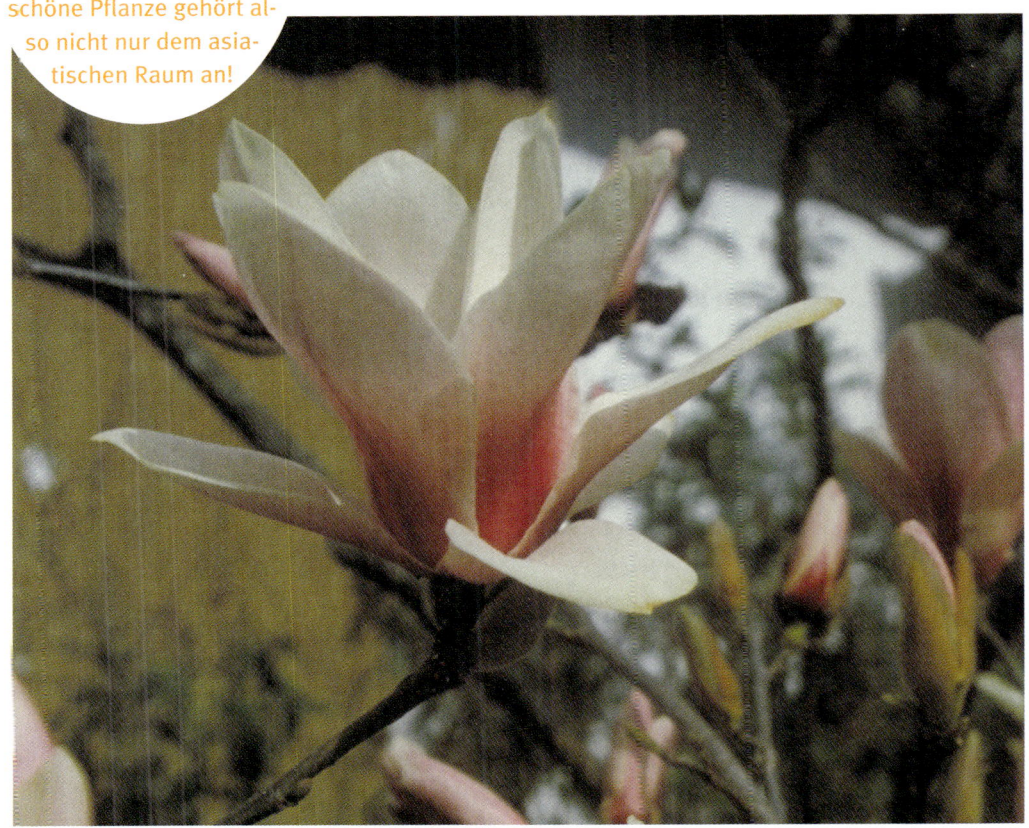

● Magnolienblüten

Mandarinenschale
(Pericarpium Citri Reticulatae)

Die Mandarinenschale soll Schmerzen lindern und bei Fieber temperatursenkend wirken. Sie nimmt besonderen Einfluss auf Leber, Magen und Gallenblase und harmonisiert den Fluss des Leber-Qi. Bei Qi-Mangel sollte die Mandarinenschale nicht eingesetzt werden.

Pfefferminze
(Menthae Piperitae Folium)

Die Pfefferminze, die auch im Westen ein beliebtes Heilmittel ist (beispielsweise bei Kopfschmerzen und Übelkeit), ist auch ein wichtiger Bestandteil der traditionellen chinesischen Kräuterheilkunde. Sie wird als scharf und kühl charakterisiert und vor allem bei Kopfschmerzen und Augenbeschwerden eingesetzt, außerdem zur Linderung von Juckreiz.

Versuchen Sie doch einmal folgendes Rezept: Wenn Sie grünen (also unfermentierten) Tee aufgießen, wie er in China viel getrunken wird, geben Sie einige frische (oder getrocknete, auch als Teebeutel) Minzblättchen dazu. Das erfrischt besonders im Sommer – nicht umsonst schätzen die Araber in ihrem heiß-trockenen Klima den Pfefferminztee so sehr!

Pfefferminze regt den Gallenfluss an und wirkt bei kolikartigen Beschwerden im Magen-Darm-Trakt.

Leiden Sie unter Blähungen? Dann versuchen Sie doch mal einer Teemischung aus Pfefferminze, Fenchel, Kümmel und Kamille zu jeweils gleichen Teilen.

Achtung: Bei mit Hitze-Symptomen verbundenem Yin-Mangel sollten Sie keine Pfefferminze verwenden.

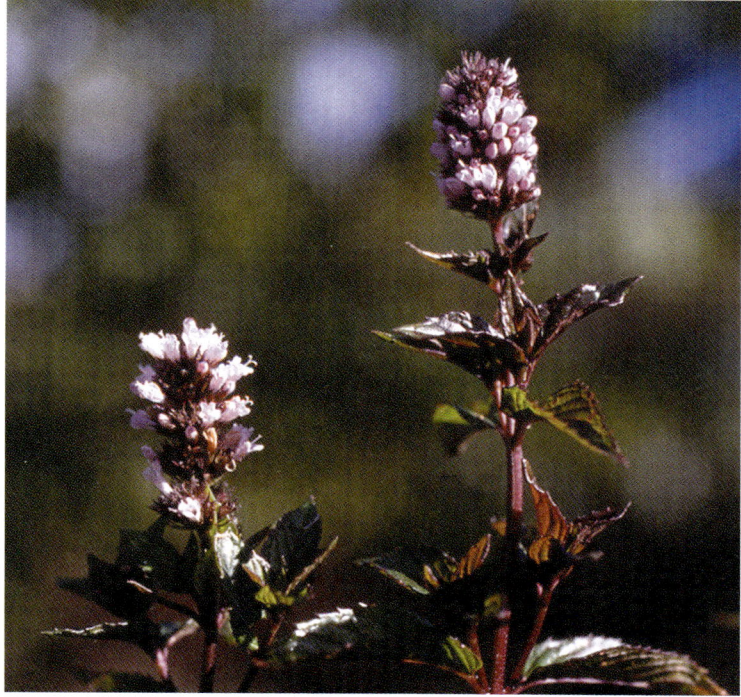

● Pfefferminze

Pinelliaknollen
(Rhizoma Pinelliae Praeparatae)

Hauptanwendungsgebiete sind Fremdkörpergefühl im Hals, Übelkeit und Erbrechen sowie Husten mit dünnflüssigem Auswurf. Auch bei Schwangerschaftserbrechen finden die Pinelliaknollen Anwendung.

Quittenfrüchte
(Fructus Chaenomelis Langenariae)

Störungen des Bewegungsapparates v.a. der unteren Körperhälfte (Schmerzen, Krämpfe und Wassereinlagerungen) sprechen gut auf die Behandlung mit Quittenfrüchten an.

Rehmanniawurzel
(Radix rehmannia praeparatum)

Die Rehmanniawurzel wird häufig bei Gesundheitsstörungen mit Blutmangel verwendet, ebenso zur Stärkung der Niere. Es gibt kaum ein anderes Präparat, das eine ähnlich starke Yin-tonisierende Wirkung hat.

Rhabarberwurzel
(Rhei Radix)

Rhabarber gilt auch im Westen als wirksames Heilmittel. In der Traditionellen Chinesischen Medizin werden ihr bittere, kalte und vor allem reinigende Qualitäten zugeschrieben. Dort wird sie vor allem gegen hohes Fieber und gegen Schmerzen eingesetzt.

Achtung: Bei Qi- oder Blutmangel sollten Sie keinen Rhabarber verwenden.

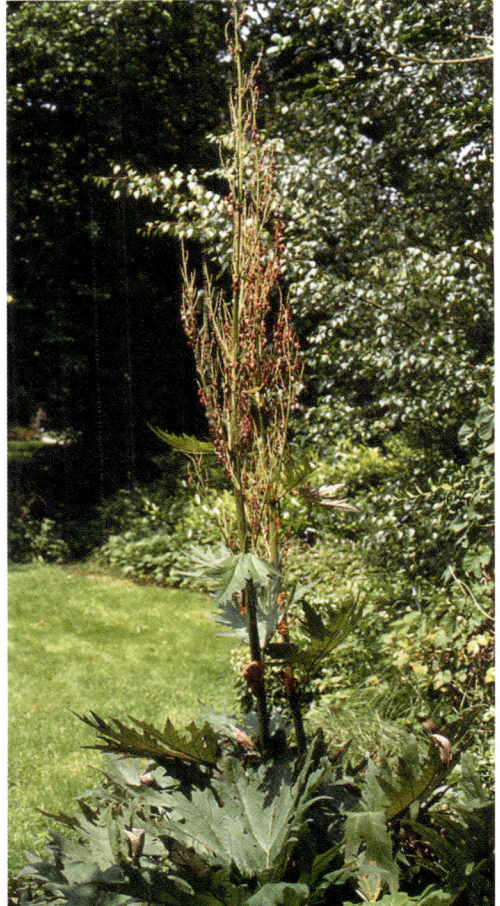

● Rhabarber

Stacheljujubensamen
(Semen Zizyphi Spinosae)

Der Stacheljujubensamen ist eine Yin-stärkende Substanz, die auch den Geist-Shen beruhigt. Gesundheitsstörungen, die mit Unruhe einhergehen (Schlafstörungen, Herzklopfen, Reizbarkeit) können oftmals wirkungsvoll mit diesem Präparat gebessert werden. Bei Hitzesymptomen mit Durchfällen sollte von der Anwendung dieser Substanz abgesehen werden.

Süßholzwurzel
(Radix Glycyrrhizae Uralensis)

Süßholzwurzel wird oft den verschiedensten Kräutermischungen zugefügt wegen seiner harmonisierenden Wirkung auf die gesamte Rezeptur. Sie wirkt auf alle Funktionskreise unter Bevorzugung von Herz, Lunge, Milz und Magen. Sie wird besonders bei Erkrankungen der Halsschleimhäute angewendet, wie Entzündungen, Husten oder Geschwüre. Überdosierungen führen allerdings zu Störungen des Elektrolyt- und Wasserhaushalts mit unerwünschten Auswirkungen z. B. auf das Herz-Kreislaufsystem.

Veilchen
(Violae Herba)

Das chinesische Veilchen unterscheidet sich zwar etwas von dem uns im Westen bekannten Veilchen, ist aber in seinen Wirkungen recht ähnlich. Es wird als scharf, bitter und kalt charakterisiert und deshalb gerne bei schmerzhaften Schwellungen von Rachen und Ohren sowie bei Mumps eingesetzt.

Da mag auch die Veilchenblüten-Marmelade helfen, die Marie Luise Kreuter in ihrem Buch „Nimm Rosen zum Dessert" empfiehlt:

„Mit einem Mörser werden 1 kg ausgewählte Veilchenblütenblätter zerstoßen. Dann werden 2 kg Zucker in einem großen Gefäß aufgekocht und über den Veilchenbrei gegossen. Nach einiger Zeit wird

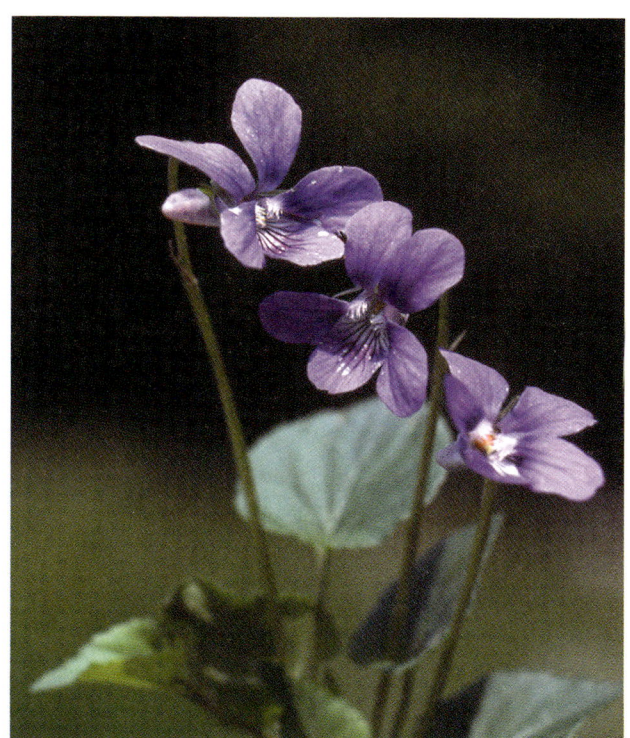

● Veilchen

Wohl keiner wird diese Menge zusammenbekommen – reduzieren Sie einfach alles auf $^1/_5$ oder $^1/_{10}$ und freuen Sie sich an Ihrem Gläschen ganz besonders exquisiter Marmelade!

1 kg Apfelmus hinzugeben. Die Mischung gründlich durchrühren. Nach kurzem Aufkochen wird die fertige Marmelade zum Abkühlen vom Feuer genommen. Später wird sie in Gläser gefüllt, die zugebunden werden."

Darüber hinaus ist die äußere Anwendung von Veilchentee sehr wirkungsvoll bei kindlichem Milchschorf.

Weiße Pfingstrosenwurzel (Radix Paeoniae Lactifloae)

Hauptanwendungsgebiete sind gynäkologische Erkrankungen, insbesondere Menstruationsbeschwerden. Darüber hinaus empfiehlt sich ein Behandlungsversuch bei Schwindel, Kopfschmerzen und Tinnitus, wobei sich hier die Kombination mit anderen Präparaten bewährt hat, wie z. B. im „Lebertonisierenden Dekokt" (s. u.). Nicht angewendet werden sollte die Pfingstrosenwurzel hingegen bei Durchfallerkrankungen und Kältesymptomatik.

● Beispielrezepte

(Die Dosierungen müssen individuell mit dem Therapeuten abgestimmt werden)

4-Gentlemen-Dekokt zur Stärkung des Qi (Si Jun Zi Tang)

Das 4-Gentleman-Dekokt ist eine weit verbreitete Basisrezeptur der chinesischen Phytotherapie.

Diese Mischung tonisiert das Qi und stärkt die Milz.

Bestandteile:
- Radix Ginseng (Ginsengwurzel)
- Rhizoma Actractylodis (Atractylodiswurzelstock)
- Sclerotium Poriae Cocos (Kokospilz)
- Radix Glycyrrhizae Uralensis (Süßholzwurzel)

6-Gentlemen-Dekokt zur Stärkung des Qi (Liu Jun Zi Tang)

Das 6-Gentleman-Dekokt wird häufig bei Magen-Darm-Beschwerden im Sinne von Appetitverlust, Übelkeit und Erbrechen (auch Schwangerschaftserbrechen) eingesetzt. Es stärkt das Milz-Qi. Die Dosierungen müssen individuell mit dem Therapeuten abgestimmt werden.

Bestandteile:
- Radix Ginseng (Ginsengwurzel)
- Rhizoma Actractylodis (Tragantwurzel)
- Sclerotium Poriae Cocos (Kokospilz)
- Radix Glycyrrhizae Uralensis (Süßholzwurzel)
- Pericarpium Citri Reticulatae (Mandarinenschale)
- Rhizoma Pinelliae Praeparatae (Pinelliaknollen)

4-Arzneien-Dekokt zur Blutnährung und Leberregulation (Si Wu Tang)

Das 4-Arzneien-Dekokt ist ein Hauptrezept zur Blutstärkung und Leberregulation. Oft wird es bei Blutmangel (nach Geburten oder Menstruation) eingesetzt.

Bestandteile:
- Radix Rehmanniae Praeparatum (Rehmanniawurzel)
- Radix Paeoniae Lactiflorae (Weiße Pfingstrosenwurzel)
- Radix Angelicae Sinensis (Engelwurz)
- Radix Lingustici Wallichii (Liebstöckelwurzel)

Lebertonisierendes Dekokt (Bu Gan Tang)

Das lebertonisierende Dekokt findet Anwendung bei Syndromen mit Leber-Blut oder –Yin-Mangel. Diese äußern sich häufig in Schwindel, Kopfschmerzen und Tinnitus, insbesondere nächtlichen Muskelkrämpfen und verschwommenem Sehen.

Bestandteile:
- Radix Rehmanniae Praeparatum (Rehmanniawurzel)
- Radix Paeoniae Lactifloae (Weiße Pfingstrosenwurzel)
- Radix Angelicae Sinensis (Engelwurz)
- Radix Lingustici Wallichii (Liebstöckelwurzel)
- Fructus Chaenomelis Langenariae (Quittenfrüchte)
- Radix Glycyrrhizae Uralensis (Süßholzwurzel)
- Semen Zizyphi Spinosae (Stacheljujubensamen)

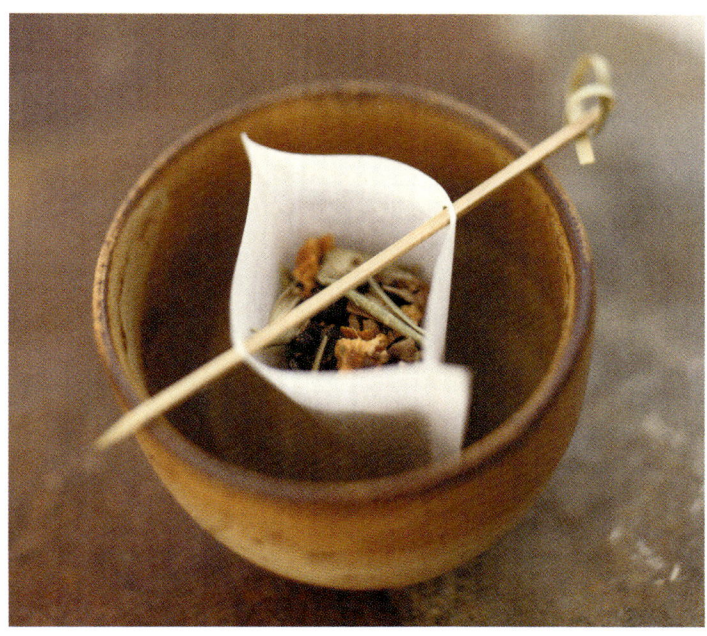

Bewegungsübungen

Eine weitere wichtige Therapiemöglichkeit der Traditionellen Chinesischen Medizin besteht in den Bewegungsübungen. Während das Wissen darüber, dass körperliche Bewegung nicht nur die physische, sondern auch die psychische Gesundheit beeinflusst, im Westen erst seit einigen Jahrzehnten breite Beachtung findet, haben die Chinesen es schon seit vielen Jahrhunderten verinnerlicht und in ihren Alltag eingebaut. Neben Akupunktur und Heilkräuterbehandlung sind Qi Gong und Tai Chi die wichtigste Therapieform der Traditionellen Chinesischen Medizin.

● Qi Gong

Qi Gong wird nicht nur zur Vorbeugung und Behandlung von Krankheiten ausgeübt, sondern auch zur körperlichen und geistigen Schulung. Wie ja bereits mehrfach erwähnt wurde, trennt die Traditionelle Chinesische Medizin den Körper nicht vom Geist bzw. der Seele, sondern betrachtet den Menschen vielmehr ganzheitlich, als eine Einheit dieser „Bestandteile" seiner selbst. Durch Qi Gong kann der Mensch sein Qi günstig beeinflussen!

Qi bedeutet Atem, Fluss, Energie; Gong bedeutet Übung, Fähigkeit.

Die verschiedenen Übungsformen des Qi Gong lassen sich folgendermaßen unterteilen:
- ● Nei Gong („Inneres Qi Gong")
  Bei diesen Übungen kommt der Patient auf dem Wege der Meditation in einen Zustand innerer Ruhe. Sie werden im Liegen, Sitzen oder Stehen ausgeführt. So

„Die alte meditative Entspannungstechnik unterscheidet sich durch ihre alleinige therapeutische bzw. vorbeugende Ausrichtung von Nachbardisziplinen wie Tai Chi (Schattenboxen), aber auch Yoga. Ziel ist es, das Qi zum Fließen zu bringen und damit Energieblockierungen in der Muskulatur aufzulösen bzw. zu verhindern. Dies gelingt durch einen langsamen und harmonischen Bewegungsablauf und eine ruhige Atmung. Auch beim Qi Gong wird auf die fünf Wandlungsphasen entsprechend den unterschiedlichen Konstitutionstypen der Menschen Wert gelegt.
Aufgrund der speziellen Bewegungsabläufe ist es erforderlich, diese Methode innerhalb besonderer Kurse zu erlernen, die z. T. auch schon an Volkshochschulen absolviert werden können. Ähnlich wie beim Autogenen Training liegt das Geheimnis des Erfolgs dann in der regelmäßigen täglichen Anwendung."
(Aus: Bielan/Erlacher/Pothmann „Rückenprobleme: So hilft mir die chinesische Medizin")

gibt es beispielsweise eine „Übung der stehenden Säule" (Zhan Zhuang Gong).
- ● Wai Gong („Äußeres Qi Gong")
  Bei diesen Übungen wird die Meditation mit Bewegung verbunden. Am bekanntesten sind die „Acht Brokatübungen" (Ba Duan Jin), auf die im Anschluss näher eingegangen wird.
- ● Ying Gong („Hartes Qi Gong")
  Bei diesen Übungen geht es um Konzent-

ration und Steuerung des Qi, außerdem um Willensstärkung und körperliche Abhärtung vor allen Dingen bei den Kampfsportarten. Am bekanntesten ist wohl der Übungsweg „Shao Lin", der nach dem gleichnamigen buddhistischen Heiligtum benannt wurde.

„Die Acht Brokatübungen"

Wir beschränken uns darauf, ausführlich die vier ersten der insgesamt acht Brokatübungen darzustellen. Wer die acht Brokate komplett erlernen will, sollte sich entsprechende Fachliteratur kaufen, z. B. „Die 8 Brokatübungen" von Professor Jiao Guoui, erschienen im ML Verlag, bzw. Kurse hierüber besuchen.

Der Praktikabilität wegen werden bei den folgenden Übungen nur die Bewegungsmuster der Arme und des Rumpfes beschrieben. Die ganzheitliche Bewegung im Stehen schließt natürlich auch die Beinbewegungen mit ein – dies korrekt zu erlernen ist jedoch nur mit einem Lehrer in Übungsgruppen möglich.

● 1. „Der große Ball" oder „Halte das Universum mit beiden Händen und reguliere die Drei Erwärmer"

Stellen Sie die Füße parallel etwa auf Schulterbreite und lassen Sie die Arme seitwärts hängen.

Führen Sie nun die Arme in geringer Entfernung vom Körper bogenförmig vor dem Unterleib zusammen; die Hände verschließen sich, indem die Finger locker ineinander gleiten, die Handinnenflächen zeigen nach oben. Heben Sie nun die Hände vor dem Leib bis Schulterhöhe, als würden Sie einen großen Ball halten. In Schulterhöhe wenden Sie die Hände, hierdurch zeigen die Handflächen nach unten. Strecken Sie daraufhin die Hände durch und führen Sie wieder herunter zum Unterleib. Jetzt bewegen Sie Hände und Arme durchgestreckt in einiger Entfernung vor dem Körper bogenförmig ganz hoch über den Kopf, die Handflächen zeigen während dieser Bewegung von Ihrem Körper weg und in der Stellung über dem Kopf nach oben zum Himmel.

Öffnen Sie nun die Hände und lassen Sie sie mit nach außen weisenden Handflächen langsam in einem großen Bogen seitlich des Körpers nach unten in die Ausgangsstellung gleiten.

Zu Beginn stellen Sie sich einen Ball vor, den Sie nach oben heben. Im zweiten Teil der Übung imaginieren Sie, dass Sie selbst sich im Inneren dieses Balls befinden.

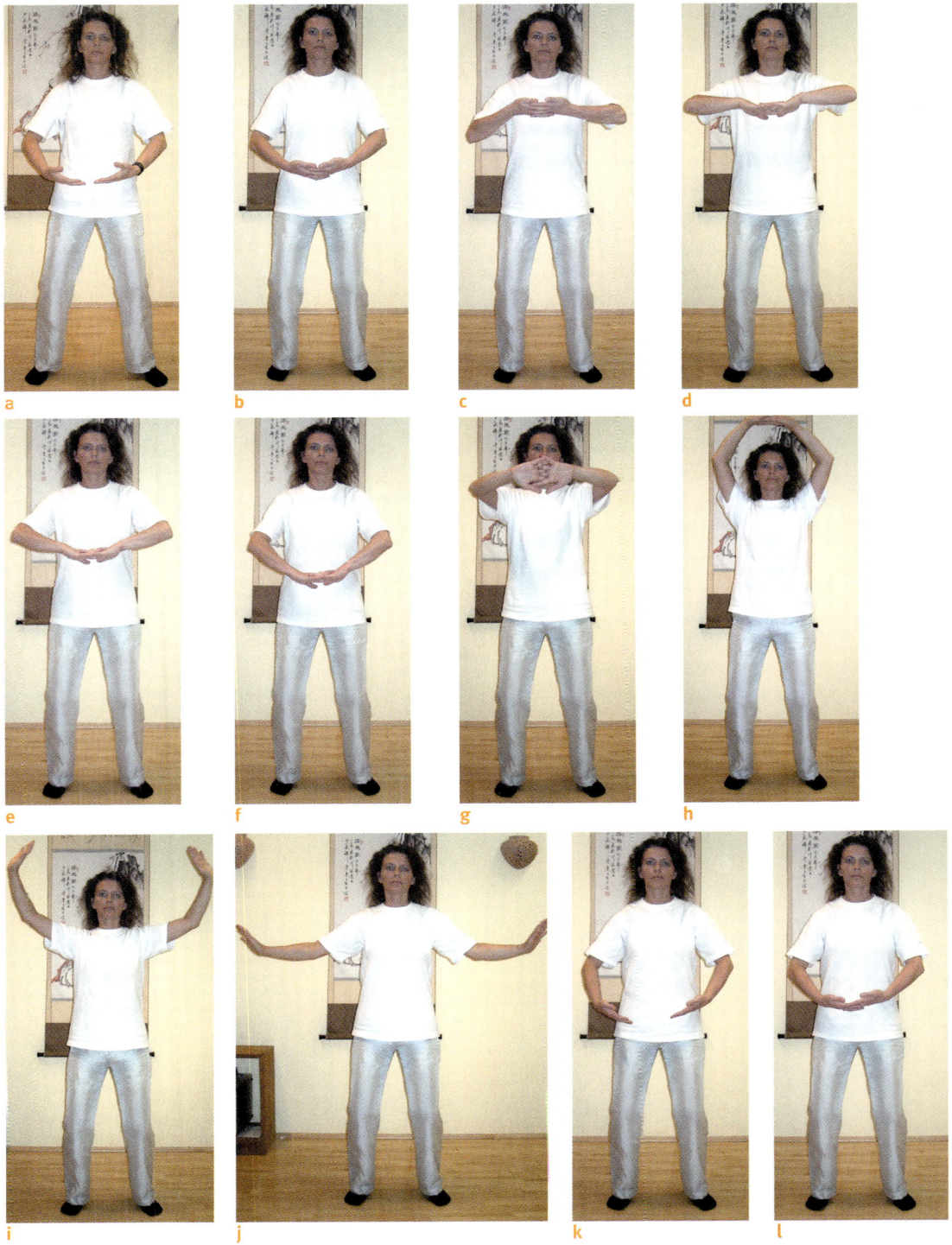

a

b

c

d

e

f

g

h

i

j

k

l

● 2. „Bogenschießen"

Setzen Sie sich auf einen Stuhl oder auf einen Hocker wie auf ein Pferd.

Vor dem Unterleib formen Sie zwei lockere Fäuste, die Arme werden dabei leicht bogenförmig gehalten.

Heben Sie die Fäuste bis in Schulterhöhe; Arme und Brustkorb bilden ein Oval. Die linke Hand spreizt jetzt Daumen, Zeige- und Mittelfinger ab (Schwertfinger formen). Während beide Hände langsam bis zum Nabel gesenkt werden, drehen Sie den Oberkörper samt Kopf etwas nach links. Der Blick geht zunächst nach links unten. Anschließend werden gleichzeitig beide Arme wieder hoch in Schulterhöhe bewegt. Die rechte Faust befindet sich dann vor der rechten Schulter, der rechte Ellenbogen ist gebeugt. Die linke Hand mit den Schwertfingern wird bogenförmig nach vorne links geführt, sie ist nahezu gestreckt und weist in Kopfhöhe in die Ferne. Während sich die linke Hand nach vorne seitlich in die Höhe bewegt, folgen ihr die Augen, der Blick geht über die Schwertfinger der linken Hand auf ihr Ziel. Diese Übung sieht so aus, als wollten Sie einen Bogen spannen.

Die Körperspannung wird einige Zeit gehalten (bitte dabei nicht verkrampfen!) und dann langsam wieder zurückgenommen. Hierbei formen Sie die linke Hand wieder zur lockeren Faust, drehen Oberkörper und Kopf zur Ausgangsstellung und führen beide Hände in der Mitte vor dem Brustkorb zusammen. Anschließend öffnen Sie die Hände und führen sie in Schulterhöhe erst seitlich des Körpers und dann langsam bogenförmig absenkend wieder vor den Unterleib, wo sie zur Ausgangsstellung (lockere Fäuste) zurückkehren. Nun die Übung zur rechten Seite wiederholen.

Die Kunst des Bogenschießens ist eine wichtige Disziplin der Zen-Meditation.

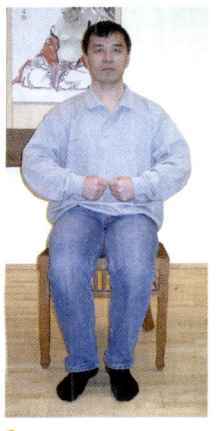

a

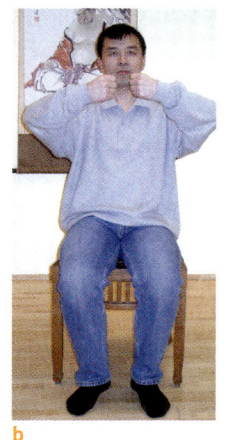

b

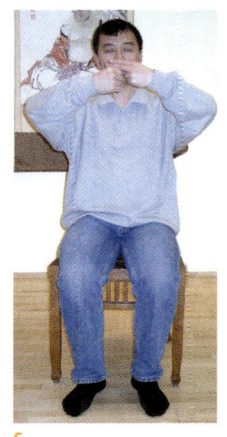

c

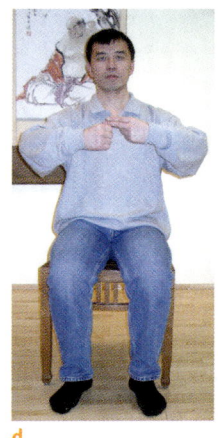

d

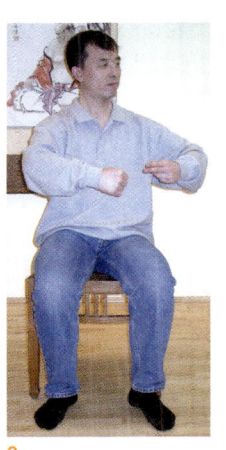

e

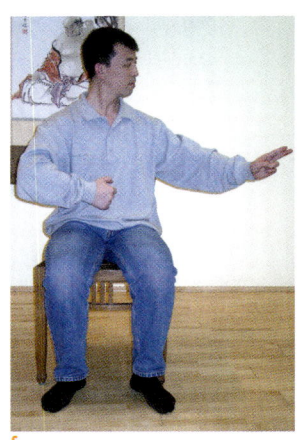

f

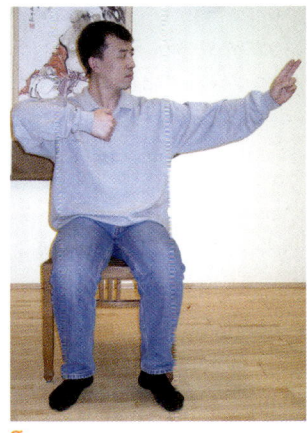

g

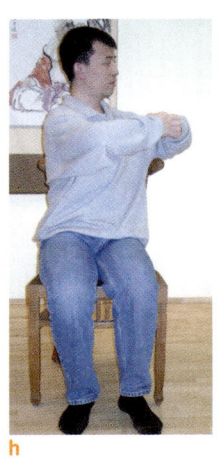

h

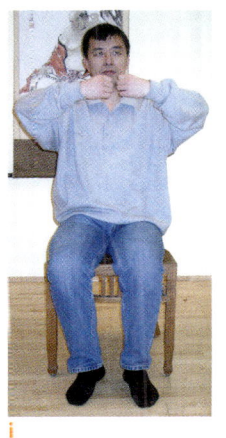

i

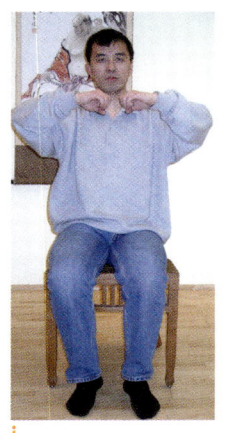

j

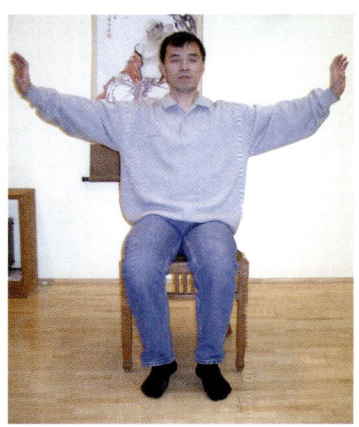

k

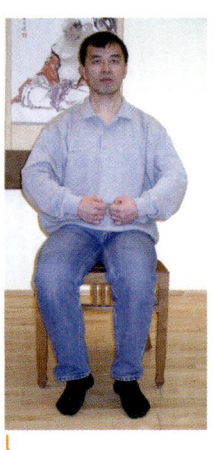

l

● 3. „Himmel und Erde auseinander halten" oder „Einen Arm heben, um Milz und Magen zu regulieren"

In der Ausgangsstellung halten Sie die Arme in einem lockeren Bogen mit geöffneten Händen vor den Unterleib. Die Fingerspitzen zeigen zueinander, zwischen ihnen besteht ein Abstand von etwa einer Faust, die Handflächen weisen nach oben.

Bewegen Sie die Hände leicht hängend (Handgelenke voran) nach oben bis in Schulterhöhe – so als würden sie von Fäden gezogen wie bei einer Marionette. Die Handflächen zeigen hierbei körperwärts, als wollten Sie einen dicken Bauch streichen.

Wenden Sie in Schulterhöhe die Hände und führen Sie sie etwas näher zum Körper – die Handflächen zeigen nach unten und werden in dieser Stellung bis in Nabelhöhe abgesenkt.

Nun die rechte Hand geöffnet langsam weiter zur Körperseite sinken lassen, sie befindet sich jetzt in Höhe des Hüftgelenks, der gesamte rechte Arm wird hierbei leicht bogenförmig gehalten. Gleichzeitig mit dem Absenken der rechten Hand steigt die linke bogenförmig schräg vor dem Körper langsam wieder nach oben bis über den Kopf.

Die linke Handfläche zeigt also über dem Kopf nach oben (zum Himmel), die rechte zeigt nach unten (zur Erde). Dabei wird ein Moment der Spannung erreicht, in dem „Himmel und Erde auseinander gedrückt" werden.

Die Spannung langsam zurücknehmen, die linke Hand nach unten sinken, die rechte Hand aufsteigen lassen, bis beide Hände sich in Schulterhöhe befinden. Anschließend bewegen Sie die Arme zunächst etwas zur Körpermitte hin, um sie dann in einem großen runden Bogen seitlich des Körpers abzusenken. Am Schluss treffen sich beide Hände – immer noch geöffnet – vor dem Unterleib wieder in der Grundstellung. Die Handflächen zeigen nach oben. Die Übung zur anderen Seite wiederholen.

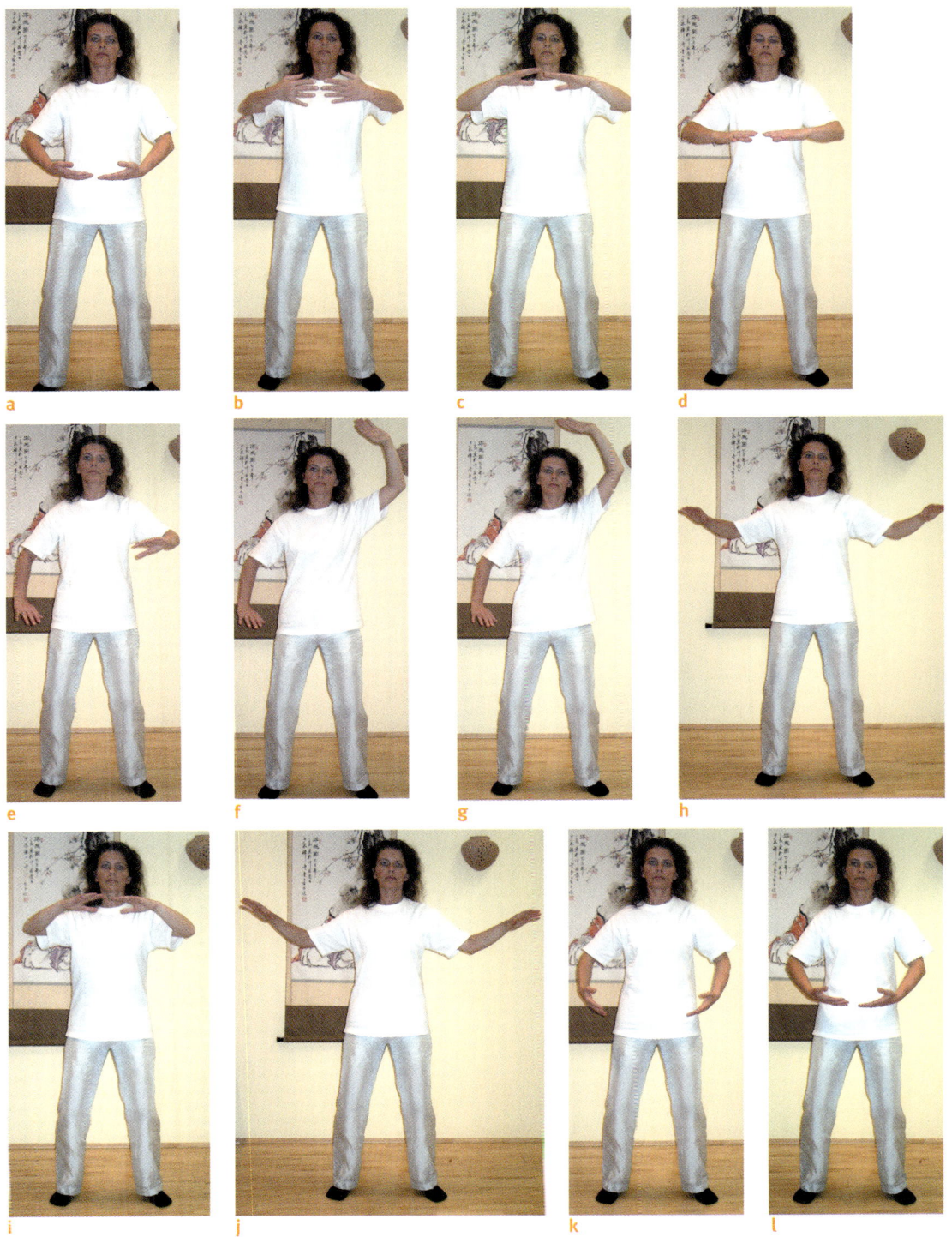

a

b

c

d

e

f

g

h

i

j

k

l

● 4. „Sich umdrehen und nach hinten schauen" oder „ Blicke zurück auf die 5 Übertreibungen und 7 schädlichen Einflüsse"

Die 5 Übertreibungen

„Zuviel Sehen schädigt das Blut; zuviel Schlafen schädigt das Qi; zuviel Sitzen schädigt die Muskeln; zuviel Stehen schädigt die Knochen; zuviel Gehen schädigt die Sehnen."
(zitiert aus: Die 8 Brokatübungen von Professor Jiao Guorui)

Die 7 schädlichen Einflüsse

„Überessen schädigt die Milz; Zorn schädigt die Leber; zuviel Heben, an feuchtem Ort sitzen, schädigt die Niere; Kälte und Kaltes trinken schädigt die Lunge; zuviel Denken (Kummer und Sorge) schädigt das Herz; Wind, Regen, Kälte und Sommerhitze schädigen den Körper; große Angst schädigt Geist und Willen."
(zitiert aus: Die 8 Brokatübungen von Professor Jiao Guorui)

Die Hände wie in der vorhergegangenen Übung zuerst locker vor den Unterleib halten (Handflächen zeigen nach oben) und dann bis in Schulterhöhe unmittelbar vor dem Körper (wie in der ersten Übung) nach oben ziehen und wenden, die Handflächen zeigen nach unten.

Die Hände gleiten dann an einem imaginären Baumstamm, den sie umfassen, langsam abwärts bis zum Unterleib. Anschließend werden sie seitlich des Körpers geführt werden (die Arme sind bogenförmig, die Fingerspitzen zeigen zu den Hüftgelenken; während dieser Armbewegung wird der Kopf langsam möglichst weit nach links gewendet, die Augen „schauen nach hinten".

In dieser Stellung verharren Sie eine Weile und blicken auf die Übel bzw. Übertreibungen. Mit dem Zurückführen des Kopfes bleiben die Arme zunächst seitlich des Körpers und werden nach oben bis Brusthöhe geführt, die Fingerspitzen zeigen zueinander. Sie führen die Hände jetzt zuerst etwas mehr vor der Brust zusammen, um sie dann wieder in einem großem runden Bogen seitlich des Körpers kreisförmig zu bewegen. Hierdurch werden die Hände letztendlich zum Unterleib geführt, die Fingerspitzen weisen vor dem Unterleib zueinander, die Handflächen zeigen nach oben. Die Übung zur anderen Seite wiederholen.

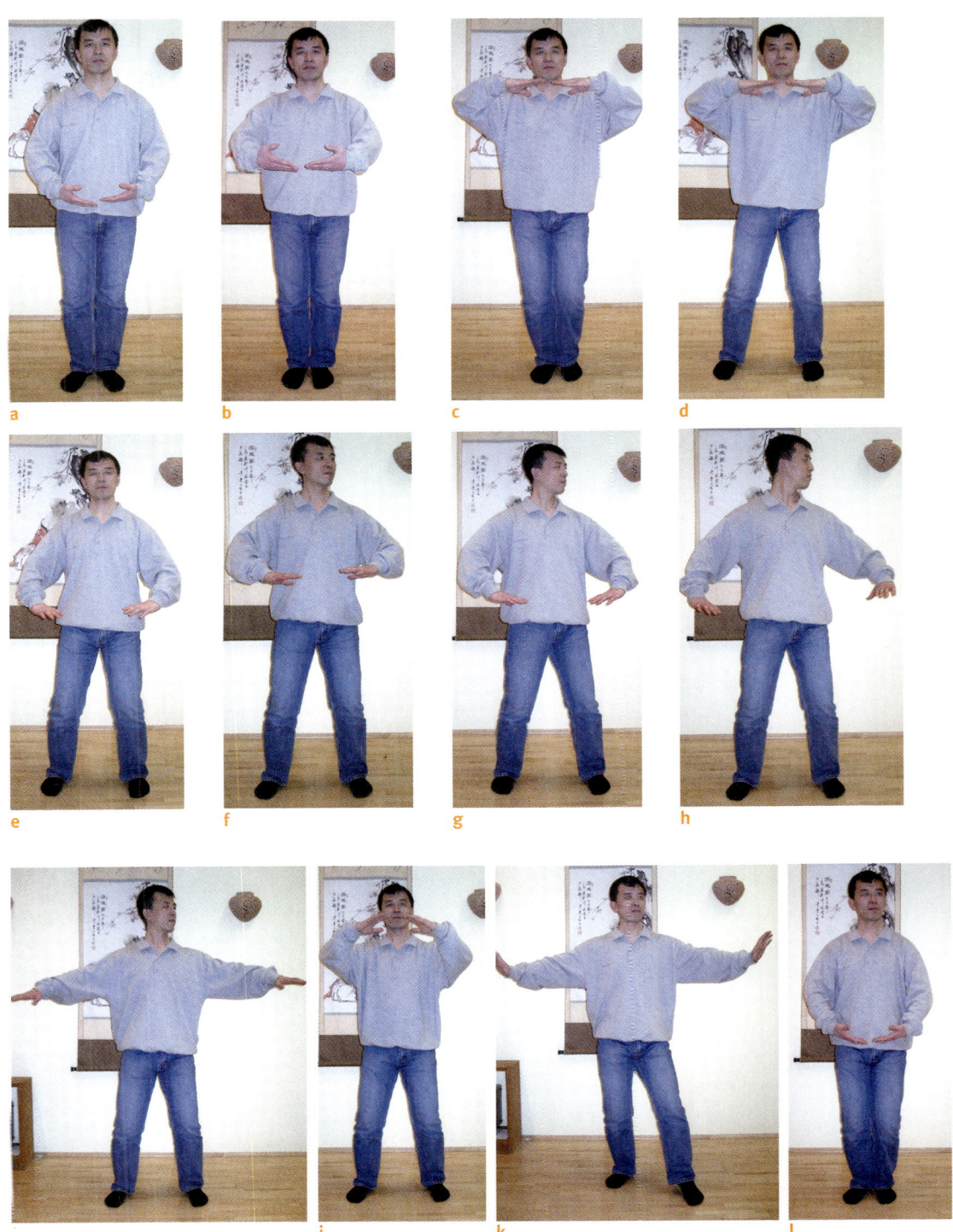

Drei Faktoren sind bei den Qi-Gong-Übungen von besonderer Wichtigkeit:

- Atmung
- Haltung
- Meditation.

Atmen Sie wie sonst auch. Während der Übungen kommt es ganz von selbst zu einer Beruhigung und Vertiefung der Atmung.

Die verschiedenen Körperhaltungen wirken sich unterschiedlich auf Körper, Geist und Seele aus. So sind Übungen im Liegen besonders entspannend, Übungen im Sitzen eher für meditative Zwecke geeignet und Übungen im Stehen und Gehen vor allem für die Konzentration und Koordination von körperlichen Fähigkeiten wichtig. Sie verbessern außerdem die körperliche Kondition.

Bei den Qi-Gong-Übungen richtet sich die geistige Aktivität auf bestimmte Körperstellen und lässt diese beispielsweise schwer oder warm werden (ähnlich wie beim Autogenen Training). Der nächste Schritt ist das „Sich-Versenken", wobei ein Zustand „geistiger Leere" erreicht wird und so die Spannung reguliert werden kann.

Strapazieren Sie bei den Übungen nicht Ihre Gelenke, sondern gehen Sie sanft mit Ihrem Körper um!

Im Qi Gong können Sie übrigens auch Yin- und Yang-Qualitäten ganz unmittelbar am Körper erfahren. Joachim Stuhlmacher schlägt dafür die folgende Übung vor:

Entspannt stehen, die Füße schulterbreit voneinander entfernt. Verteilen Sie das Gewicht gleichmäßig auf beide Beine, bis Sie einen stabilen Stand gefunden haben. Nun verlagern Sie Ihr gesamtes Körpergewicht langsam auf das linke Bein, indem Sie Ihr Becken zur Seite verschieben.

Das linke Bein, das nun das gesamte Gewicht trägt ist nun „voll" (…) und somit als Yang einzuordnen, während das rechte Bein „leer" ist, also Yin-Qualität hat.

Wechseln Sie dann die Seiten, und lassen Sie das leere, rechte Bein langsam voll und das linke, volle Bein langsam leer werden. Jetzt hat das rechte Bein Yang-Qualität, und das linke Bein ist dem Yin zuzuordnen. Wiederholen Sie diese Übung einige Male in langsamem Tempo.

Zur Tradition des Qi Gong schreibt Thomas Ots in seinem Buch „Medizin und Heilung in China":

„Qigong ist wahrscheinlich die älteste chinesische Meditations- und Therapieform und enthält daoistische und buddhistische Einflüsse. Den verschiedenen Qigong-Formen liegt die traditionelle Annahme zugrunde, dass Krankheit durch eine Blockade von qi bedingt sei. Dieser qi-Stau lässt sich durch zwei im Ansatz unterschiedliche Methoden beseitigen: Die tradierte Methode ist die Meditation bzw. das sich Sammeln, die Zentrierung der Gedanken (jing gong = stilles gong). Der Übende leitet das qi durch den Körper, wie wir es ansatzweise vom autogenen Training her kennen. In einem weiteren Ansatz stehen bestimmte körperliche Übungen (dong gong = bewegtes gong) im Vordergrund."

Qi-Gong-Kugeln

Neben den genannten Qi-Gong-Übungen gibt es noch eine andere Methode: die Arbeit mit Qi-Gong-Kugeln. Diese können aus emailliertem Metall, Edelstahl, Speckstein oder Marmor bestehen. Sie sind hohl, und innen bewegt sich eine zweite Kugel, die dabei einen Zapfen berührt. Dadurch wird nicht nur ein Ton, sondern auch eine Vibration erzeugt. In China werden die Kugeln auch „Schatzkugeln" (Baici) oder „Gesundheitskugeln" (Bao Dijan Tschou) genannt.

Die Kugeln sind in drei Größen erhältlich: klein, mittel und groß. Es ist empfehlenswert, mit den kleinen Kugeln zu beginnen, die einen Durchmesser von etwa 4,5 cm haben und zwischen 320 und 330 Gramm wiegen. So können die Hände sich leichter an die Arbeit mit den Qi-Gong-Kugeln gewöhnen, und die Kugeln rollen beim Üben auch nicht so leicht von der Hand. Allerdings sollten Sie bei einiger Erfahrung zu größeren Kugeln wechseln, da diese einen höheren therapeutischen Wert haben.

In manchen Qi-Gong-Kugeln sind Klangscheiben enthalten. Da die Kugeln Yin und Yang repräsentieren, *Wählen Sie beim Kauf sorgfältig aus, um einen Ihnen angenehmen Klang zu finden.* klingt in der einen ein tieferer Ton (für Yin) und in der anderen ein höherer Ton (für Yang).

Die Therapie mit Qi-Gong-Kugeln stammt aus der Zeit der Ming-Dynastie (1368–1644). Die chinesischen Ärzte empfahlen tägliche Übung, damit ihre Patienten durch die so erfolgte Stärkung des Qi ein langes, gesundes Leben erwarten durften.

Heute weiß man, dass über die Reflexfelder der Hand die verschiedenen Organe beeinflusst werden können. In den Händen befinden sich zahlreiche Akupunkturpunkte. Die vom Herz- und Kreislaufmeridian verlaufen über die Handinnenflächen, die des Lungenmeridians daumenwärts seitlich der Hand, und die von Dickdarm, 3-Erwärmer und Dünndarm an der Handaußenfläche. Der Meridianverlauf an den Händen ist also ähnlich dem Verlauf der Körpermeridiane. Die Yin-Meridiane verlaufen an der inneren Handfläche, die Yang-Meridiane am Handrücken.

Neben dem Bezug zum Hauptmeridiansystem zeigen die Hände (ähnlich wie die Füße) auch reflektorische Beziehung zum gesamten Körper. Diese spiegeln sich in den Reflexzonen der Hand wider. *Mit den Kugeln können bettlägerige Patienten jeden Alters (auch Kinder) sehr gut üben, ihre Fitness bewahren, ihre Stimmung aufhellen – und schneller gesund werden!*

Für die Übungen nehmen Sie eine möglichst entspannte Stellung ein, damit das Qi ungehindert durch den Körper fließen kann. Nehmen Sie die Kugeln in eine Hand und spüren Sie ganz bewusst deren Form, Gewicht und Oberfläche. Nun strecken Sie den Arm leicht vor, so dass Oberarm und Unterarm sich in angewinkeltem Zustand befinden. Die Kugeln nun langsam umeinander kreisen lassen (abwechselnd im Uhrzeigersinn und entgegen des Uhrzeigersinns). Dabei bleiben die Kugeln in Kontakt miteinander. Dann die Kugeln zur anderen Hand wechseln. Diese Übungen werden wiederholt – nur sollten sich nun die Kugeln nicht mehr berühren. *Diese Übung hat eine sehr beruhigende und entspannende Wirkung.*

Durch diese Übungen wird nicht nur die Zirkulation des Qi verbessert. Auch die Atmung wird tiefer und gleichmäßiger. Durch den stimulierenden Reiz der Kugeln auf die Handflächen wird das gesamte zentrale Nervensystem in seiner Funktion aktiviert. Die Verbindung zwischen Hirn und Hand ist nämlich in unserem Nervensystem fest verankert. Aus diesem Grund sind die Übungen besonders für ältere Menschen gut geeignet: Sie trainieren nicht nur die Fingerfertigkeiten, sondern halten auch das Hirn fit!

Um besser ein- und durchschlafen zu können, üben Sie vor dem Zu-Bett-Gehen ein wenig mit den Qi-Gong-Kugeln.

Bei folgenden Beschwerden sind die Übungen mit Qi-Gong-Kugeln besonders empfehlenswert:

- Kopfschmerz
- Schwindel
- Gedächtnisstörungen
- Sehstörungen
- Nervosität

Auch nach Schlaganfällen sind die Qi-Gong-Kugeln wunderbare Rehabilitationshelfer!

- Hyperaktivität bei Kindern
- Schlafstörungen
- Durchblutungsstörungen
- Taubheitsgefühl in Armen und Beinen
- Kreislaufbeschwerden
- Muskelverhärtungen
- Verspannungen im Nackenbereich
- Nächtliche Wadenkrämpfe
- Wirbelsäulenbeschwerden.

Eine sehr schöne Zusammenfassung der Idee des Qi Gong bringt Joachim Stuhlmacher in seinem Werk „Das große Handbuch der chinesischen Naturheilkunde":

„Wir sollen beim Qigong unsere Grenzen kennenlernen und anerkennen, anstatt gegen sie anzukämpfen. Das Schwache, Weiche besiegt das Harte, Starke. So wird aus dem Annehmen, unsere Schwächen unsere Stärke."

● Tai Chi

Das Tai Chi besteht aus Bewegungen, die ebenso wie Qi Gong Körper und Seele zusammenbringen – es ist also eine Meditation in der Bewegung. Hier finden wir Elemente aus der Kampfkunst wieder, es handelt sich jedoch um mehr als nur eine Zusammensetzung unterschiedlicher Elemente! Vielmehr ist es eine in Körperübungen ausgedrückte ganzheitliche Philosophie mit jahrtausendealter Tradition. Und es ist wohl die „verinnerlichteste" Form der Kampfkunst und gleichzeitig eine Heilgymnastik, die sich auf Körper und Seele gleichermaßen auswirkt. Darüber hinaus kann Tai Chi eine gesundheitliche Vorsorgemaßnahme darstellen, wie man sie in dieser Effektivität und Ausprägung bei uns im Westen nicht kennt.

„Tai Chi" bedeutet im Chinesischen: das höchste Letzte, das Namenlose, das Absolute.

Es gibt zwei Richtungen des Tai Chi:
1. die lange geheim gehaltene Kampfkunst, die nur innerhalb der Familie weiter gegeben wurde. Diese wurde von Chen Wang Ting (1597–1664) entwickelt;
2. die gesundheitliche und meditative Form des Tai Chi, die durch Yang Lu Chan (1799–1872), einem Schüler der Chen-Familie erstmals öffentlich gelehrt wurde und heute weltweit am meisten verbreitet ist.

Auch für das Tai Chi gilt die Grundidee des Yin und Yang. Genauso wie die beiden Hälften des Yin-Yang-Zeichens weder Anfang noch Ende haben, sollen auch die Bewegungsabläufe der Tai-Chi-Übungen beginnen oder enden. Sie gehen fließend ineinander über und auseinander hervor wie Wasser. Jede Bewegung schließt ihren Gegenpart ein – auf ein Heben folgt ein Senken, auf ein Vorwärts ein Rückwärts, auf ein Energiesammeln ein Energieaussenden. Alles geschieht in einem fortwährenden Wechsel, bei dem es keine Unterbrechungen gibt.

Nach der Traditionellen Chinesischen Medizin ist ein Mensch krank, wenn der Energiefluss in einem oder mehreren Punkten gestaut ist. Bei der Akupunktur beispielsweise wird der Stau an dieser Stelle durch einen Nadelstich behoben, während das Tai Chi schon im Vorfeld eine Staubildung verhindert, weil die Übungen ein ungehindertes Fließen der Energie ermöglichen sollen. Durch den fließenden Übergang von gegensätzlichen Bewegungen wird das Qi, die Lebensenergie, im Körper angeregt. So wird u.a. das Auftreten von Krankheiten verhindert, weil das Immunsystem durch die Übungen gestärkt wird.

Darüber hinaus wird das Tan Tiien, das Energiezentrum, aufgeladen. Aus dieser Mitte kommen alle Bewegungen, und hier ruht auch der Schwerpunkt bei der Körperhaltung. Dieses Zentrum liegt etwa drei Finger breit unter dem Nabel im ersten Drittel auf einer gedachten Horizontale zwischen Bauchdecke und Wirbelsäule. Diese Mitte zu finden – nicht anatomisch, sondern vom Gespür her – gehört zu den Grundlagen des Tai Chi. Hier setzt auch der meditative Aspekt dieser Methode an, bei dem es darum geht, die Mitte auszubilden und mit den anderen Energiezentren und ihren spezifischen Kräften zu verbinden.

Bei den Übungen geht es weniger um Leistung als vielmehr

- um die Schärfung der Selbstbeobachtung,
- die Erhöhung der Reaktionsbereitschaft,
- das Geradewerden der Wirbelsäule (vergleichbar dem Stamm eines Baumes),
- den sicheren Stand der Füße (vergleichbar den Wurzeln eines Baumes),
- die ausgewogene Erhöhung der Flexibilität von allen Muskeln, Sehnen, Gelenken und Knochen,
- die Vertiefung der Atmung und
- die Stärkung seelischer und geistiger Kraft.

Früher einmal gehörte das Tai Chi zu den taoistischen „Geheimkünsten" – heute wird es von Millionen von Menschen nicht nur in China, sondern in aller Welt zur Gesundheitsvorsorge, zur Meditation, zur Selbstverteidigung – und oft auch einfach aus Freude daran ausgeübt.

Nach dem Sinn des Taijiquan gefragt, antwortete der berühmte Meister Cheng Man Ching einmal:
„Der wichtigste Grund für die tägliche Übung ist, dass dir, wenn du endlich zu einer gewissen Einsicht gelangt bist und verstehst, worum es im Leben geht, noch etwas Gesundheit geblieben ist, um es zu genießen."

Eine Übung des Tai Chi

Stellen Sie sich aufrecht hin – die Füße schulterbreit auseinander, die Knie locker gestreckt. Der Kopf ist aufrecht, Brust und Schultern sind entspannt – weder herausgedrückt noch zusammengesunken.
Nun heben Sie die Arme so, als wollten Sie einen großen Ball umarmen: die Handgelenke etwas höher als die Schultern, der Winkel zwischen Ober- und Unterarmen größer als 90° (es ist ein großer Ball, den Sie umarmen!). Bleiben Sie eine Weile so stehen, lassen Sie den Atem ruhig gehen und lassen Sie Verspannungen, die Sie spüren, los.
Werden die Schultern schwer oder beginnen zu schmerzen, bewegen Sie sie ein wenig hin und her. Wenn es zu anstrengend wird, senken Sie die Arme.

Wegen seiner sanften Natur wird das Tai Chi in China als Behandlungsmethode sowohl für junge als auch für alte und schwache Menschen empfohlen. Aber es ist vor allem ein Mittel zur Gesundheitsvorsorge, wie sie ja der Traditionellen Chinesischen Medizin schon seit vielen hundert Jahren wichtig ist.

Ziel aller Tai-Chi-Übungen ist es, dass durch den so erzeugten und unterstützten Energiefluss die „innere Kraft" entsteht: Die Meridiane werden entspannt und Energieblockaden gelöst, das Qi kann un- Kampfsportarten wie Karate und Kung Fu haben ihre Wurzeln im Tai Chi.

gehindert fließen. Durch diese „innere Kraft" wirken Körper, Geist und Qi zusammen und harmonisieren so Körper und Seele.

Bei den folgenden Beschwerden ist Tai Chi besonders empfehlenswert:
- Kopfschmerzen
- Migräne
- Kreislaufbeschwerden
- Arthritis
- Rheuma
- Chronische Schmerzen
- Rückenbeschwerden
- Verdauungsbeschwerden
- Magengeschwüre
- Durchblutungsstörungen
- Herzbeschwerden
- Bluthochdruck
- Immunschwäche
- Psychische Spannungen.

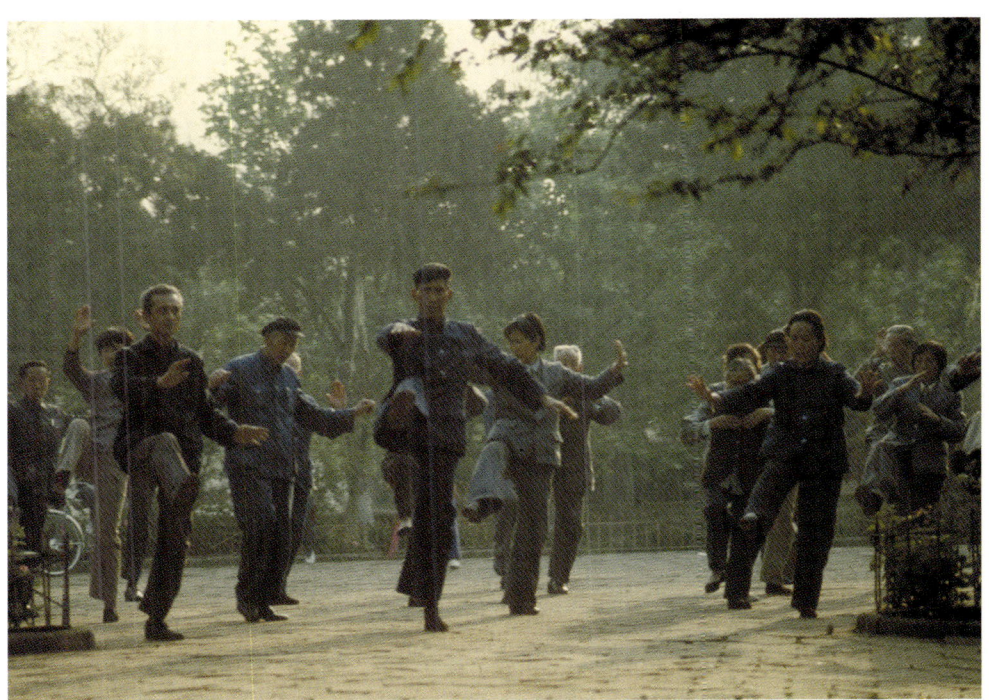

Die Chinesische Massage

Um Blockaden des Qi zu beheben und die Lebensenergie wieder zum richtigen Fließen zu bringen, verwendet die Traditionelle Chinesische Medizin die Tui-Na-Massage. Diese Therapie ist sehr alt – erstmals wurde sie um 2700 v. Chr. erwähnt! In vielen Klassikern der Traditionellen Chinesischen Medizin wird sie ausführlich beschrieben. Die Tui-Na-Massage hatte auch großen Einfluss auf die japanische Shia-Tsu-Massage, die inzwischen in vielen westlichen Ländern weit verbreitet ist.

Tui-Na bedeutet übersetzt: Schieben und Greifen.

● Shia-Tsu

In dieser Massageform gibt es viele helfende Griffe, die Sie selbst anwenden können. Deshalb soll ihr hier etwas größerer Raum gewidmet werden.

Bereiten Sie sich vor, indem Sie vor der Massage ein warmes Bad nehmen (das stimmt Sie auch innerlich auf die Massage ein). Als Badezusätze – am besten als ätherische Öle, die tropfenweise ins laufende Badewasser gegeben werden und in der Apotheke oder im Kräuterhaus erhältlich sind – eignen sich beispielsweise

● Salbei, Lavendel, Orange und Ylang-Ylang. Diese Düfte wirken direkt auf das vegetative Nervensystem und lösen Verspannungen aller Art.

● Zitrone, Rosmarin und Minze. Diese Düfte vertreiben die Müdigkeit und sollten deshalb nicht vor dem Schlafengehen, sondern besser am Morgen oder vor dem Ausgehen verwendet werden.

● Vanille. Dieser Duft wirkt ungemein beruhigend und sollte deshalb als Badezusatz in Stresssituationen und vor dem Schlafengehen verwendet werden.

Im Folgenden einige Shia-Tsu-Griffe, die Sie selbst anwenden können, um Spannungen und Blockaden zu lösen.

● Haben Sie morgens ein verquollenes Gesicht?
Dann massieren Sie es beim Eincremen mit Ihrer Tagescreme, indem Sie mit den Zeige- und Mittelfingern jeder Hand kreisend mehrmals von der Nasenwurzel bis zur Nasenspitze streichen. Wiederholen Sie diese Bewegungen von der Stirnmitte zu den Schläfen und dann von der Kinnmitte bis zum Ohrenansatz.

● Sie müssen schnell Ihre Energiereserven auffüllen?
Dann halten sie nacheinander jeden Finger zwischen Daumen und Zeigefinger und streichen mehrfach an den Seiten (dort befinden sich die Energiemeridiane) von der Fingerspitze bis zur Fingerwurzel aufwärts mit leicht kreisenden Bewegungen. (Mit dieser Übung können Sie das Eincremen der Hände verbinden!)

● Sie haben Schmerzen in den Schultern, weil Sie zu lange am Schreibtisch sitzen?
Dann tasten Sie zunächst die Schultermuskeln ab und massieren Sie sie dabei mit kreisenden, knetenden Fingern. Genau auf der Mitte jeder Schulter liegt der Shia-Tsu-Punkt. Bewegen Sie diesen mit dem Zeigefinger so lange hin und her, bis der Druckschmerz nachlässt und die Energieblockade sich spürbar gelöst hat.

- Bei Stress und Hektik empfiehlt sich diese Übung:
Den Solarplexus (in der Mitte des Oberbauches zwischen den Rippenbögen) mehrmals sanft mit den Fingerspitzen einer Hand in kleinen Kreisen bis kurz über dem Bauchnabel streicheln.

Die Tui-Na-Massage ist besonders gut geeignet – gegebenenfalls in Verbindung mit anderen Methoden der Traditionellen Chinesischen Medizin –, um Blockierungen des Qi zu beseitigen und die Lebensenergie wieder frei durch die Körperleitbahnen fließen zu lassen. Besonders empfehlenswert ist sie für die Behandlung von

- Kopf- und Rückenschmerzen
- Verletzungen und Erkrankungen des Bewegungsapparats
- Nervosität
- Erschöpfung
- Herzrasen
- Schlafstörungen.

Die Tui-Na-Massage kennt verschiedene Techniken:

- 1. Die ableitende Massage
Dabei wird sehr sanft und langsam am Patienten gearbeitet und die Massage dauert auch nur sehr kurz. Sie erfolgt mit dem Uhrzeigersinn entgegen dem Meridianverlauf.
- 2. Die stärkende Massage
Dabei wird länger und kräftiger am Patienten gearbeitet. Diese Massage erfordert einen weitaus größeren Zeitaufwand. Sie erfolgt entgegen dem Uhrzeigersinn in Richtung des Meridianverlaufs.

Daneben gibt es aber auch noch spezielle Massagetechniken, bei denen beispielsweise Schmerzpunkte (Ashi-Punkte) rotierend bewegt werden – diese Massage ist besonders anzuraten bei verspannter Muskulatur. Gegen Muskelkrämpfe besonders wirksam ist ein langsames und kraftvolles Ausstreichen dieser Partien, bei Durchblutungsstörungen werden vor allem die Finger und Zehen behandelt. Handkantenschlagähnliche Massage (wie sie ähnlich auch in der Schwedischen Massagetechnik vorkommt) wirkt vor allem schmerzlindernd und fördert die Blut- und Qi-Zirkulation. Ein leichtes Schütteln der Extremitäten wirkt entspannend und krampflösend.

Im Unterschied zu westlichen Massagetechniken trägt der Patient bei der Tui-Na-Massage häufig seine (möglichst leichte) Bekleidung. Der Massagereiz soll nämlich nicht auf die Hautoberfläche, sondern in die Tiefe wirken. Aus diesem Grund wird auch immer ohne ein Öl massiert. (Ausnahme: Die Massage mit aromatischen Ölen – darüber mehr im weiteren Verlauf dieses Kapitels.) Die Handgriffe bei dieser Massagetechnik sind sehr zielgerichtet, um die Meridiane zu stimulieren – und mitunter können sie sogar auch etwas schmerzhaft sein. Andererseits gibt es für bestimmte Krankheitsbilder auch sanfte Massagen.

Die Tui-Na-Massage ist auch für die Behandlung von Kindern gut geeignet, vor allem bei hartnäckigem Husten, Verstopfungen, Fieber, Kopfschmerzen sowie bei Schlaflosigkeit und allgemeiner Unruhe. Kinder werden in China seit langem mit dieser Massageform behandelt.

Akupressur

Die Fingerdruckmassage, die bei der Akupressur ausgeführt wird, wird in China als die „kleine Schwester der Akupunktur" bezeichnet. Im Unterschied zur Akupunktur kennt die Akupressur weniger Punkte – nicht alle Akupunkturpunkte eignen sich auch für eine Massage.

Bei vielen Alltagsbeschwerden können Sie die Akupressur – bei sich und bei anderen – auch selbst anwenden. Lassen Sie die einzelnen Punkte, die für Ihre ganz individuelle Selbstbehandlung infrage kommen, am besten nach einer ausführlichen Diagnose von einem Fachmann bestimmen. Es ist wichtig, diese Punkte ganz genau zu treffen, sonst bleibt der Erfolg aus, und es ist lediglich eine Massagewirkung vorhanden.

Die Akupressur ist in China schon seit mehr als 5000 Jahren bekannt. Ihre Grundlage ist die Verbindung, die zwischen unserer Haut, den inneren Organen und ihrer Funktion besteht.

Durch Drücken und Massieren bestimmter Punkte können verschiedene Schmerzen und Beschwerden gelindert und mitunter sogar beseitigt werden. Die Hautpunkte, die mit der Funktion der Organe in einer engen Wechselbeziehung stehen, liegen auf den Meridianen.

Besonders die folgenden Beschwerden sprechen sehr gut auf eine Akupressurbehandlung an:
- Kopfschmerzen
- Verspannungen (Hals, Schultern, Rücken)
- Verdauungsstörungen (Durchfall, Blähungen, Verstopfung)
- Erkältungskrankheiten (Husten, Heiserkeit)
- Schlafstörungen
- Nervosität
- Konzentrationsschwäche
- Zahnschmerzen
- Appetitlosigkeit.

Die Traditionelle Chinesische Medizin geht davon aus, dass der Körper ein Harmonieprinzip in sich hat, um die Lebensfunktionen zu erhalten. (Darüber war ja bereits in den Einführungskapiteln ausführlich die Rede). Krank wird der Mensch, wenn es zum Ungleichgewicht kommt. Dafür können falsche Ernährung, ungünstiges Klima oder psychische Einflüsse verantwortlich sein, die bestimmte Organe beeinflussen. Akupressur versucht, durch die Verbindung der Meridiane das Gleichgewicht wieder herzustellen.

In China wird im Sommer und Winter unterschiedliche Medizin verabreicht, weil die äußere Energielage des Körpers anders ist.

Durch das sanfte Drücken und Massieren bestimmter Körperpunkte werden Nervenreflexe in Haut und Muskeln ausgelöst. Diese werden zum Gehirn weitergeleitet und beeinflussen von dort aus das Schmerzempfinden. Dadurch werden Energieblockaden gelöst, Muskeln entspannt und darüber hinaus die Durchblutung angeregt.

Besonders wirksam ist die Akupressur, wenn sie mit der Anwendung von Heilkräutern verbunden ist. Verwenden Sie dazu am besten ätherische Öle, die Sie mit einem Wattestäbchen (beispielsweise Q-Tip) auftupfen. Am günstigsten ist es, das Öl über Nacht einwirken zu lassen. Dadurch können sowohl einzelne innere

Hier besteht ein Unterschied zur Tui-Na-Massage: Es werden Öle verwendet – und natürlich auf die unbekleidete Haut aufgetragen!

Organe als auch ganze Körperteile und -bereiche beeinflusst werden.

Durch die ätherischen Öle wird die Blutzirkulation stimuliert, die Hautabwehr gekräftigt, das Nervensystem beruhigt und die Muskulatur gestärkt. Besonders wirksame Öle, die Sie in Ihrer Apotheke bestellen können, sind:

- Eukalyptus (wirkt antiseptisch)
- Lavendel (gegen Hautleiden, Erschöpfung)
- Gaultheria, ein Heidekrautgewächs, aus dem das duftende Wintergrünöl gewonnen wird (zur Wundheilung)
- Pfefferminze (gegen Regelschmerzen und Entzündungen)
- Rosmarin (gegen Angst und Schlaflosigkeit).

Die entscheidenden Massagereizungen erfolgen über die Fingerspitzen von Daumen, Zeigefinger oder Mittelfinger. Zunächst wird der gewählte Punkt fest gedrückt, danach leicht massiert. Wichtig dabei ist die Bewegung im Uhrzeigersinn! Anfangs wird einige Minuten lang massiert, später genügen schon einige Sekunden. Die Wirkung der Akupressur kann sofort einsetzen (man spricht in diesem Fall vom „Sekundenphänomen"), es kann aber auch etwas länger dauern, bis Linderung eintritt.

Sobald Sie einen Punkt gefunden haben, werden Sie ihn kaum wieder verlieren, denn gegenüber seiner Umgebung ist er merklich druckempfindlicher.

Selbstbehandlung mit Akupressur

- Gegen ein flaues Gefühl im Magen oder Druck in der Magengegend: Massieren Sie kräftig von unten nach oben die senkrechte Linie zwischen Nabel und Brustbein. Genau dort nämlich liegt in der Mitte ein wichtiger Akupressurpunkt, der „Zhong Wan" oder Konzeptionsgefäß 12 (mittlere Magengrube).
- Gegen Kopfschmerzen: Massieren Sie an beiden Füßen den Punkt „Kun Lun" (Blase 60) an der Außenseite des Fußes zwischen Knöchel und Achillessehne. (Dies ist übri-

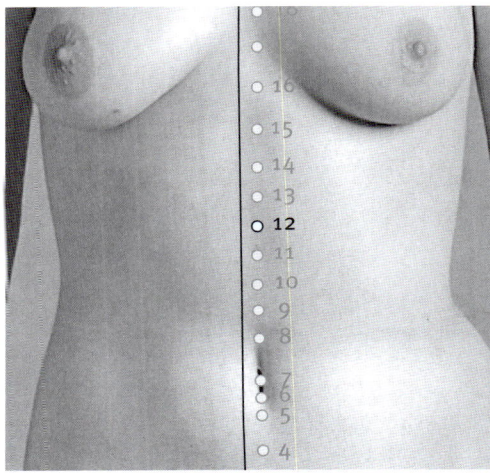

- Zhong Wan, Konzeptionsgefäß 12

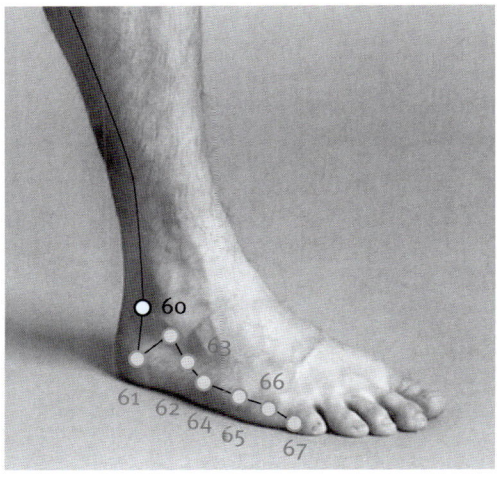

- Kun Lun, Blase 60

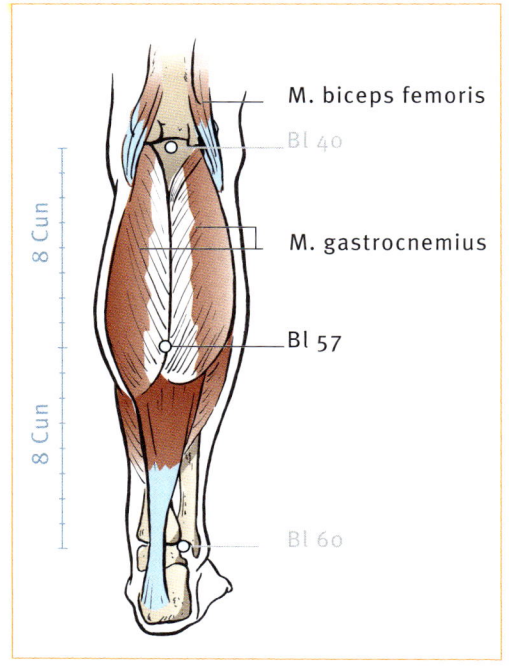

● Cheng Shan, Blase 57

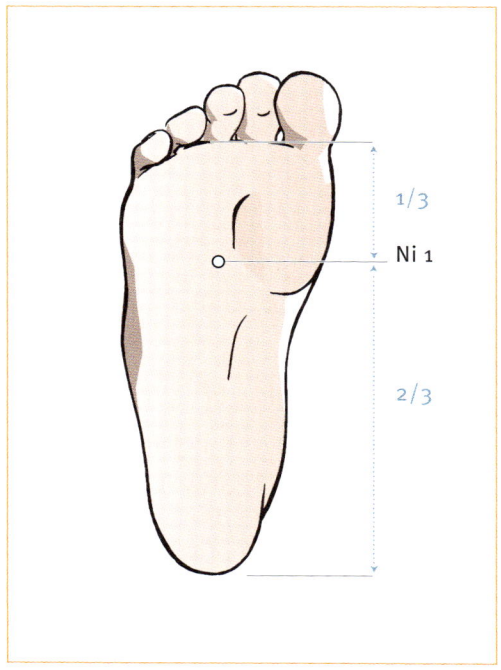

● Yong Quan, Niere 1

gens ein wichtiger Akupressurpunkt gegen viele Arten von Schmerzen!)

Zusätzlich üben Sie mit den Fingerspitzen einen leichten Druck auf die aktuelle Schmerzstelle aus, beispielsweise an den beiden Schläfenpunkten, die sich einen Fingerbreit hinter dem Ende der Augenbrauen befinden.

● Gegen Kreuzschmerzen: Massieren Sie mit den Fingerspitzen rechts und links entlang des Beckenknochens zur Wirbelsäule hin, um die Verkrampfungen zu lockern.

● Gegen Nackenschmerzen: Links und rechts der Halswirbelsäule befinden sich mehrere Punkte, die auf Druck meistens recht schmerzhaft reagieren. Sie werden vorsichtig nach allen Richtungen massiert, bis der Schmerz gewissermaßen „verrieben" ist.

Entlang der Schultern gibt es weitere Punkte, und zwar vorn und hinten. Am besten lassen diese sich zwischen Daumen und Zeigefinger sanft kneten.

● Gegen Wadenkrämpfe: In der Mitte des Unterschenkels zwischen Kniekehle und Außenknöchel liegt ein Punkt, den Sie bei Krämpfen in den Waden, Füßen und Zehen massieren können („Cheng Shan", Blase 57). Vergessen Sie bitte nicht, schon ganz zu Beginn der Krämpfe kräftig die Fußzehen nach oben zu drücken!!

Wenn Sie zu Wadenkrämpfen neigen, empfiehlt es sich, diese Akupressurübungen schon vorsorglich zu machen!

● Gegen Magenschmerzen: Ein Fingerbreit unter dem Brustbeinfortsatz (also dort, wo man keine Knochen mehr spürt) liegt ein Hauptpunkt gegen Magenschmerzen.

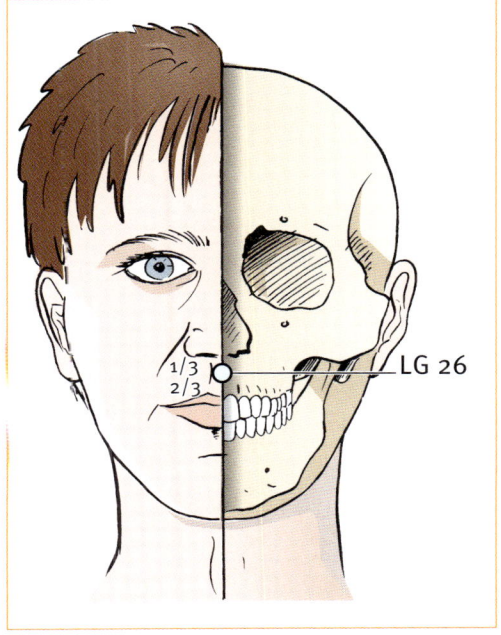

Shui Gou, Lenkergefäß 26

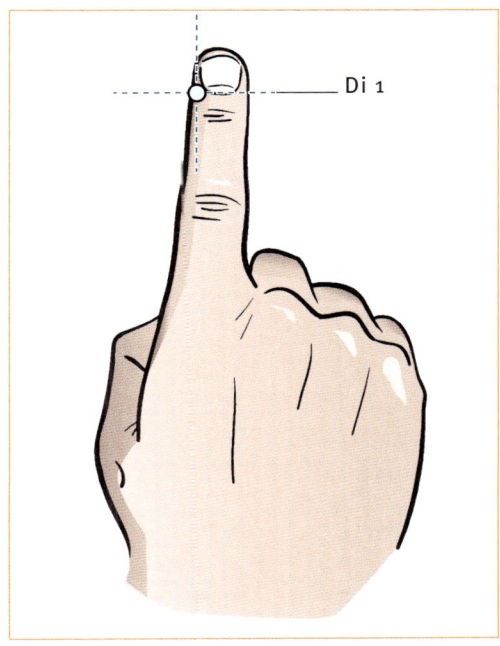

Shang Yang, Dickdarm 1

auch Punkt gegen flaues Gefühl im Magen und Druck in der Magengegend).

- Gegen Verstopfung: Legen Sie die linke über die rechte Hand und massieren Sie dann die Bauchdecke mit sanftem Druck durch mehrere kreisförmige Bewegungen.
- Gegen Verkrampfungen während der Periode: Drücken Sie mit dem Daumen auf den Fußhöhlenmittelpunkt („Yong Quan", Niere 1). Das entspannt den Unterleib.

Diese Übung kann auch vorbeugend gemacht werden. Wenn Sie wissen, wann die Schmerzen vermutlich auftauchen, sollten Sie zwei Tage vorher damit beginnen!

- Gegen Zahnschmerzen: Wenn Sie nicht sofort beim Zahnarzt behandelt werden können, aber auch, wenn Sie nach der Behandlung noch Schmerzen verspüren, können Sie sich durch folgende Übung Erleichterung verschaffen: Massieren Sie den Punkt in der Mitte der Vertiefung zwischen Oberlippe und Nase („Shui Gou", Lenkergefäß 26). Dies hilft auch bei Schmerzen in der Nase oder am Kiefer.

  Zusätzlich können Sie auf der Seite, die dem Daumen zugewandt ist, einen Punkt am Zeigefinger neben dem unteren Ende des Fingernagels massieren („Shang Yang", Dickdarm 1).

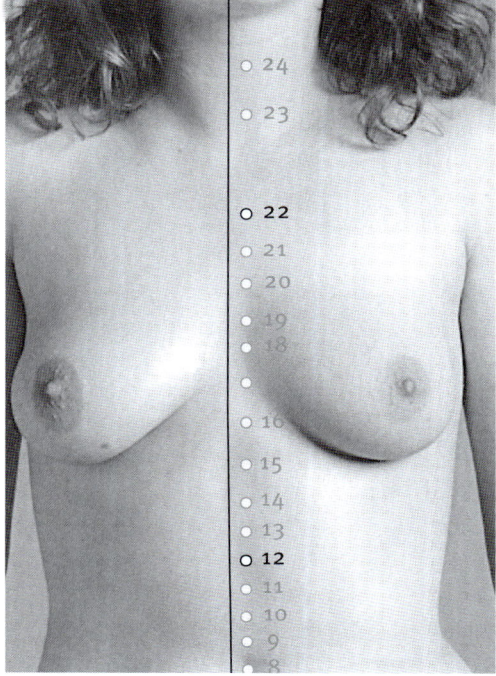

● Tian Tu, Konzeptionsgefäß 22

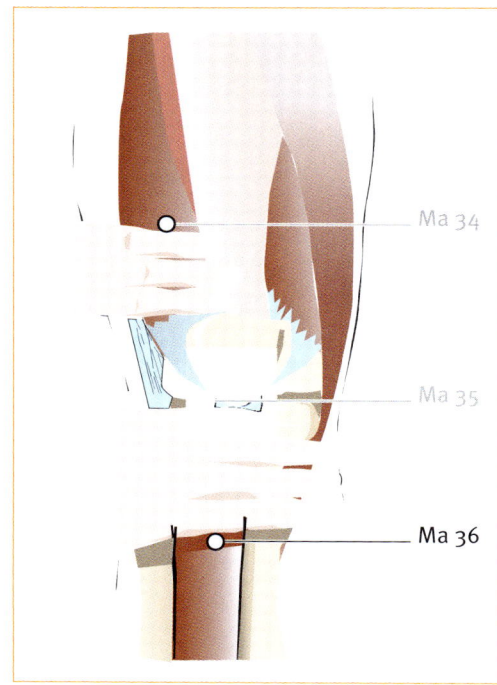

● Zu San Li, Magen 36

● Gegen Husten: Massieren Sie einen Punkt in der Mitte des Halses direkt oberhalb des Brustbeins. Um diesen zu finden, tasten Sie sich am besten am Brustbein entlang nach oben: Dort, wo der Finger im weichen Gewebe versinkt, befindet sich der gesuchte Punkt („Tian Tu", Konzeptionsgefäß 22).

● Zur Beruhigung, gegen Bauchschmerzen und zur Aktivierung körperlicher Energien: Drücken Sie einen bestimmten Punkt am Bein und massieren Sie ihn von oben nach unten. Sie finden diesen Punkt („Zu San Li", Magen 36) eine Handbreit (vier Querfinger) unter der Kniescheibe und etwa eine Daumenbreite seitlich außen neben der Kante des Schienbeins.

Einige Tipps zur Selbstbehandlung mit Akupressur

- So finden Sie den richtigen Punkt: Die Akupressurpunkte sind deutlich schmerz- und druckempfindlicher als ihre Umgebung.
- Achten Sie darauf, dass Ihre Hände immer angenehm warm sind.
- Massieren Sie nur gesunde Haut! Vermeiden Sie also die Akupressurpunkte, an denen sich Narben, Hautentzündungen, Warzen oder Leberflecke befinden.
- Massieren Sie mit dem vorderen Teil der Fingerkuppe des Zeigefingers oder des Daumens.
- In Muskulaturbereichen dürfen Sie stärker drücken, im Gesicht oder in Bereichen, wo die Knochen dicht an der Oberfläche sind (beispielsweise am Schienbein), sollten Sie sanfter vorgehen.
- Beginnen Sie die Massage mit mäßigem Druck, den Sie dann vorsichtig steigern. Die Massage darf nie schmerzhaft sein!
- Ein Akupressurpunkt wird jeweils zwischen 30 und 60 Sekunden behandelt.
- Die Akupressur sollte maximal zweimal täglich angewandt werden.
- Eine Behandlung sollte bei einem gesunden Erwachsenen nicht länger als eine Viertelstunde dauern, bei kranken, geschwächten Menschen oder bei Kindern sollten fünf bis zehn Minuten nicht überschritten werden.

Die Traditionelle Chinesische Medizin legt – wie bereits mehrfach erwähnt – größten Wert auf die Gesundheitsvorsorge. Deshalb sollen hier drei Akupressurpunkte genannt werden, die hervorragend zur präventiven Massage geeignet sind. (Zitiert nach Natur und Gesundheit, Sonderausgabe Traditionelle Chinesische Medizin.)

● 1. „He-Gu" („Tal am Zusammenschluss", Dickdarm 4): Durch die Massage dieses Punktes können Sie die Abwehrkräfte des Körpers unmittelbar beeinflussen und aktivieren. Durch eine Reizung dieses Punktes kann mitunter schon der Ausbruch von Krankheiten verhindert werden (beispielsweise grippale Infekte).

Der He-Gu-Punkt befindet sich an der Hand am höchsten Punkt des Muskels, wenn Sie Daumen und Zeigefinger zusammenpressen.

Di 4

He Gu, Dickdarm 4

● 2. „Zu San Li"(„Drei Längen zum Fuß"): Wir haben diesen Punkt bereits als Punkt zur Beruhigung, gegen Bauchschmerzen und zur Aktivierung körperlicher Energien kennen gelernt. Er unterstützt die Organe der Körpermitte. Er befindet sich etwa eine Handbreit unter der Kniescheibe und etwa eine Daumenbreite

Schon der Name des Punktes deutet darauf hin, dass nach Behandlung weiter gelaufen werden kann – sie können durch ihn Energie tanken.

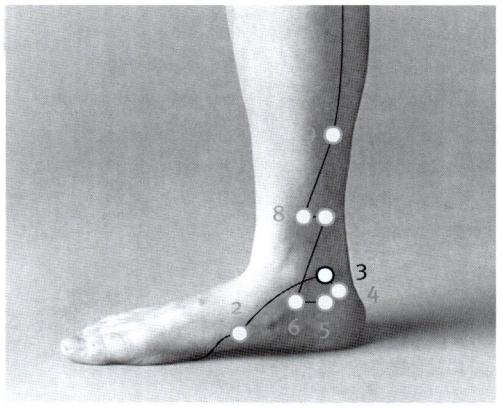

● Tai Xi, Niere 3

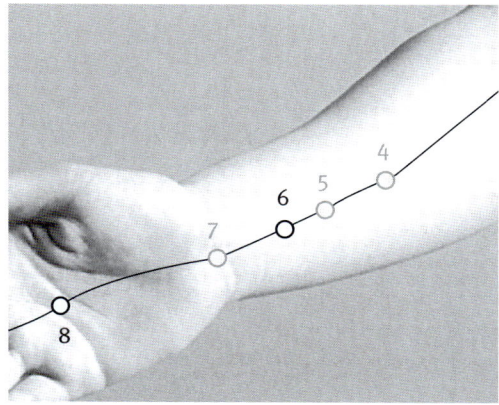

● Nei Guan, Perikard 6

seitlich außen neben der Kante des Schienbeins.

Eine vorbeugende Massage dieses Akupressurpunktes unterstützt den Körper aber auch bei seiner Verdauungs- und Ausscheidungsfunktion – wodurch die „erworbene" Konstitution gekräftigt wird.

● 3. „Tai Xi" („Großer Schluchtenbach", Niere 3): Die Stimulierung dieses Punktes wirkt vor allem auf den Funktionsbereich der Niere. Dadurch wird – nach den Erkenntnissen der Traditionellen Chinesischen Medizin – die angeborene Energie besser genutzt. Sie finden diesen Akupressurpunkt in der Mitte zwischen Innenknöchel und Achillessehne.

Akupressur – die ideale Reiseapotheke

Ihre Hände sind auch auf Reisen immer bei Ihnen – so können Sie sie ohne Probleme gegen Reisebeschwerden einsetzen!

● Oft treten bei Reisen – vor allem auf Schiffen oder im Flugzeug – Gleichgewichtsstörungen auf, die mit Übelkeit verbunden sind. Hier hilft sehr oft die Akupressur des Punktes „Zong Wan" („mittlere Magengrube"). Akupressur dieses Punktes wurde bereits als hilfreich gegen ein flaues Gefühl im Magen und gegen Druck in der Magengegend beschrieben. Er liegt ungefähr vier Fingerbreit über dem Bauchnabel. Sanft massieren – dann werden Ihre Beschwerden gelindert.

● Gegen Reiseübelkeit (aber auch gegen die bei Reisen häufig auftretende Appetitlosigkeit) wirkt die Stimulierung eines Punktes, der sich etwa zwei Fingerbreit von der Handgelenksfalte entfernt am Unterarm zwischen zwei Muskelsehnen befindet („Nei Guan", Perikard 6).

● Der Punkt „Zu San Li" (unterhalb des Knies) sollte zusätzlich stimuliert werden, da er für die Harmonie der Organe der Mitte zuständig ist.

● Die Akupunktmassage nach Penzel

Willy Penzel (1918–1985) entwickelte in den fünfziger Jahren ein ganz neues Verfahren: die Akupunktmassage. Er hatte persönliche Gründe, denn seine Frau lag schwer erkrankt in einer Klinik und die Ärzte gaben ihr keine Chance mehr. Als Penzel – mehr oder weniger durch „Zufall" Literatur über die Traditionelle Chinesische Medizin, vor allem über die Akupunktur, in die Hand bekam, erwachte sein Interesse daran. Dadurch rettete er das Leben seiner Frau. Das von ihm entwickelte Verfahren wird inzwischen in vielen Ländern der Welt gelehrt und von Therapeuten verwendet. Es stellt gewissermaßen eine Verbindung zwischen Akupunktur und Massage her. Im Unterschied zur Akupunktur, die ja Punkte behandelt, werden bei der Akupunktmassage durch massageartige Stimulierung die Meridiane (und mitunter auch Meridiangruppen) behandelt.

Ähnlich wie die Akupunktur basiert sie auf der Meridian- beziehungsweise auf der Energielehre. Aber:

- ● Im Unterschied zur Akupunktur, die ja Punkte behandelt, werden bei der Akupunktmassage ganze Meridiane tonisiert und Meridiangruppen stimuliert. Vorteil: Es werden größere Therapieerfolge erreicht als bei der Beschränkung auf einzelne Punkte.
- ● Im Unterschied zur Akupunktur wird die Haut nicht durch Nadelstiche „verletzt". Vorteile: Angstfreiheit der Patienten, die sich eventuell vor den Nadelstichen fürchten. Da keine noch so geringe Verletzungsgefahr besteht, gibt es auch kein Infektionsrisiko.

Auch energetische Störfelder werden durch die Akupunktmassage nach Penzel behandelt. Der Begriff „Störfeld" stammt aus der Neuraltherapie, einer von dem deutschen Mediziner Dr. Ferdinand Huneke (1891–1966) eingeführten Heilmethode, die Reaktionen des Nervensystems und des Bindegewebes in den Vordergrund jedes krankhaften Prozesses stellt. Das Nervensystem und das Bindegewebe verbinden alle Teile das Körpers. So wird es verständlich, dass Störungen von einem Ort (dem Störfeld oder primären Erkrankungsherd) aus an anderen, teilweise sehr weit entfernt liegenden Stellen zu weiteren Beschwerden (z. B. Schmerzen) führen können. Störfelder können Narben, eitrige Mandeln oder Kieferhöhlenentzündungen sein.

Die örtliche Behandlung an einem Störfeld kann Schmerzfreiheit an einer entfernten Körperregion herbeiführen! Tritt diese Schmerzfreiheit innerhalb von Sekunden auf, spricht man von einem Sekundenphänomen.

Die Energieflüsse im Körper stehen über die Meridiansysteme in Verbindung. Betrachtet man diese Meridianverläufe, so kann man sehr leicht nachvollziehen, dass beispielsweise eine „störende" Narbe" am Bauch Einfluss auf den Rücken und die Bandscheiben haben kann, oder dass ein „blockiertes" Kreuz-Darmbein-Gelenk den versorgenden Blasenmeridian beeinflusst. Selbst Ohrringe – ob als Clips oder in durchstochenen Ohrlöchern getragen – und vor allen Dingen die derzeit modischen Piercings können unter Umständen als Störfelder wirken und Energiebahnen blockieren.

In der Zeitschrift „Erfahrungsheilkunde" 1/96 beschreibt Dr. Harald Chavanne die Akupunktmassage folgendermaßen: „Mit der Fingerbeere des Mittelfingers übt der Behandler einen sanften Druck auf eine kleine Metallkugel am Ende eines Metallstäbchens aus, während er die Kugel entlang des zu behandelnden Meridians führt, um in diesem das Fließen der Steuerungsenergie „Chi" in die Flussrichtung des Meridians anzuregen. Dabei entsteht auf der Haut als Reizantwort meist eine leichte Rötung im Sinne eines Dermographismus oder eine sichtbare Erblassung, welche einen Hinweis auf die erfolgreiche Stimulierung des Meridians geben."

Unter Dermographismus versteht man eine sichtbare Hautreaktion nach Reizung der Haut.

Wie die Akupunktur ist auch die Akupunktmassage ein ganzheitliches Heilverfahren. Das bedeutet, dass ein Organ oder gar ein Symptom nicht isoliert für sich betrachtet wird, sondern dass der behandelnde Therapeut es immer im Gesamtzusammenhang mit dem ganzen Körper sieht. Die Akupunktmassage basiert auf der chinesischen Energielehre, bei der ein ungestörter Energiefluss Grundvoraussetzung für das Wohlbefinden eines Menschen ist, während Stauungen zu Krankheiten führen. Nur wenn das Wechselspiel zwischen Yin und Yang ausgewogen ist, fühlt der Mensch sich gesund und im Einklang mit sich selbst. Dann kann auch das körpereigene Immunsystem effektiv auf Krankheitserreger (beispielsweise Bakterien) reagieren und diese fernhalten oder neutralisieren.

Natürlich lässt sich eine notwendige Therapie nicht durch Selbsthilfemaßnahmen ersetzen. Aber wenn Sie gesund sind, können Sie dennoch durch die Akupunktmassage auch selbst Ihren Energiekreislauf pflegen und unterstützen! Nehmen Sie sich täglich einige Minuten Zeit für die folgenden Massageübungen und vergegenwärtigen Sie sich dabei den Verlauf der Meridiane.

- Stellen Sie sich bequem hin, die Füße leicht nach außen gekehrt.
- Legen Sie nun Ihre rechte Hand auf den Unterbauch.
- Atmen Sie langsam ein und streichen Sie sich dabei mit sanftem Druck der Handfläche über den Bauch, das Brustbein, den Hals bis zur Unterlippe.
- Ziehen Sie nun mit den Fingerspitzen rechts und links an den Lippen vorbei nach oben zum Nasensteg und weiter mitten über den Nasenrücken und über die Stirnmitte.
- Stellen Sie nun die Fingerspitzen auf und streichen Sie über die Mitte des Kopfes durch die Haare und über den Nacken und die obere Wirbelsäule – so weit Sie bequem mit der Hand kommen.
- Nun übernimmt Ihre linke Hand die Energie im Wirbelsäulenbereich – so weit oben wie möglich – und führt sie, möglichst in der Ausatmungsphase, entlang der Wirbelsäule zum Gesäß.
- Greifen Sie nun mit beiden Händen nach vorn und ziehen Sie die Energie seitlich am Genitalbereich vorbei in den Unterbauch.

Über die beiden übergeordneten Gefäße – Konzeptions- und Lenkergefäß – haben Sie nun bei sich selbst den „Kleinen Kreislauf" aktiviert und indirekt auch den großen Körperkreislauf der Energie harmonisiert.

Auch wenn Ihnen die kleine Übung anfangs Schwierigkeiten bereiten sollte, üben Sie trotzdem täglich. Sie werden erstaunt sein, wie gelenkig Sie werden und vor allem, wie wohl und frisch Sie sich danach fühlen! Diese harmonisierende Selbstbehandlung können Sie mehrmals hintereinander durchführen und so oft Sie wollen im Laufe des Tages wiederholen.

Näheres zur Akupressurmassage nach Penzel erfahren Sie in dem Buch von Günter Köhls „So hilft mir die Akupunkt-Massage nach Penzel". Angaben hierzu finden Sie am Schluss des Buches unter den Literaturhinweisen.

Moxibustion

Bei dieser Behandlung werden Moxakegel, vor allem aus einem speziell zubereiteten Beifußkraut, über der Haut (meistens über bestimmten Akupunkturpunkten) abgebrannt. Dadurch können krankheitsbedingte Störungen und Beschwerden gebessert werden.

Die Moxibustion war historisch immer ein Bestandteil der Akupunktur. Das geht schon aus dem chinesischen Wort für Akupunktur hervor: „Zhen jiu" bedeutet stechen (und) brennen.

In seinem Buch „Chinesische Medizin" geht Paul U. Unschuld auch auf einige diesbezügliche historische Quellen ein. So berichtet er beispielsweise über den Brief eines portugiesischen Jesuitenpaters, der im 16. Jahrhundert die Akupunktur, aber auch die Moxibustion beschrieb: „Sie (die Japaner, Anm. d. A.) haben die Gewohnheit, bei allen Krankheiten den Bauch, die Arme, den Rücken etc. mit silbernen Nadeln zu stechen. Zugleich verwenden sie aus Kraut gefertigte Feuerknöpfe."

Mit der Bezeichnung „Feuerknöpfe" waren die kleinen Kräuterkegel aus Beifußkraut gemeint, die die Japaner den erstaunten europäischen Augenzeugen zufolge in großer Anzahl an bestimmten Stellen auf der Körperfläche verteilt abbrannten. Erstmals im Jahre 1603 erhielt in einem von dem Jesuitenkolleg in Nagasaki herausgegebenen „Vokabular der Japanischen Sprache" die für diese Art der Kauterisation erforderliche spezielle Kräuterzubereitung den Namen *mogusa*; im Jahre 1675 schließlich führte ein Buch über „Het Podagra" des Predigers Hermann Buschof (gest. 1674) den auch heute noch üblichen Begriff Moxa für die in der Moxibustion verwendeten Beifußkegel ein. Buschof hatte während eines längeren Aufenthaltes in Batavia die heilende Wirkung der Verbrennung von Moxa, also der Moxibustion, auf sein eigenes Gichtleiden erfahren und diese Methode auch selbst zur Behandlung weiterer Patienten erlernt."

> **Das Wort Moxa setzt sich aus den japanischen Wörtern „mo" (= brennen) und „kusa" (= Kraut) zusammen.**

Beifuß *(Artemisia vulgaris)*

Wegen seines bitteren Geschmacks wird der Beifuß auch Wilder Wermut genannt. Bei uns hat die Pflanze, die an Wegrändern, Böschungen und Zäunen wächst, einen festen Platz in der Volksmedizin. So verwendete man die getrockneten Blätter für Tees bei unregelmäßig einsetzender und schmerzhafter Menstruation (diese Anwendung war bereits im antiken Griechenland bekannt – der Beifuß erhielt seinen botanischen Namen von der Göttin Artemis!) sowie bei Verdauungsstörungen und Appetitlosigkeit. Als Gewürz (frisch oder getrocknet) fördert es die Verdauung fettreicher Speisen (Schweinebraten, Hammelfleisch, Gans, Ente, Aal und Makrele) und eignet sich auch zum Würzen von Eintopfgerichten.

Die Moxibustion vertreibt Kälte und Feuchtigkeit aus den Meridianen, stärkt das Yang und regt die Blutzirkulation an. Sie wird deshalb hauptsächlich als tonisierende (anregende) Therapie verwendet, weil das darunter liegende Gewebe erwärmt wird. Die sedierende (beruhigende) Art der Moxibustion, bei der ein glühendes Stäbchen direkt die Haut berührt, ist weniger gebräuchlich.

Hauptsächlich wird die Moxibustion eingesetzt bei
- Kältekrankheiten und dadurch verursachte Schmerzen im Bewegungsapparat
- Durchblutungsstörungen
- Schwäche- und Erschöpfungszuständen
- Rückenschmerzen
- Erkrankungen alter Menschen mit schwacher Konstitution
- Degenerativen chronischen Krankheiten
- Depressionen

Bei Hitzesymptomen, Fieber, akuten Infektionen und Entzündungen, Nervosität, Schlaflosigkeit, Bluthochdruck, rotem Zungenkörper, dickem gelben Zungenbelag und schnellem Puls sowie während der Menstruation wird die Moxibustion nicht angewendet!

- Chronischen Erkrankungen der Atemwege
- Allgemeiner Abwehrschwäche.

Der Therapeut (und vor allem auch der Patient, der die Moxibustion selbst anwendet) sollte darauf achten, dass es nicht zu lokalen Verbrennungen kommt.

Es gibt verschiedene Arten der Moxibustion:
- Mit einer Moxazigarre, die in einiger Entfernung von der Haut gehalten wird. Diese „Zigarren" aus Beifuß werden zu einem

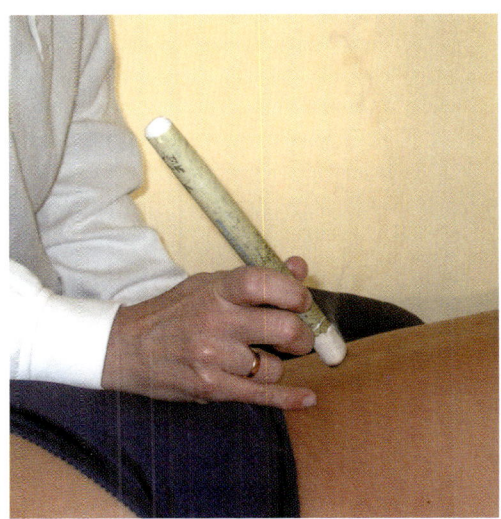
● Moxibustion mit einer Moxazigarre

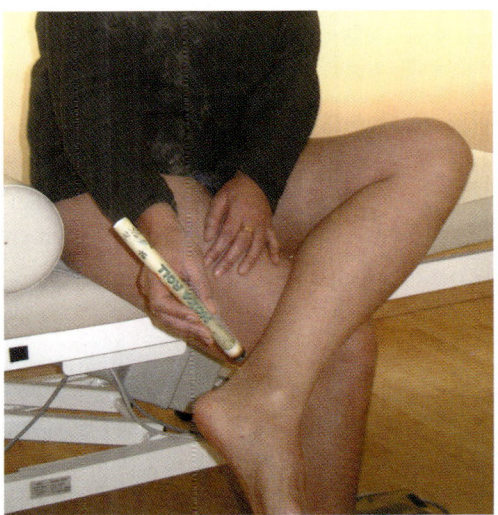
● Selbstbehandlung mit einer Moxazigarre

etwa 20 cm langen und 1 cm dicken Zylinder gerollt und mit weichem Papier umwickelt. Diese Zigarre wird angezündet und etwa einen halben Zentimeter über den zu behandelnden Akupunkturpunkt gehalten, bis der Patient ein Gefühl von Wärme empfindet. Dann wird sie kurz entfernt, um sich diesem Punkt dann wieder zu nähern. Dies wird so lange wiederholt, bis der Hautpunkt deutlich gerötet ist.

Dies ist das gebräuchlichste und schonendste Verfahren.

- Mit Moxakegeln oder -zylindern, die auf einem Plättchen angebracht sind und direkt auf die Haut gelegt werden; dabei wird Beifuß zu kleinen Zylindern oder Kegeln gerollt, die auf die zu behandelnden Akupunkturpunkte gelegt und dann an-

gezündet werden. Kurz bevor das Kraut abgebrannt ist, kann die Temperatur im Hautbereich sehr hoch werden – dann wird der Zylinder kurz angehoben und wieder aufgesetzt.

- Mit einem dünnen Moxastäbchen, das über der Haut gehalten wird.
- Mit einer Scheibe einer Moxazigarre oder mit Moxakraut, die/das auf eine Scheibe Ingwer oder Knoblauch gelegt wird. Die Ingwerscheibe wird auf den zu behandelnden Akupunkturpunkt gelegt, dann wird das Beifußkraut entzündet. Sobald der Patient ein Wärmegefühl im Akupunkturpunkt empfindet, wird die Ingwerscheibe mit dem Moxakraut auf den nächsten zu behandelnden Punkt geschoben.

Dazu gibt es noch eine spezielle Variante: Der Bauchnabel des (liegenden) Patienten wird mit Salz gefüllt, darüber eine dünne Scheibe Ingwer, worauf dann der Moxakegel gesetzt und angezündet wird. Beim Verglühen verteilt sich eine wohltuende Wärme über den gesamten Bauchbereich. So können beispielsweise ständig kalte Hände oder Füße erwärmt werden und Yang-Mangel durch Überarbeitung etc. behandelt werden. Auch als Behandlung bei Durchfall ist dieses Verfahren gut geeignet.

Ingwer ist besonders gut geeignet bei Gelenkschmerzen, Durchfall und Kältegefühlen. Knoblauch empfiehlt sich bei Schwellungen nach Insektenstichen.

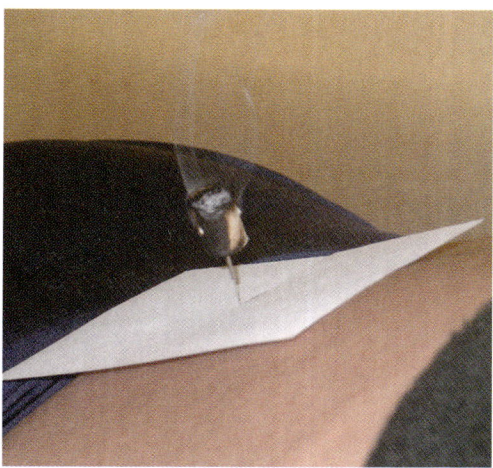

- Moxibustion mit Moxakraut am Ende einer Akupunkturnadel

- Mit Moxakraut, das in einem Kästchen aus Holz oder Metall mit siebartigem Boden in 5 cm Abstand von der Haut abgebrannt wird.

  Das Kästchen empfiehlt sich besonders für die Behandlung des unteren Bauchbereichs.

- Mit Moxakraut, das am Ende einer Akupunkturnadel befestigt wird. So strömt die Hitze durch die Nadel, die vorher in den Akupunkturpunkt eingestochen wurde.

Bei richtiger Anwendung ist die Moxibustion völlig schmerzfrei und wird sogar als sehr angenehm empfunden. Wenn Sie sie selbst anwenden möchten, lassen Sie sich von Ihrem Therapeuten der Traditionellen Chinesischen Medizin genau die Punkte zeigen, die Sie behandeln müssen. Lassen Sie sich genau anleiten, wie Sie mit Moxa-Kegeln, -zylindern oder -zigarren umgehen müssen.

Nach der Moxibustion beachten Sie bitte folgende Punkte, damit die Wärmewirkung nicht verloren geht:

- Ziehen Sie sich warm an.
- Ruhen Sie sich noch etwas aus.
- Trinken Sie nicht sofort etwas Kaltes.
- Essen Sie nur eine Kleinigkeit (keine Rohkost!), am besten eine Suppe.

Schröpfen

- Das Schröpfen ist ein uraltes Naturheilverfahren, das auch bei uns schon lange bekannt ist. Allerdings hat man ihre Anwendung im Laufe der Jahrhunderte oft übertrieben (vor allem beim „blutigen Schröpfen") und sie damit in Misskredit gebracht. Die moderne Naturheilkunde hat diese Heiltechnik nicht nur rehabilitiert, sondern auch noch erheblich fortentwickelt. Insofern ist uns das Schröpfverfahren der Traditionellen Chinesischen Medizin also durchaus nicht fremd. Dort stellt das Schröpfen eine häufig gemeinsam mit der Akupunkturtherapie verwendete wirksame Stimulationstechnik dar.

- Die früheste Form des Schröpfens war vermutlich der Liebesbiss („Knutschfleck"). Aber es gibt auch Hinweise darauf, dass im alten China Tierhörner benutzt wurden, die man auf die Haut aufsetzte. Der Therapeut saugte am anderen Ende, um die Luft zu entfernen und verschloss dann die Öffnung mit dem Finger.
  Die Schröpftherapie arbeitet mit der Erzeugung eines Unterdrucks in einem Hohlkörper, der auf die Haut aufgesetzt wird. Derartige Verfahren wurden in verschiedenen Kulturen und Medizinsystemen entwickelt. Erste chinesische Quellen, die das Schröpfen erwähnen, stammen aus der Zeit der Han-Dynastie (206 v. Chr. bis 220 n. Chr.). Damals wurde das Schröpfen meistens zur Behandlung von Abszessen verwendet.
  Aus Ägypten gibt es erste Hinweise auf das „blutige Schröpfen" um 1500 v. Chr. Entsprechende Techniken werden auch bei dem griechischen Arzt Hippokrates (460–377 v. Chr.) und dem griechisch-römischen Arzt Galen (129–199 n. Chr.) erwähnt. Bis in die zweite Hälfte des 19. Jahrhunderts hinein setzten europäische und amerikanische Ärzte das Schröpfen bei verschiedenen Gesundheitsstörungen ein. Mit dem Aufkommen neuer Diagnostik- und Therapieverfahren zu Beginn des 20. Jahrhunderts ging das Interesse an der Schröpftherapie im Westen stark zurück. In den letzten Jahren erlebt sie jedoch eine gewisse Renaissance in Verbindung mit dem zunehmenden Interesse an komplementären und alternativen Therapieverfahren.

- Das Prinzip des Schröpfens besteht darin, in den Schröpfköpfen einen relativen Unterdruck zu erzeugen. Wo sich die Haut an die Schröpfköpfe ansaugt, entsteht ein starker Blutzufluss, andererseits durch den Sog aber auch eine Abflussbehinderung. Hält diese Situation längere Zeit an und ist der Sog stark, kommt es zum Austritt von Gewebeflüssigkeit und Blut – zu erkennen an der blauroten Verfärbung der Haut. Durch diese Reiztherapie wird nicht nur ein Drainageeffekt erreicht – also gewissermaßen eine Art innere Reinigung durch Entfernung von Schadstoffen –, es wird auch in hohem Maße die körpereigene Abwehr des Patienten stimuliert.

- Um einen Unterdruck zu erzeugen, wird üblicherweise eine Flamme in den Schröpfkopf eingebracht. Dabei wird die Luft erwärmt und dehnt sich aus. Nach Aufsetzen auf die Haut kühlt die Luft im Schröpfkopf ab und zieht sich zusam-

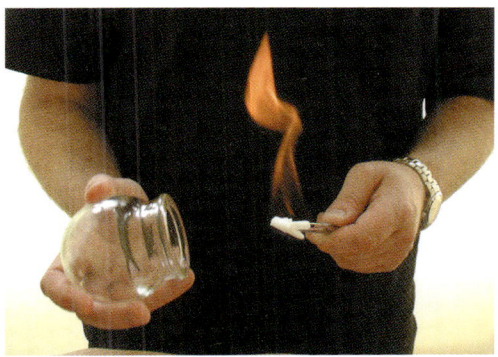

● Anbrennen des Tupfers

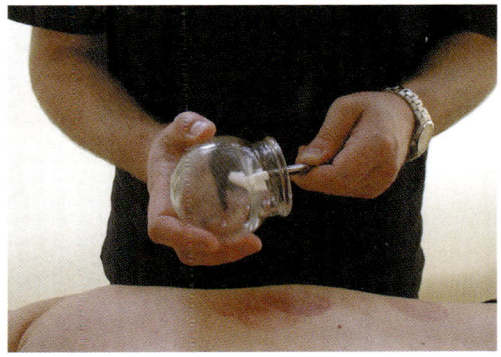

● Einführen des Tupfers in den Schröpfkopf

men, so dass ein Unterdruck entsteht und die Haut und das darunter liegende Gewebe in den Schröpfkopf gezogen wird.

Vorbereitet werden für diese Art des Schröpfens alkohol- oder spiritusgetränkte Tupfer. Der Überschuss an brennbarer Flüssigkeit wird herausgedrückt, um Verbrennungen durch heruntertropfende brennbare Flüssigkeit zu vermeiden. Die Tupfer werden mit einer Pinzette oder Klemme gehalten, angezündet und kurz in den Schröpfkopf geführt. Je stärker die vorherige Erwärmung und je kürzer der Zeitraum zwischen Erwärmung und Aufsetzen auf die Haut ist, desto stärker ist auch die entstehende Saugwirkung.

Bei anderen Schröpfköpfen wird die Luft über einen Gummiball oder ein Pumpensystem entfernt.

Die „Bluter-güsse", die häufig durch das Schröpfen entstehen, sind normal und gehen nach wenigen Tagen zurück – sie zeigen lediglich die Reaktion auf die Therapie an.

● Als Schröpfköpfe verwendet man beim modernen Schröpfen Glas- oder Metallschröpfköpfe (auch Kunststoff und Gummi werden dafür benutzt) – mitunter sogar eine Maschine, die durch ihre Pumpwirkung einen Unterdruck erzeugt. Am

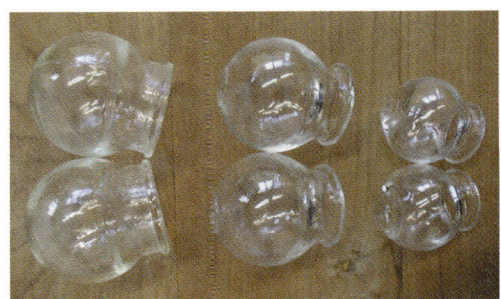

● Schröpfköpfe aus Glas

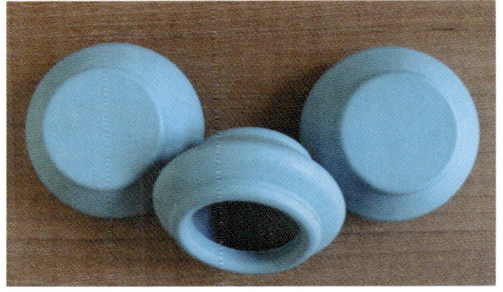

● Schröpfköpfe aus Kunststoff oder Gummi

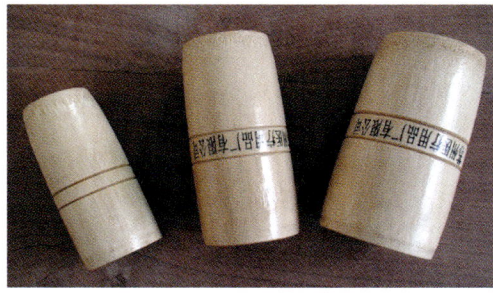

● Schröpfköpfe aus Bambus

häufigsten kommen Glasschröpfköpfe in unterschiedlichen Größen zur Anwendung. Diese sind leicht zu säubern und zu desinfizieren. Der abgerundete Rand ist für die Patienten angenehm. Überdies kann der Fortgang des Schröpfens durch das Glas beobachtet werden.

In China kommen auch Bambusschröpfköpfe zur Anwendung. Diese sind relativ robust, haben aber einige Nachteile. So sind sie schwerer zu desinfizieren und lassen eine visuelle Kontrolle des Therapiefortgangs nicht zu. Darüber hinaus sind die Ränder oft scharfrandig und für den Patienten unangenehmer als Glasschröpfköpfe. Über die spezifischen In-

strumente hinaus werden im asiatischen Raum gerne auch geeignete Alltagsgegenstände wie Tassen oder Trinkgläser eingesetzt.

● Zwei Arten der Schröpftherapie können unterschieden werden: das blutige und das unblutige (trockene) Schröpfen.

Bei ersterem wird zunächst die Haut mit einer Klinge leicht angeritzt, um dann über die Schröpftherapie dem Körper Blut und Gewebeflüssigkeit zu entziehen – zwischen 15 und 50 Kubikzentimeter je Schröpfkopf. Diese Methode eignet sich allerdings nicht bei Asthenikern, also Menschen von magerer, schwächlicher Konstitution mit niedrigem Blutdruck.

Beim trockenen Schröpfen werden die Schröpfköpfe auf die intakte Hautoberfläche aufgebracht.

Eine Sonderform des unblutigen Schröpfens ist die Schröpfmassage, bei der die Haut zunächst mit einer öligen Grundlage bedeckt wird und der Schröpfkopf anschließend über die zu behandelnden Bereiche geführt wird.

In der Traditionellen Chinesischen Medizin gibt es außerdem das Nadel- oder

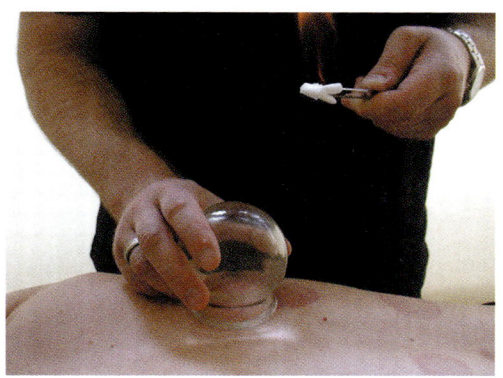

● Aufsetzen des Schröpfkopfes auf die Haut

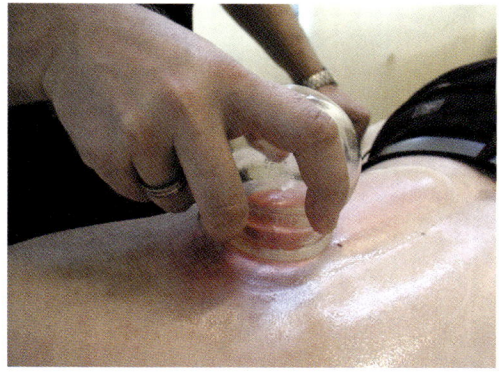

● Schröpfmassage

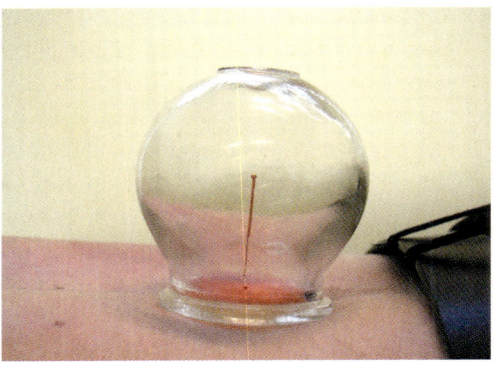

Nadelschröpfen

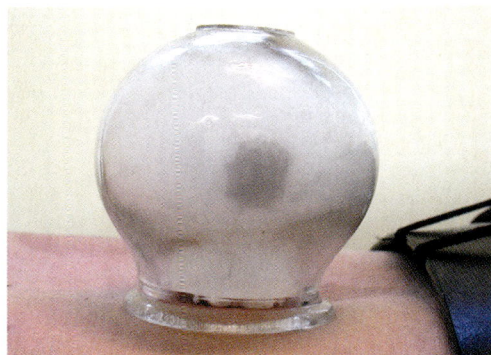

Moxaschröpfen

Moxaschröpfen, bei dem der Schröpfkopf über eine Akupunkturnadel gebracht wird, auf der zuvor auch Moxakraut abgebrannt werden kann.

Seltener angewandt wird das Kräuterschröpfen, bei dem Bambusschröpfköpfe vor der Therapie in einer Kräuterzubereitung gekocht werden oder das Wasserschröpfen, bei dem der Schröpfkopf zu etwa einem Drittel mit warmem Wasser gefüllt wird. Diese letztgenannte Form ist ausgesprochen schonend und wird gerne bei trockenem Husten und asthmatischen Beschwerden (auch bei Kindern!) angewandt.

Die auffüllende und die ableitende Form des Schröpfens
- Die Erzeugung eines leichten bis mittleren Unterdrucks in den Schröpfköpfen (kurzes Einbringen der Flamme) gilt als auffüllend und sollte vor allem bei Patienten mit Schwächesymptomen erfolgen.
- Schröpfen mit starkem Unterdruck und Schröpfmassage dagegen gelten als ableitend und sollten entsprechend bei kräftiger Konstitution und Fülle-Erkrankungen verwendet werden.

Wasserschröpfen

Anwendungsbereiche des Schröpfverfahrens sind vor allem:
- allgemeine Abwehrschwäche
- Bronchitis
- Erkältungskrankheiten
- Asthma
- Chronische Kopfschmerzen
- Verstopfung
- Durchblutungsstörungen
- Muskelschmerzen und -verspannungen

- Rückenschmerzen
- Rheumatismus
- Arthritis
- Wärmemangel
- Blut- und Qi-Leere.

● Das Schröpfen zählt zu den ausleitenden Therapieformen. Die Wirkungsmechanismen hängen nach westlicher Interpretation am ehesten mit einer lokalen Durchblutungssteigerung und Reizung zusammen.

Der wahre therapeutische Wert dieses Heilverfahrens zeigte sich, als man das Schröpfen mit dem Wissen um die Meridiane und Akupunkturpunkte verband. Denn nun war es möglich, die Schröpf-

köpfe gezielt zu setzen und so entsprechend intensiv auf erkrankte oder geschwächte Organe einzuwirken.

Durch die Sogwirkung kommt es zu einem Austritt von Blut und Gewebeflüssigkeit in das direkt unter der Haut liegende Gewebe. Damit wird die Durchblutung gefördert und der Abtransport von Stoffwechselprodukten verbessert. Darüber hinaus kommt es zu einer Aktivierung des Immunsystems. Für die Traditionelle Chinesische Medizin ist die Entfernung krankmachender Faktoren und die Entlastung lokaler Fülle-Symptome sowie die Einflussnahme auf die Funktionskreise und inneren Organe der wichtigste Aspekt dieser Behandlung.

Der Patient sollte beim Schröpfen eine entspannte Körperhaltung einnehmen – am besten also liegen.

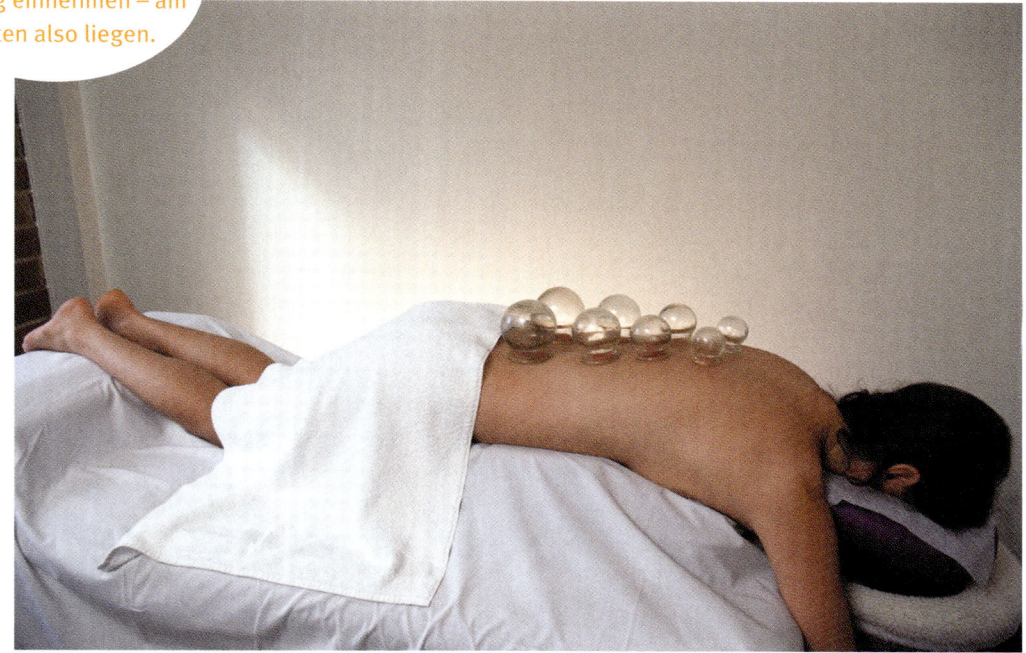

Akupunktur

Die westliche und die östliche (Traditionelle Chinesische) Medizin haben sich im 20. Jahrhundert „globalisiert" und damit auch intensiv in anderen Kulturräumen etabliert. Die im Westen bekannteste Therapieform der Traditionellen Chinesischen Medizin ist die Akupunktur. Dies ist erstaunlich, denn in der TCM macht sie nur etwa dreißig Prozent der Therapieanwendungen aus.

In Deutschland verwenden mittlerweile Tausende von Ärzten die Akupunktur und in Schmerzkliniken werden ungefähr siebzig Prozent aller Patienten mit Nadeln behandelt.

Bei der Akupunktur wird an empirisch, also erfahrungswissenschaftlich festgelegten Punkten mit Stahlnadeln unterschiedlich tief durch die Haut eines Patienten gestochen, um eine therapeutische Wirkung in verschiedenen Organen und Funktionssystemen zu erzielen. Hierzu werden meist – wie in China ausschließlich üblich – Stahlnadeln verwendet, vereinzelt aber auch Gold- oder Silbernadeln. Die diesem Therapieansatz zugrunde liegende Erklärungstheorie besagt, dass damit in Leitbahnen (Meridianen) die Bewegung der Lebensenergie Qi beeinflusst werden kann.

Traditionell wurde die Akupunktur mit dem Abbrennen von getrocknetem Beifuß kombiniert (dazu wurde bereits in einem vorhergehenden Kapitel berichtet). Dieses Verfahren diente häufig als Stimulation, die der Nadelbehandlung vorausging. Heutzutage kommen neben dieser Moxibustion noch andere Nadelstimulationsverfahren zur Anwendung, beispielsweise die Anwendung von Strom oder auch das Schröpfen (siehe vorhergehenden Abschnitt).

Unter beginnendem westlichem Einfluss wurde im modernen China nach 1945 die Schmerzbetäubung durch Akupunktur entwickelt. Ende der 50er-Jahre konzipierte der französische Arzt P. Nogier das Verfahren der Aurikulotherapie (Ohrakupunktur), das therapeutisch und z.B. schmerzlindernd eingesetzt wird.

Die weit verbreitete Meinung in der westlichen Wissenschaft über Akupunktur war, dass diese Therapie wesentlich auf Placeboeffekten basiere – sie funktioniere, weil die behandelten Patienten (und die Therapeuten) fest daran glauben würden. Diese Wirkungen werden auch als „unspezifische Wirkungen" bezeichnet. Ignoriert wurden allerdings bei dieser Sichtweise Studienergebnisse, die mit dem klassischen Placeboeffekt nur unzureichend in Einklang zu bringen waren, da sie aus Tierexperimenten oder aus Akupunkturversuchen an Kindern stammten.

Ein grundsätzlicher Konflikt zwischen östlicher und westlicher Medizin ist in der Kulturgebundenheit einer Therapie verankert. Sie ist nicht nur bei den Patienten (und ihren Erwartungen), sondern auch bei den Therapeuten (und ihrer Fähigkeit, sich in andere Kulturen und deren Denkweisen hinein zu versetzen) begründet. So weichen – abhängig von der jeweiligen Kultur – die Vorgehensweise in der Diagnostik, der therapeutische Prozess sowie der Umgang mit den Patienten

Placebowirkung?

Die Wirksamkeit einer Arznei wird in so genannten „Doppelblindversuchen" an Patienten getestet, wobei einer Patientengruppe das wirksame Medikament verabreicht wird, der anderen Gruppe dagegen ein „Scheinmedikament" (= Placebo). Die Patienten müssen zwar über die Studie an sich aufgeklärt sein, wissen aber nicht, ob sie nun die „echte" Therapie erhalten oder ein Placebo. Solche „Scheinmedikamente" werden bei der klinischen Prüfung von Arzneimitteln verwendet, um deren tatsächliche Wirkung von der suggestiven Wirkung trennen zu können.

Es ist jedoch unumstritten, dass der von einem TCM-Arzt behandelte Patient oft sehr viel mehr Zuwendung erfährt, als es in der üblichen Kassenarztpraxis möglich ist. Diese intensivere Betreuung trägt sicherlich neben allen wissenschaftlichen Erklärungsmodellen zu den Heilerfolgen der Akupunktur bei.

durch die unterschiedlichen Denkmuster und das Vorwissen erheblich voneinander ab.

Nach wissenschaftlichen Erkenntnissen, die westliche Standardbedingungen voraussetzen, werden Krankheiten durch die Akupunktur nicht „direkt organbezogen" therapiert. Nach den Einführungskapiteln dieses Buches (beispielsweise über die Meridiane) sollte diese (auch durch viele klinische Studien belegte) Erkenntnis bereits deutlich geworden sein: Viele Erkrankungen werden weit entfernt vom erkrankten Organ an bestimmten Punkten des Meridians behandelt. Bei

dieser mittelbaren Beeinflussung greift das Gehirn über seine neuralen (über das Nervensystem gehenden) und chemischen (hormonellen) Aktivitäten kontrollierend ein. Merkwürdigerweise wurde gerade dieser Zusammenhang zwischen Hirnfunktion und Akupunktur von der klassischen östlichen Medizin weitgehend ignoriert. Allerdings bahnt sich hier durch neue westliche und auch östliche Untersuchungen ein besseres Verständnis an. Beide Medizinrichtungen finden zueinander, indem sie die jeweilige Mentalität der Patienten im Osten und im Westen berücksichtigen.

● Anwendung der Akupunktur

Akupunktur in der Schmerztherapie

Der durch die Nadeln ausgelöste Reiz wird über die Nervenbahnen zunächst zum Rückenmark geleitet und dann weiter zum Gehirn. Hier setzen die Signale chemische Substanzen frei, die als Nachrichtenübermittler im Körper arbeiten, die so genannten Neurotransmitter. Darunter befinden sich auch Endorphine, die wie Opiate wirken und den Schmerz blockieren können. Die Akupunkturstiche können so die Produktion der „körpereigenen Schmerzmittel" aktivieren.

Überdies kann durch die Nadelreize die „Schmerzmeldestelle" im Rückenmark gedämpft werden. Von dort aus werden nämlich die Schmerzsignale ans Hirn weitergeleitet. Hierdurch empfindet der Mensch keine oder nur wenig Schmerzen.

Weitere Wirkkomponenten der Akupunktur über das vegetative Nervensystem und über das Bindegewebssystem sind nachgewiesen und spielen sicherlich in der Behandlung chronischer rheumati-

Der Wissenschaftsjournalist Sebastian Junge veröffentlichte in der Publikumszeitschrift „TV Hören und Sehen" 44/01 die folgenden erstaunlichen Erkenntnisse über die Akupunktur:

- In einer fünfjährigen Langzeitstudie der Universität Freiburg mit tausend Patienten (Kopf- und Rückenschmerzen) waren 850 Patienten nach der Nadeltherapie langfristig schmerzfrei. Andere Studien beweisen: Akupunktur lindert Wirbelsäulenbeschwerden genauso gut wie eine medikamentöse Schmerztherapie – aber bei korrekter Anwendung nebenwirkungsarm!
- Mittels Kernspintomographie entdeckte man kürzlich, dass die Nadelstiche Gehirnregionen aktivieren, die für die emotionale Schmerzwahrnehmung zuständig sind.
- In den USA offenbarten Ultraschalluntersuchungen, dass Akupunktur die Fließgeschwindigkeit des Blutes im Gehirn nachhaltig beeinflusst – und so schmerzhafte Verkrampfungen löst.

scher Erkrankungen eine übergeordnete Rolle.

Die immense Bedeutung der Akupunktur bei der Schmerztherapie hat man mittlerweile weltweit erkannt: Die Weltgesundheitsorganisation WHO und das US-Gesundheitsministerium haben die Akupunktur kürzlich bei mehr als vierzig Schmerzarten offiziell als effektive und empfehlenswerte Schmerztherapie definiert!

Ein Einstich in bestimmte Akupunkturpunkte regt nachweislich die Ausschüttung körpereigener Opiate an, die die Schmerzen lindern.

Auch in Europa wird die Akupunktur hauptsächlich in der Schmerzbehandlung eingesetzt. Sie wird empfohlen bei

- Erkrankungen des Bewegungsapparates (Schmerz- und Verspannungszustände der Schulter-Nackenregion, Rückenschmerzen, Tennisellenbogen, Kniegelenkschmerzen)
- Kopfschmerzen (Spannungskopfschmerzen, Gesichtsschmerzen, Trigeminusneuralgie, Migräne)
- Zahnschmerzen
- Allergien (insbesondere Heuschnupfen)
- Bronchialerkrankungen, z.B.: Asthma bronchiale, Bronchitis (akut und chronisch, besonders auch bei Kindern)
- Funktionellen Herzstörungen (nach Ausschluss organischer Ursachen)
- Funktionellen Erkrankungen des Magen- Darmbereichs (Verstopfung, Durchfall, Reizmagen), nach Ausschluss organischer Ursachen, wie z.B. Tumoren
- Bluthochdruck (z.B. unterstützend zur medikamentösen Therapie)
- Hauterkrankungen
- Gynäkologischen Erkrankungen, Sterilitätsprobleme (bei Unfruchtbarkeit kann Akupunktur bei Frauen den Eisprung anregen, bei Männern die Spermienbildung)
- Harnwegsbeschwerden.

Ziel der Akupunkturtherapie ist es, Medikamente einzusparen. Meist können bisher genommene Medikamente nach einiger Zeit deutlich reduziert werden.

Besonders bei Patienten, die auf andere Verfahren nicht ansprechen,

Ob ein völliges Absetzen von Medikamenten möglich ist, hängt von Ihrer Grundkrankheit ab und bedarf der Entscheidung Ihres Arztes!

sollte bei funktionellen Erkrankungen ein Versuch mit Akupunktur gemacht werden. Auch eine Erkrankung, bei der bereits die Struktur verändert ist, ist häufig mit einer funktionellen Störung kombiniert. Obwohl gegen die Strukturzerstörung keine Wirkung durch Akupunktur zu erwarten ist, kann die zusätzliche funktionelle Komponente trotzdem günstig beeinflusst werden. So gibt es auch bei ausgeprägten Arthrosen des Hüft- oder Kniegelenkes zusätzlich Muskelverspannungen, gegen die Akupunktur gut hilft. Sinnvoll wäre es, die Akupunktur früher einzusetzen, bevor die Chronifizierungsspirale sich weiterdreht.

Über alle diese Erkrankungen und deren Behandlung durch die Traditionelle Chinesische Medizin erfahren Sie mehr im letzten Teil dieses Buches.

Weiterentwicklung der traditionellen Akupunktur

Für sehr schmerzempfindliche Patienten und Kinder empfehlen sich zwei moderne Weiterentwicklungen der Akupunktur, bei denen die Akupunkturpunkte durch schwachen elektrischen Strom oder durch einen Laserstrahl stimuliert werden.

Akupunktur in anderen Bereichen

Sehr gut spricht der Körper auch auf Nadelungen bei Störungen im vegetativen Nervensystem an. So lässt sich durch Akupunktur Herzklopfen, Nervosität, Schwindel und innere Unruhe lindern oder sogar ganz beheben. Auch bei Ängsten, depressiven Verstimmungen und Erschöpfungszuständen hilft diese Heilmethode. Überdies wirkt sie positiv auf Blutdruck, Atmung und Stoffwechsel. Zudem lassen sich die natürlichen Abwehrkräfte des Körpers mobilisieren – beispielsweise bei grippalen Infekten.

Bei Frauen lassen sich durch Akupunktur auch Zyklusstörungen beheben. Ist beispielsweise die Periode unregelmäßig, die Blutung zu stark oder sind die Menstruationsbeschwerden zu heftig, kann dies häufig durch Akupunktur auf sanfte Art korrigiert werden.

Akupunktur kann sehr hilfreich sein bei der Suchtentwöhnung – Tabletten, Nikotin, Alkohol oder Drogen –, aber auch zur Gewichtsreduzierung. Dazu werden Punkte genadelt, die für sehr unterschiedliche Wirkungen zuständig sind – beispielsweise für die Dämpfung von Entzugsbeschwerden, zur Stabilisierung des Kreislaufs oder auch zum Ausgleich der Stimmungsschwankungen.

Bei Schlankheitskuren, aber auch bei der Suchtentwöhnung hat sich die Ohrakupunktur bewährt (s. S. 188).

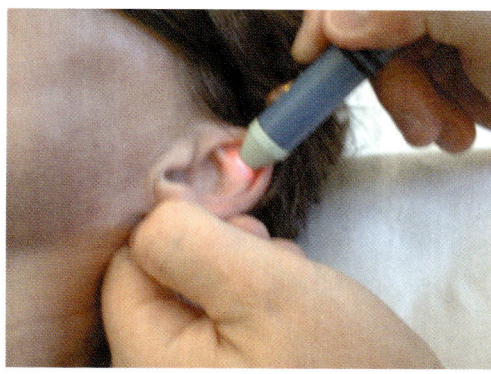

● Akupunktur mit Laser

Durchführung der Akupunktur

- Die Nadeln aus rostfreiem Stahl werden mit einer leichten Drehung durch die oberste Hautschicht geschoben und – fast immer ohne Druck – manchmal mit einer Art Schraubbewegung in die gewünschte Tiefe gebracht. Die Tiefe der Akupunkturpunkte variiert. Sie beträgt am Ohr und im Gesicht oft nur wenige Millimeter, in der Gesäßregion z.T. auch mehr als 8 cm.
- Nach dem leichten Einstichschmerz entsteht meistens ein dumpfer Druck oder ein leichtes Kribbeln, mitunter auch ein Schwere-, Wärme- oder Kältegefühl, welches anzeigt, dass der entsprechende Punkt richtig getroffen wurde.

Die Akupunktur verursacht nur selten ein leichtes Schmerzgefühl – Sie brauchen sich also vor den Nadeln nicht zu fürchten. Die Akupunktur ist – bei richtiger Ausein führung – eine risikoarme Methode. Häufiger kommt es zu leichten Kreislaufreaktionen, die allerdings bei Durchführung der Behandlung in liegender Position ohne ernstere Folgen bleiben.

Nach der Behandlung sind einige Patienten sehr müde – gönnen Sie sich dann eine Pause von ca. 30 Minuten und fahren Sie nicht sofort Auto oder üben andere verantwortungsvolle Tätigkeiten aus.

Infektionen oder gar Organverletzungen sollten bei gut ausgebildeten und erfahrenen Therapeuten nicht vorkommen. Bestehen Sie darauf, dass Ihr Therapeut ausschließlich (!) sterile Einmalnadeln verwendet, die nach Gebrauch verworfen werden. Es gibt keinen Grund, Nadeln mehrmals zu verwenden!

Die Akupunkturpunkte

Bezüglich der besonderen Eigenschaften von Akupunkturpunkten wurden von wissenschaftlicher Seite verschiedene Thesen aufgestellt:

1. Der elektrische Widerstand soll an den Akupunkturpunkten geringer sein als an Nichtakupunkturpunkten.
2. An den Akupunkturpunkten treten Bündel von Gefäßnerven durch die Faszie – das ist die feste Hülle, die (außer im Gesicht) die gesamte Körpermuskulatur umgibt.
3. Viele Akupunkturpunkte liegen in der Nähe großer Blutgefäße und Nerven.
4. Viele Akupunkturpunkte finden sich in Regionen mit besonders viel Bindegewebe.

Die Jahrtausende alten chinesischen Lehrbücher der Akupunktur zeigen den menschlichen Körper mit einem auf den ersten Blick verwirrenden Geflecht aus Punkten und Linien. Die Linien kennzeichnen Leitbahnen, über die das Qi (die Lebensenergie) und das Blut („Xue", im Sinne der chinesischen Medizin) transportiert werden und damit das Yin und Yang nähren. Diese Leitbahnen werden auch Meridiane genannt (darüber wurde bereits in einem vorausgehenden Kapitel ausführlich berichtet). Der „Große Energiekreislauf" besteht aus zwölf Meridianen, die symmetrisch in Längsrichtung des Körpers verlaufen. Überdies gibt es Nebenlinien und Sondermeridiane. Zusammen bilden sie ein weit verzweigtes Netz von Energieleitungen, auf denen die Einstichpunkte für die Akupunktur liegen.

Gegenwärtig werden 670 Akupunkturpunkte in der Körperakupunktu gelehrt, wobei 309 beidseitig vorkommen und 52 in der Mittellinie angeordnet sind.

Jeder Punkt ist einem Organ oder einer Funktion zugeordnet. So steuern die 23 Körperpunkte des Meridians „Dreifacher Erwärmer" die Atmung, die Verdauung und die sexuelle Potenz, werden aber auch zur Therapie von Migräne oder bei Schmerzen des Bewegungsapparates eingesetzt.

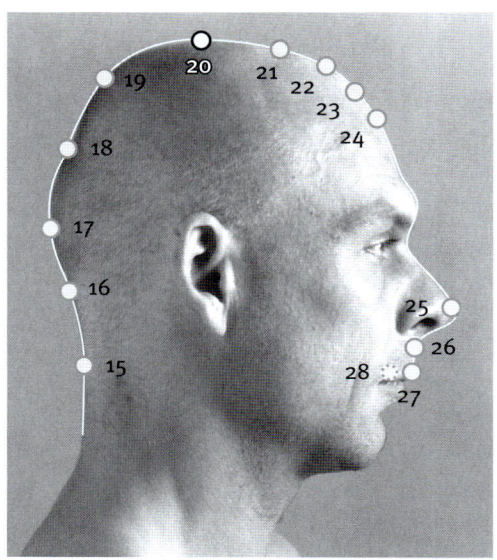

● Lage des Punktes Bai Hui

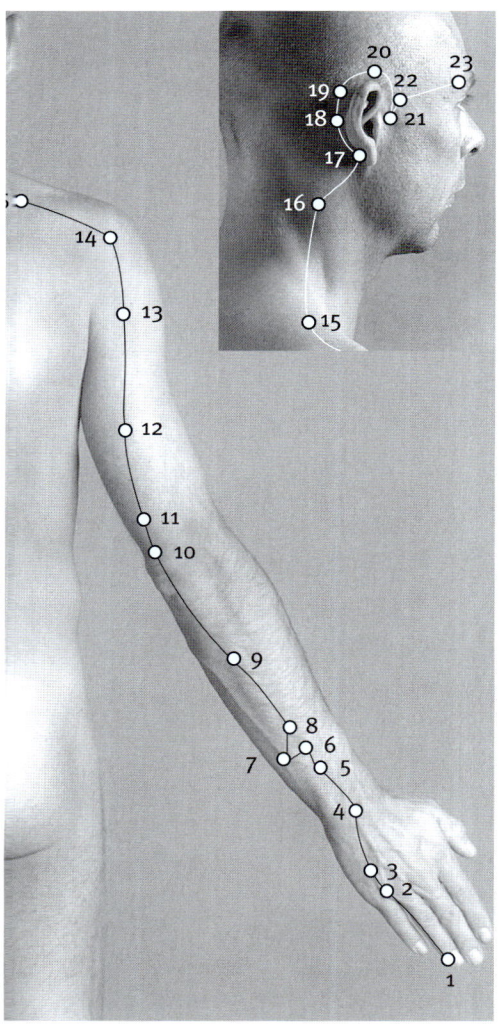

🔸 Verlauf des Drei-Erwärmer-Meridians

Mitten auf dem Kopf liegt beispielsweise der Punkt „Bai Hui" (Lenkergefäß 20), an dem durch Nadelung u.a. Kopfschmerzen behandelt werden können.

Oberhalb des Bauchnabels befindet sich der „Alarmpunkt" des Magens („Zhong Wan" = Mittlere Magengrube), dessen Behandlung bei funktionellen Magenleiden hilft.

Am Knie liegt „Zu San Li", der Punkt der „Göttlichen Gleichmut", der vor allem bei seelischen Spannungszuständen behandelt wird.

Aufsuchen der Akupunkturpunkte

Der sicherste Weg ist die genaue Kenntnis anatomischer „Landmarks" (spezifischer anatomischer Besonderheiten), in deren Nähe sich die jeweiligen Akupunkturpunkte befinden; des Weiteren werden sog. Relativmaße genutzt, deren Einheit in „Cun" und „Fen" (1 Fen = 1/10 Cun) gemessen wird. Die meisten Körperareale sind (unabhängig von der Körpergröße) mit einer bestimmten Cun-Zahl bemaßt. So hat der Oberarm 9 Cun, die Distanz zwischen den Schulterblättern 6 Cun usw.

Als letzte (und schlechteste) Methode kommt das „Finger-Cun" zum Einsatz: Die Daumenbreite (des Patienten) in Höhe des Daumengelenkes wird mit 1 Cun angegeben, die Breite der vier übrigen Finger (auf Höhe der Mittelgelenke) mit 3 Cun.

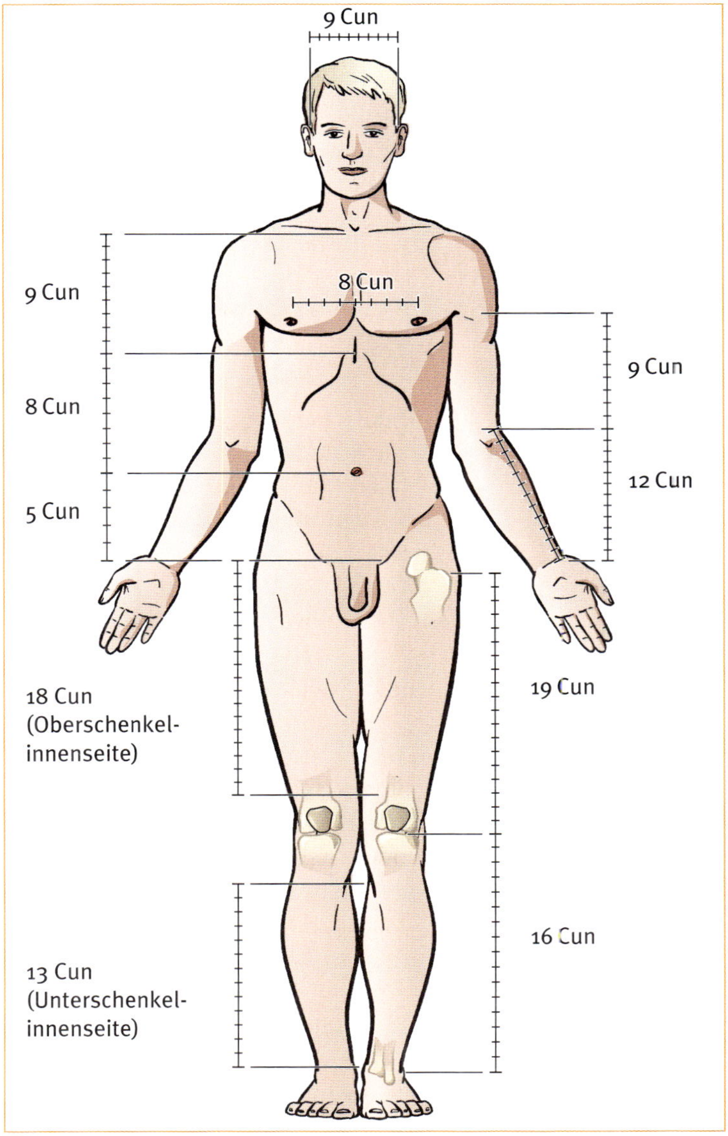

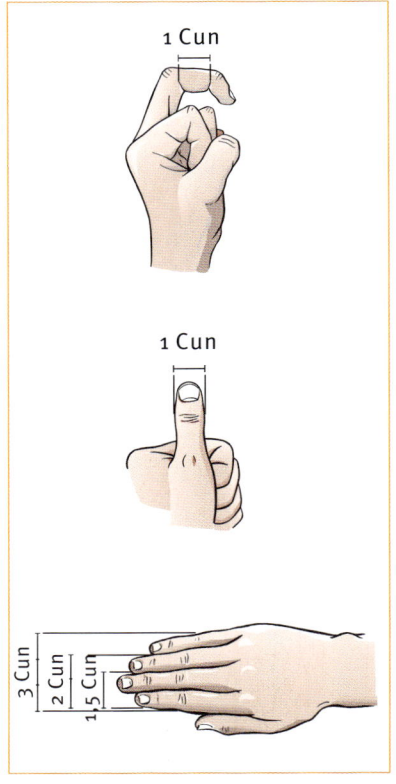

● Lage der Akupunkturpunkte

● „Finger-Cun"

Ohrakupunktur (Aurikuloakupunktur)

Diese Form der Akupunktur wurde von dem französischen Arzt Paul Nogier in den fünfziger Jahren des 20. Jahrhunderts entwickelt und systematisiert. Im alten China waren keine spezifischen Ohrpunkte bekannt.

Nach der Theorie von Nogier ist der gesamte Organismus auf der Ohrmuschel repräsentiert (ähnlich der Fußreflexzonenmassage). Im Unterschied zur Körperakupunktur sind diese Ohrakupunkturpunkte aber nur empfindlich, wenn eine Störung des zugehörigen Organs vorliegt – und auch nur bei einer Empfindlichkeit werden sie genadelt.

Dieser Kerngedanke nennt sich Somatopie, zusammengesetzt aus den griechischen Worten „Soma" (= Körper) und „Topos" (= Ort). Somatopien sind für verschiedene Anteile des Zentralnervensystems nachgewiesen.

> Die Therapie an der Ohrmuschel wurde im Westen schon von dem griechischen Arzt Hippokrates erwähnt. So soll er mittels einer Blutung am äußeren Ohr versucht haben, Impotenz zu kurieren. Davor schon versuchten ägyptische Seeleute, durch Durchstechung des Ohrläppchens ihr Sehvermögen zu steigern – nach der modernen Aurikulotherapie befindet sich im Ohrläppchen u.a. auch der „Augenpunkt".

Immer wieder wurden im Laufe der Zeit Kauterisationen (Behandlung durch Brenn- oder Ätzmittel) der Ohrmuschel zur Therapie von Ischiasschmerzen vorgenommen. Bekannt sind entsprechende Anwendungen beispielsweise durch persische Heiler. Aber auch im westeuropäischen Raum finden sich Hinweise auf solche Therapieansätze. So beschreibt der portugiesische Autor Zactus Lusitanus schon 1637 Kauterisationen am Ohr zur Therapie der Ischialgie. Der Mediziner Valsalva behandelte 1717 Zahnschmerzen über die Ohrmuschel.

Zahlreiche wissenschaftliche Veröffentlichungen aus dem 18. Jahrhundert berichten über den Nutzen der Kauterisation am Ohr zur Therapie des Ischiasschmerzes.

Den Versuch einer umfassenden Darstellung der Therapie über die Ohrmuschel machte aber erst 1950 der französische Neurologe Paul Nogier. Er entdeckte bei zahlreichen Patienten, die durch die Heilerin Madame Barrin behandelt wurden, Kauterisationsmale am äußeren Ohr. Die Patienten berichteten über erstaunliche Erfolge dieser Therapie, woraufhin Nogier dieses Phänomen weiter untersuchte. Eigene Therapieversuche begann er ebenfalls mit Kauterisationen, wandte sich dann aber „weniger barbarischen" Verfahren zu – wie dem Stechen mit Näh- oder Stecknadeln, mit denen er ähnlich gute Ergebnisse erzielte. Er gelangte zu der Auffassung, dass sich Störungen des Körpers (auch über die Ischialgie hinaus) regelhaft durch empfindliche oder schmerzhafte Punkte an der Ohrmuschel nachweisen ließen.

1956 präsentierte Nogier auf Einladung des renommierten Akupunkteurs Niboyet seine Forschungsergebnisse auf dem ersten Kongress der Societe mediterraneenne d´Acupuncture in Marseille. Auf

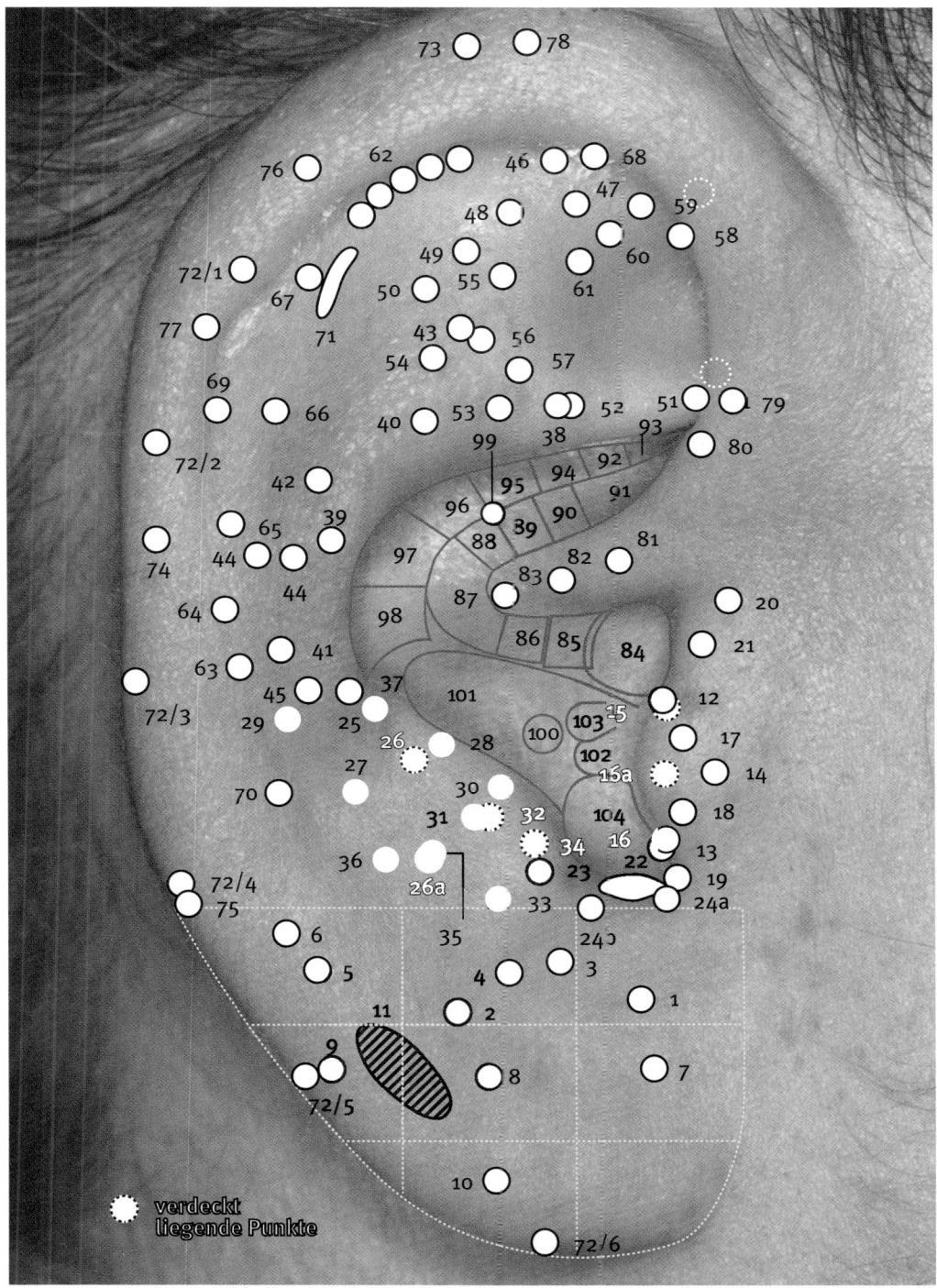

● Topografische Lage der Ohrakupunkturpunkte nach chinesischer Nomenklatur

Initiative von Gerhard Bachmann, der zu dieser Zeit Vorsitzender der Deutschen Gesellschaft für Akupunktur war, erfolgte 1957 eine Veröffentlichung zu diesem Thema in der Deutschen Zeitschrift für Akupunktur.

Aber erst 1959 wurden die Ergebnisse auch in China bekannt! Hier wurde zwar in der Vergangenheit die Ohrmuschel als wichtige Körperregion wahrgenommen, an der sich einige Meridiane treffen. Eine eigenständige Ohrakupunktur existierte allerdings bis dahin noch nicht.

Erst Ende 1959 findet sich die Bezeichnung Ohrakupunktur (erzhen) erstmalig in der chinesischen Akupunkturliteratur. In der Folge entwickelte sich eine „chinesische Ohrakupunktur" mit eigener Nomenklatur und Kartografie der Ohrpunkte. Dass diese auf den wissenschaftlichen Forschungsergebnissen Nogiers basiert, wird dort allerdings kaum erwähnt.

Heute existieren mehrere Schulen der Ohrakupunktur. Man sollte die teilweise leicht differierenden Punktlokalisationen und Vorgehensweisen in Diagnostik und Therapie zwischen den unterschiedlichen Schulen aber nicht als konkurrierend betrachten, sondern muss sie aus dem jeweiligen Gedankenmodell und der praktischen Herangehensweise interpretieren. Entscheidend für die Ohrakupunktur ist letztendlich eine sorgfältige Untersuchungstechnik, um die individuell aktiven Punkte identifizieren und damit therapieren zu können.

Das Anwendungsgebiet der Ohrakupunktur unterscheidet sich nicht von dem der Körperakupunktur. Die Wirkung setzt aber bei akuten Schmerzzuständen häufig früher und manchmal auch sofort ein. Wir sprechen dann vom sogenannten Se-kundenphänomen. Die Ohrakupunktur ist also ein Verfahren, das unbedingt empfehlenswert ist.

Allerdings gibt es einige Situationen, in denen die Ohrakupunktur nicht angewendet werden darf:
● Bei lokalen Entzündungen am Ohr.
● In Fällen, wo die zu behandelnde Krankheit dringend eine Operation erfordert.

In akut lebensbedrohlichen Situationen hat immer die schulmedizinische Therapie Vorrang! **Vor jeder Akupunkturbehandlung muss eine schulmedizinische Abklärung erfolgen.**

Ohrakupunktur während der Schwangerschaft

In der Schwangerschaft ist die Ohrakupunktur gut einsetzbar. Gerade in dieser Phase ist die Ohrakupunktur eine durchaus angebrachte Methode, um die Einnahme von Medikamenten zu verringern oder ganz zu verhindern.
Allerdings sollten während dieser Zeit keine hormonaktiven Punkte oder Punkte der gynäkologischen Repräsentationszonen im Ohr genadelt werden.

Anatomie der Ohrmuschel

Die Ohrmuschel bildet gemeinsam mit dem Gehörgang das äußere Ohr. Sie entspricht in ihrer Form dem zugrunde liegenden elastischen Knorpelgerüst, dem die Haut dicht anliegt.

Obwohl die Ohrmuschelform individuell sehr stark variieren kann und auch bei einem Menschen die Form der beiden Ohrmuscheln nicht unbedingt miteinan-

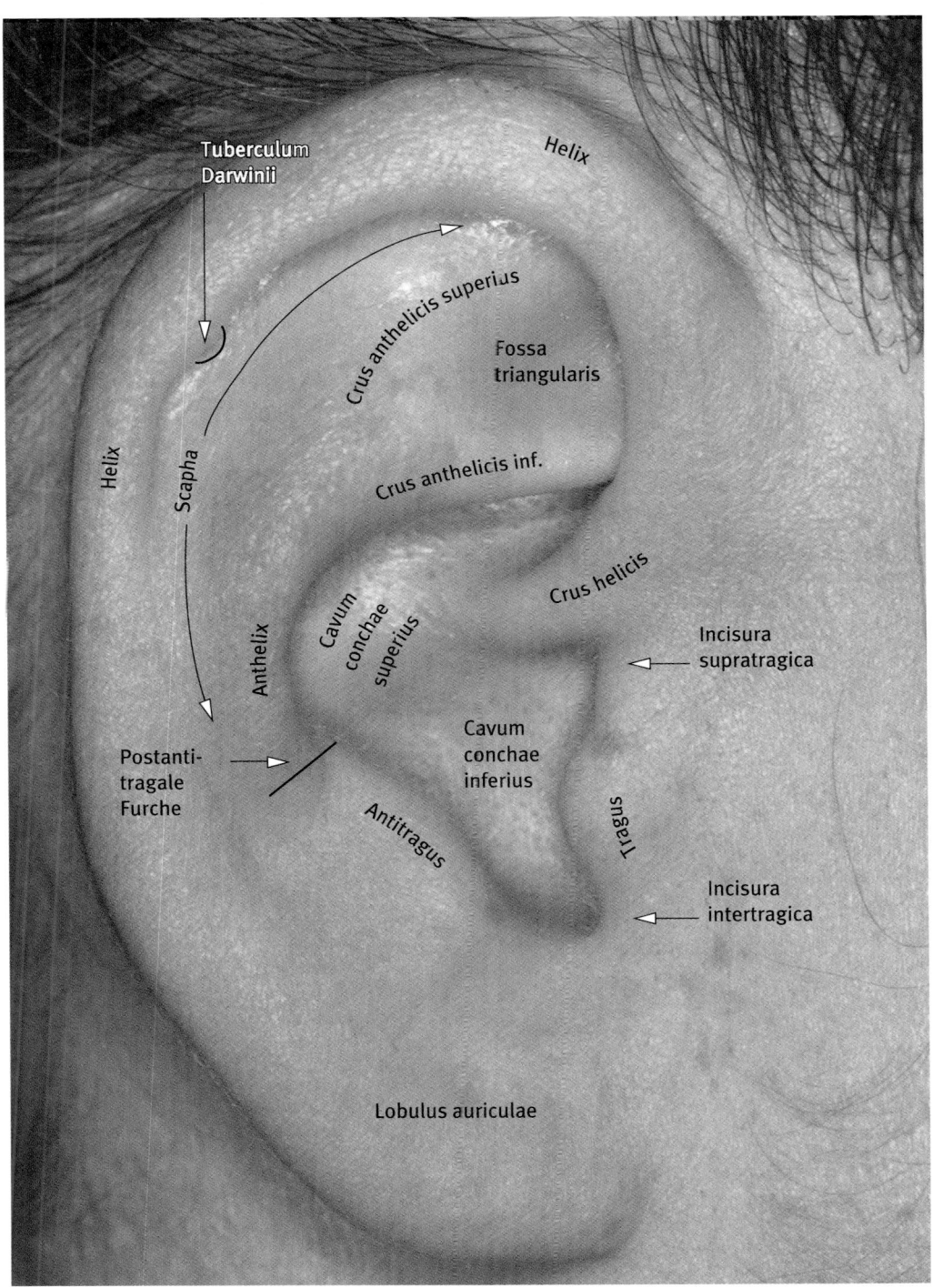

Tuberculum Darwinii

Helix

Crus anthelicis superius

Fossa triangularis

Helix

Scapha

Crus anthelicis inf.

Crus helicis

Incisura supratragica

Anthelix

Cavum conchae superius

Cavum conchae inferius

Postanti-tragale Furche

Tragus

Antitragus

Incisura intertragica

Lobulus auriculae

● Anatomie der Ohrmuschel

der korrespondiert, gibt es dennoch einige anatomische „Landmarken", die relativ konstant sind und somit als Bezugspunkte bei der Lokalisation der Ohrakupunkturpunkte dienen können.

Die Ohrakupunkturpunkte verteilen sich im Bereich der Ohrmuschel nach einem bestimmten Muster. Dabei entspricht die Lage der einzelnen Organe bzw. Körperregionen der Form eines auf dem Kopf stehenden Foetus.

Die Punkte im Bereich des Ohrläppchens stehen mit Kopf und Gesicht in Verbindung.

Die seitlichen Anteile der Ohrmuschel (Helix) stehen mit den oberen Extremitäten in Verbindung.

Das Innere der oberen Ohrmuschel steht in Verbindung mit dem Körperstamm und den unteren Extremitäten.

Der Boden der Ohrmuschel steht in Verbindung mit den inneren Organen.

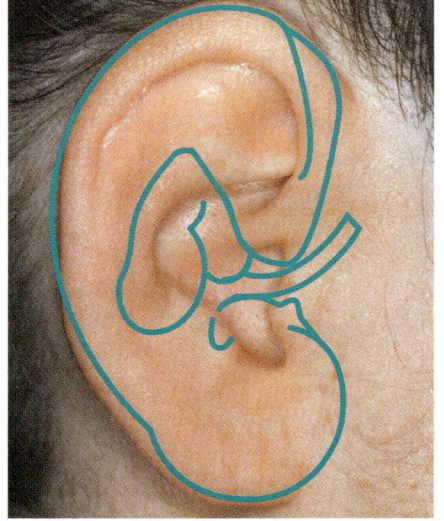

● Verteilung der Ohrakupunkturpunkte in Form eines Foetus

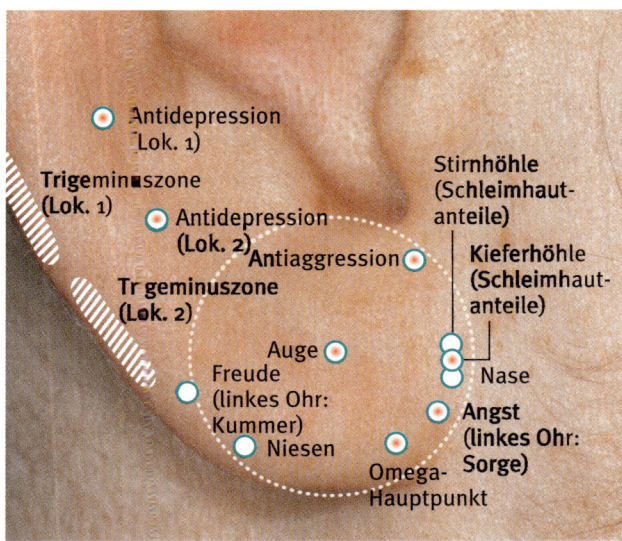

● Beziehung des Ohrläppchens zum Gesicht

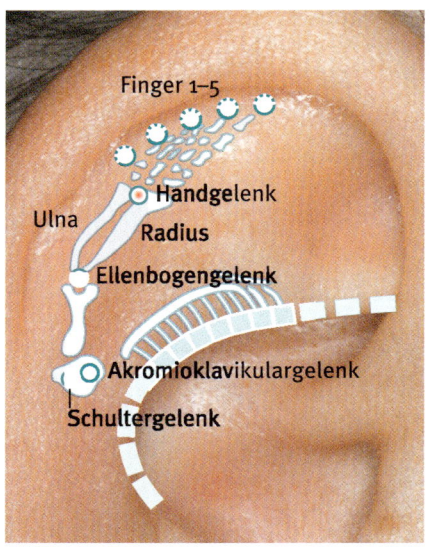

● Beziehung der Helix zu den oberen Extremitäten

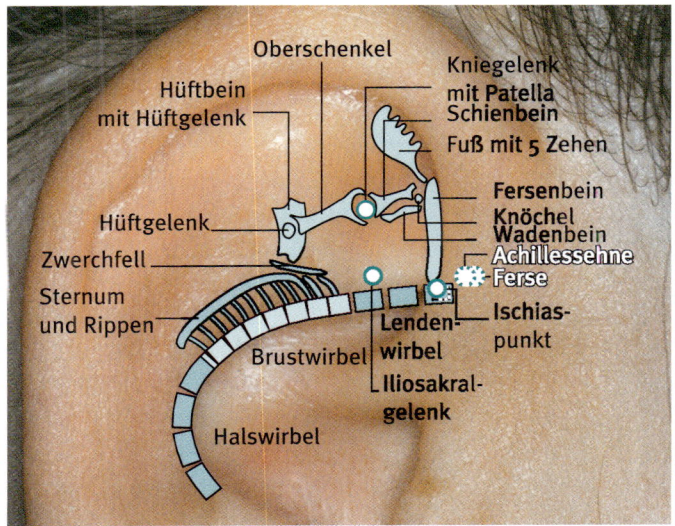

● Beziehung der oberen Ohrmuschel zu den unteren Extremitäten

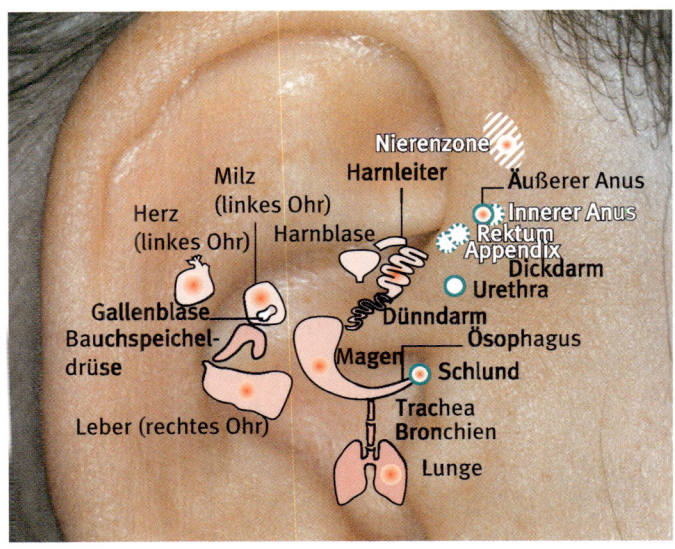

● Beziehung des Bodens der Ohrmuschel zu den inneren Organen

Astrologie, Weissagungen und Hilfen für die „richtige" Lebensweise

Auch diese Bereiche gehören seit Jahrhunderten zur Behandlungsweise der Traditionellen Chinesischen Medizin – was westlichen Patienten recht merkwürdig vorkommen mag. Andererseits ist das Interesse im Westen an fernöstlicher Esoterik ständig im Wachsen begriffen. Wenn man bedenkt, dass Astrologie ein Stück Lebenshilfe sein kann – nicht durch Zukunftsprognosen, sondern durch die Möglichkeit einer besseren Selbsteinschätzung der eigenen Persönlichkeit –, lässt sich dieser Aspekt der TCM auch als Gesundheitsvorsorge begreifen. Dasselbe gilt für die Weissagungen, zu denen vor allem das berühmte I Ging zählt. Auch dieses dient mehr der Selbsterkenntnis und eigenen Entscheidungsfindung als einer Voraussage der Zukunft. Auf beide Aspekte soll deshalb kurz eingegangen werden.

Chinesische Astrologie

Da im Vergleich zu unserem westlichen Kalender das chinesische Neujahr von Jahr zu Jahr variiert, kann eine einfache Zuordnung der Tierzeichen nach unserem Kalender zu falschen Ergebnissen führen. Das chinesische Neujahr beginnt frühestens am 21. Januar – also zählen bis zum 20. Januar geborene Menschen in jedem Fall zum Vorjahr.

Die Zuordnung der zwischen 21. Januar und 20. Februar geborenen Menschen ändert sich von Jahr zu Jahr!

Das bestimmende Element für das chinesische Horoskop ist nicht wie im Westen der Geburtsmonat, sondern das Geburtsjahr. Damit ist das Tierzeichen fixiert, und es werden grundlegende Charaktereigenschaften sowie Harmonien und Disharmonien mit anderen Tierzeichen festgelegt.

Die chinesische Astrologie kennt die folgenden Tiere, die den einzelnen Geburtsjahren zugeordnet werden:
- Schwein (beispielsweise für die Zeiten vom 22.01.47 bis 09.02.48, 08.02.59 bis 27.01.60, 27.01.71 bis 14.02.72)
- Ratte (beispielsweise für die Zeiten vom 10.02.48 bis 28.01.49, 28.01.60 bis 14.02.61)
- Büffel (beispielsweise für die Zeiten vom 29.01.49 bis 16.02.50, 15.02.61 bis 04.02.62)
- Tiger (beispielsweise für die Zeiten vom 17.02.50 bis 05.02.51, 05.02. bis 24.01.63)
- Hase (beispielsweise für die Zeiten vom 06.02.51 bis 26.01.52, 25.01.63 bis 12.02.64)
- Drache (beispielsweise für die Zeiten vom 27.01.52 bis 13.02.53, 13.02.64 bis 01.02.65)
- Schlange (beispielsweise für die Zeiten vom 14.02.53 bis 02.02.54, 02.02.65 bis 20.01.66)
- Pferd (beispielsweise für die Zeiten vom 03.02.54 bis 23.01.55, 21.01.66 bis 08.02.67)
- Ziege (beispielsweise für die Zeiten vom 24.01.55 bis 11.02.56, 09.02.67 bis 29.01.68)

- Affe (beispielsweise für die Zeiten vom 12.02.56 bis 30.01.57, 30.01.68 bis 16.02.69)
- Hahn (beispielsweise für die Zeiten vom 31.01.57 bis 17.02.58, 17.02.69 bis 05.02.70)
- Hund (beispielsweise für die Zeiten vom 18.02.58 bis 07.02.59, 06.02.70 bis 26.01.71)

Im chinesischen Horoskop ist wie im klassischen westlichen Horoskop auch die Geburtsstunde von großer Bedeutung. Im Westen ist es der Aszendent, der das Horoskop mitbeeinflusst, in China der „Wegbegleiter".

- 23–01 Uhr: Ratte
- 01–03 Uhr: Büffel
- 03–05 Uhr: Tiger
- 05–07 Uhr: Hase
- 07–09 Uhr: Drache
- 09–11 Uhr: Schlange
- 11–13 Uhr: Pferd
- 13–15 Uhr: Ziege
- 15–17 Uhr: Affe
- 17–19 Uhr: Hahn
- 19–21 Uhr: Hund
- 21–23 Uhr: Schwein

Diese „Wegbegleiter", die sich auf die Geburtsstunde beziehen, bestimmen das Grundlegende eines Menschenlebens. Der jeweilige Jahresregent dagegen ist mehr aktionsorientiert und beeinflusst das aktuelle Handeln.

Chinesische Horoskope werden üblicherweise auch nicht für kurze Zeiträume erstellt (wie beispielsweise bei uns das Tageshoroskop in der Zeitung), sondern gehen von höherer Beständigkeit aus.

Bei der Betrachtung von chinesischen Horoskopen sollten Sie nicht aus den Augen verlieren, dass man in China – im Vergleich zum Westen – erheblich andere Einstellungen und Beurteilungen der Eigenschaften von Tieren (also auch der Regenten) hat. Es würde den Rahmen und das Anliegen dieses Buches überschreiten, wenn an dieser Stelle die einzelnen Charaktereigenschaften und Persönlichkeitsmerkmale charakterisiert würden. Zu diesem Zweck können Sie in preiswerten Büchern nachschlagen, die jedes Jahr ganz aktuell auf den Markt kommen. Außerdem gibt es im Internet hervorragende (wenngleich in ihrer Seriösität sehr variable) Informationen (s. Anhang).

Das chinesische Horoskop misst dem aktuellen, kurzfristigen Handeln wesentlich weniger Bedeutung bei als unsere westlichen, von den Konstellationen der Planeten bestimmten Horoskope.

I Ging

Bei diesem „Buch der Wandlungen" handelt es sich um ein chinesisches Wahrsagebuch, das in seinen Anfängen bis auf die Wende vom zweiten zum ersten Jahrtausend v. Chr. zurückgeht und möglicherweise sogar Vorgänger in früheren Dynastien besaß. Die Grundlage des Buches beruht auf dem Konzept von 64 Grundsituationen, die mithilfe von fünfzig Schafgarbenstengeln nach einem etwas komplizierten Auszählungsverfahren im jeweiligen Einzelfall ermittelt werden. (Heute können Sie allerdings an Stelle der Schafgarbenstengel auch andere, wesentlich leichter zu handhabende Hilfsmittel wie beispielsweise Kärtchen etc. verwenden. Hinweise darauf und auch zum I Ging finden Sie im Literatur-

Der Kerngedanke des I Ging besteht darin, dass die 64 Grundsituationen nicht als starr, sondern als wandlungsfähig aufgefasst werden.

verzeichnis am Ende dieses Buches.) Diese Grundsituationen wurden später durch 64 Hexagramme, die sich aus jeweils sechs durchgezogenen oder gebrochenen Strichen zusammensetzten, symbolisch repräsentiert.

Die Schafgarbe (Achillea millefolium)

Die Schafgarbe findet sich bei uns eigentlich überall – besonders an Wegrainen, am Ackerrand und auf Wiesen. Deshalb ist sie auch in der Volksmedizin eines der wichtigsten Heilkräuter. Hauptsächlich wird sie als Teekraut verwendet, vor allem bei

- Appetitmangel
- entzündlichen Magen-, Darm- und Gallenbeschwerden
- Leber- und Nierenleiden
- Blasenschwäche
- Beschwerden während des Klimakteriums
- Wadenkrämpfen.

Bei heftigen Menstruationsbeschwerden sind oft Schafgarbebäder hilfreich. Diese können Sie durch Zugabe eines starken Teeaufgusses zum Badewasser herstellen oder Sie können auf fertige Badepräparate aus der Apotheke zurückgreifen. Dieser Badezusatz hilft auch gegen Hautentzündungen und Hämorrhoiden.

Die „richtige" Lebensweise

Dieser Abschnitt des Buches darf nicht abgeschlossen werden ohne die Wiederholung eines wichtigen Aspektes zur Gesundheitsvorsorge. Die „Lebensweise" (bu-nei-wai-yin) spielt in der chinesischen Kultur eine große Rolle (und trifft sich dabei beispielsweise mit den Anschauungen der westlichen Mystikerin, Äbtissin und Naturforscherin Hildegard von Bingen). Dazu schreibt Ted J. Kaptchuk in „Das große Buch der chinesischen Medizin":

„Wie in jeder anderen Kultur spielt auch in der chinesischen die rechte Lebensführung eine große Rolle. Das chinesische Ideal ist das Leben in Harmonie mit dem Universum. Wo dies verwirklicht ist, wird das Individuum auch innere Harmonie besitzen. Yin und Yang sind ausbalanciert, die Emotionen ausgeglichen. Natürlich geht dies über die Domäne der Medizin hinaus und stellt ein Anliegen der Kultur als Ganzes und ihrer einzelnen Mitglieder dar. Der Arzt ist sich dessen jedoch auch bewusst und wird häufig zur Behandlung von Disharmonien zu Rate gezogen, die durch unangemessenen Lebensstil beziehungsweise unkluge Gewohnheiten entstehen."

Dass westliche und östliche Vorstellungen von der „richtigen" Lebensführung einander gar nicht so fern stehen, soll an einem Zitat aus dem Buch „Hildegard von Bingen – Ernährungslehre" von Heidelore Kluge verdeutlicht werden:

- „Die Speisen sollen gesund oder sogar – im Krankheitsfalle – heilsam sein.
- Die Speisen sollen wohlschmeckend sein und den Menschen erfreuen, denn nur ein fröhliches Herz kann Gott in der rechten Weise dienen.
- Die Speisen sollen den Menschen in Einklang mit dem Kosmos – oder in Hildegards Worten: mit Gott – bringen. Deshalb empfiehlt sie, das Leben auf die Jahreszeiten abzustimmen, auch in der Ernährung."

● Feng Shui

Feng Shui bedeutet übersetzt: Wind Wasser. Ein wichtiger Gesichtspunkt, der im Westen zur Zeit immer mehr an Bedeutung gewinnt, ist das Wohnumfeld eines Menschen. Dieses kann ja seine psychischen und gesundheitlichen Gegebenheiten in hohem Maße beeinflussen. „Feng Shui" ist deshalb schon fast zum Kult geworden – allerdings zu einem, der sich sehr positiv auf Körper, Seele und Geist auswirken kann!

Feng Shui ist gewissermaßen die klassische chinesische Medizin des Raumes. So wie z.B. die Akupunktur Ungleichgewichte und Disharmonien ausgleichen und harmonisieren kann, ist dies auch beim Feng Shui möglich, nur eben nicht am menschlichen Körper, sondern beispielsweise in den Wohnräumen oder auch im Garten. Dadurch kann nach chinesischer Auffassung eine Atmosphäre geschaffen werden, die Glück, Erfolg und Wohlstand anzieht.

Das berufliche Umfeld

Durch den Ausgleich von Yin und Yang lässt sich eine harmonische häusliche und berufliche Umgebung schaffen. Für den beruflichen Bereich gelten beispielsweise folgende Maßnahmen, die einfach zu verwirklichen sind und deren Wirkungen schnell spürbar werden:

- Räumen Sie Ihren Arbeitsplatz auf, damit Sie Überblick bekommen. Denn Klarheit der Gedanken braucht auch Klarheit der Umgebung.
- Viel Licht und Luft sollten Sie umgeben. Der Arbeitsplatz (beispielsweise der Schreibtisch) sollte möglichst so stehen, dass Sie weder ein Fenster, eine Tür oder einen sonstigen Durchgang im Rücken haben. Die optimale Position Ihres Arbeitsplatzes wäre jene, bei der Sie den Rücken zur Wand und den Blick zur Tür haben.

  Ist diese Einrichtung nicht möglich, stellen Sie eine große Grünpflanze hinter Ihren Platz. So wird Ihr Qi gestärkt!

- Wenn Sie das Gefühl haben, dass es Ihnen an Kreativität mangelt, sollten Sie mit Blickrichtung nach Nordwesten arbeiten und als Pflanzenschmuck Zyperngras oder Bambus aufstellen.
- Sind in Ihrem Beruf eher Kommunikationsqualitäten gefragt, empfiehlt es sich, den Schreibtisch nach Südosten auszurichten. Unterstützend wirken dabei auch alle Grüntöne bei Dekoration und Innenausstattung.
- Haben Sie Probleme bei der Strukturierung Ihres Tages- oder Arbeitsablaufes, sollten Sie Ihren Arbeitsplatz mit dem Blick nach Westen oder Nordwesten ausrichten. Das Feng Shui

empfiehlt das Dickblattgewächs Geldbaum als Unterstützung.

- Für Menschen, die ihr Durchsetzungsvermögen stärken möchten, empfiehlt sich die Nordostrichtung. Begonien, Alpenveilchen und Chrysanthemen sind in diesem Fall die Pflanzen der Wahl.

Der private Bereich

Aber auch für den privaten Wohnbereich kann das Feng Shui genutzt werden. Letztendlich ist dieser ja unsere Rückzugsmöglichkeit, wo wir Kraft schöpfen können. Deshalb sollten wir auch für unsere Wohnung Gesichtspunkte, die sich aus dieser uralten chinesischen Tradition entwickelt haben, berücksichtigen und für uns anwenden. In vielen Fällen wird dies von Innenarchitekten schon umgesetzt – sehr oft, ohne dass diese wissen, dass es sich dabei durchaus nicht um hochmoderne Erkenntnisse, sondern um uralte östliche Weisheiten handelt!

So ist beispielsweise die Farbe sehr wesentlich für die Raumgestaltung. Sie können die so genannte „gefühlte Temperatur" beeinflussen, indem Sie ein eher kühles Zimmer (das beispielsweise in Nordrichtung liegt oder wenig Sonnenlichteinstrahlung hat) durch einen Anstrich in Feuerfarben (Gelb, Orange) erwärmen. Sehr warme Räume können Sie durch Blau-Grün-Töne abkühlen.

Ein weiterer Grundgedanke des Feng Shui ist es, Raum zu schaffen – und zwar im wörtlichen Sinne. Im Westen neigen wir dazu, unsere Wohnungen zu überladen – und damit auch unser Wohlbefinden zu beeinflussen. Natürlich hängen wir an all den Dingen, die wir geschenkt

bekommen oder die wir selbst beispielsweise als Souveniers mitgebracht haben. Aber: alle diese Gegenstände nehmen uns Luft und Licht (einmal ganz abgesehen davon, dass sie auch abgestaubt werden müssen!). Deshalb kann eine „Entrümpelungsaktion" in jeder Hinsicht befreiend wirken.

Wie die Traditionelle Chinesische Medizin ist auch das Feng Shui aus der taoistischen Naturphilosophie entstanden. Dabei beruhen viele Regeln und Ratschläge auf praktischer Erfahrung, andere wiederum sind tief verwurzelt in der chinesischen Symbolik und deshalb nicht unmittelbar zugänglich für die Denkweise westlicher Menschen, die sich noch nie mit diesem Weltbild auseinander gesetzt haben. Aber auch hier finden sich wieder erstaunliche Entsprechungen zu den Erkenntnissen der heutigen Baubiologie und Wohnpsychologie und auch zur optimalen Gestaltung des Arbeitsumfeldes.

Hilfsmittel

Durch die Beachtung des Feng Shui wird die Gesamtharmonie gestärkt. Dazu gibt es die verschiedensten Hilfsmittel, von denen einige schon bei der Beschreibung der Gestaltung des Arbeitsplatzes erwähnt wurden. Hier einige weitere Hinweise:

Achten Sie bei der Aufstellung von Pflanzen in den verschiedenen Räumen auf eventuelle Allergieanfälligkeiten der Bewohner und Benutzer.

- Pflanzen in den Räumen stärken Ihre Vitalität. Sie sollten jedoch alte, verwelkte Blätter entfernen. Schnittblumen sind nach chinesischer Betrachtung bereits tot. Sie sollten entfernt werden, sobald sie zu welken beginnen.

- Durch Spiegel können Räume nicht nur optisch vergrößert werden, sondern sie aktivieren gleichzeitig auch das Qi.
- Bewegliche Objekte – wie Windspiele und Mobiles – beeinflussen das Qi positiv.
- Plastiken, Statuen oder auch Steine zentrieren die Aufmerksamkeit und sorgen für die nötige Erdung.
- Paravents sind nicht nur praktische Raumteiler, die verschiedene Lebens- und Arbeitsbereiche voneinander abgrenzen, sondern sie verbessern auch den Qi-Fluss in einem Raum, indem sie den „Energiedurchzug" verhindern und gewissermaßen eine Schutzhülle schaffen.

Der Garten

Im Osten ist der Garten nicht nur für die tägliche Nutzung (Obst, Gemüse, Blumen) wichtig – er ist vor allem ein Ort zum Meditieren und somit eine Kraftquelle. In Ihrem Garten – und sei er noch so klein – können Sie sich eine Oase des Rückzugs schaffen, in der Sie neue spirituelle Kräfte tanken, denn die bewusste Gestaltung Ihres Gartens nach dem Feng Shui bringt die Lebensenergie Qi zum Fließen. Die hierdurch entstehende Harmonie und Vitalität wirkt wohltuend und stärkend, erzeugt Lebensfreude, Kraft und Inspiration.

In einem Artikel in der Zeitschrift „Naturarzt" 6/2000 schreibt der Feng-Shui-Experte Günter Sator in einem Artikel über Harmonie und Energie im Garten folgendes:
„Die Kraftströme in einem Feng-Shui-Garten sollen frei und harmonisch fließen. Jede Pflanze, jeder Stein, jedes Accessoire wirkt dabei als möglicher Energiebrennpunkt, ähnlich den Akupunkturpunkten an den Meridianlinien Ihres Körpers. Für einen harmonischen Energiefluss in allen Zonen sollte Ihr Garten daher möglichst kreativ und abwechslungsreich gestaltet sein, die Größe spielt dabei keine Rolle."

Natürlich gibt es nie das „ideale" Grundstück, aber gerade durch Feng Shui können Sie viele Disharmonien ausgleichen. Dazu einige Beispiele:

- Die Vorderseite des Hauses sollte möglichst nach Süden weisen und einen weiten Ausblick ermöglichen. Ist dies nicht möglich, pflanzen Sie schöne Ziersträucher an, die das Auge erfreuen können. Auch eine Trockenmauer mit Kletterpflanzen ist eine Möglichkeit, positive Energien an diesem Platz zu bündeln.
- An der linken Gartenseite sollte möglichst ein „Drache" (als schützender Wächter) postiert werden – entweder in Form einer Baumgruppe oder, wo dies nicht möglich ist, als besonders schöner Stein. Aber auch eine Statue kann negative Einflüsse abwenden und einen guten Schutz darstellen.

- Die rechte Seite sollte mit schönen Stauden besetzt werden.
- Sehr wichtig sind die Gartenwege, denn sie leiten das Qi. Betonierte, gerade Betonwege sind wenig empfehlenswert, weil sie die Energien zu sehr beschleunigen. Wesentlich günstiger (und auch ästhetischer) sind sanft geschwungene Wege.
- Für den Ausgleich von Yin und Yang sollten Sie Licht- und Dunkelbereiche schaffen – also offene Ausblicke, freie Flächen usw. einerseits und lauschige Ecken und dichte Bepflanzungen andererseits einplanen.

Wenn Ihr Alltag sehr hektisch ist, können Gegenstände aus Ton, Stein oder Terracotta ausgleichend wirken. Als Pflanzen empfehlen sich Flieder und Mohn.

Ist bei Ihnen eher ein „Energieschub" nötig, sind Sonnenblumen und Gladiolen für Ihren Garten bestens geeignet.

Die Energie der Rosenbögen

„Haben Sie sich schon mal gefragt, warum in Bauerngärten immer duftende Rosenbögen zum Inventar gehören? Selbstverständlich sind blühende Rosen ein optischer Aufputz für jeden Garten, doch viel wichtiger sind ihre versteckten energetischen Eigenschaften: Jeder Mensch, der sich durch einen Rosenbogen bewegt, erfährt automatisch eine Reinigung und Harmonisierung seiner Gefühle und Gedanken. Weiterhin entwickelt jede Rosensorte auch noch ihre ganz speziellen Eigenschaften. Die Kletterrose Rosarium Utersen beispielsweise harmonisiert die menschlichen Energiezentren (Chakren), während die gelbblühende Floribunda-Rose Friesia sich wegen ihrer „beschützenden Schwingungen" hervorragend zur Begleitbepflanzung bei Wegen, Rabatten und Sitzplätzen eignet. Sie stärkt gewissermaßen das „Selbstvertrauen" in der Pflanzenwelt – der Garten wirkt insgesamt strahlender und kraftvoller."
(Günther Sator, Naturarzt 6/2000)

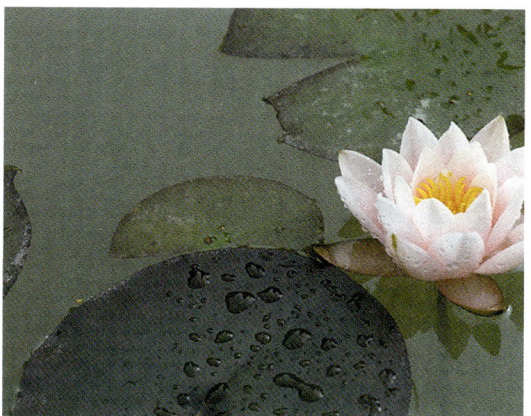

Wasser im Garten sollte nie fehlen, denn auch dieses lädt Ihre Energien auf. Ideal ist natürlich fließendes Wasser – etwa ein Bach, der durch Ihr Grundstück verläuft. Aber auch ein kleiner Teich, ein Brunnen oder auch nur eine Vogeltränke können Qi sammeln und an Sie weitergeben.

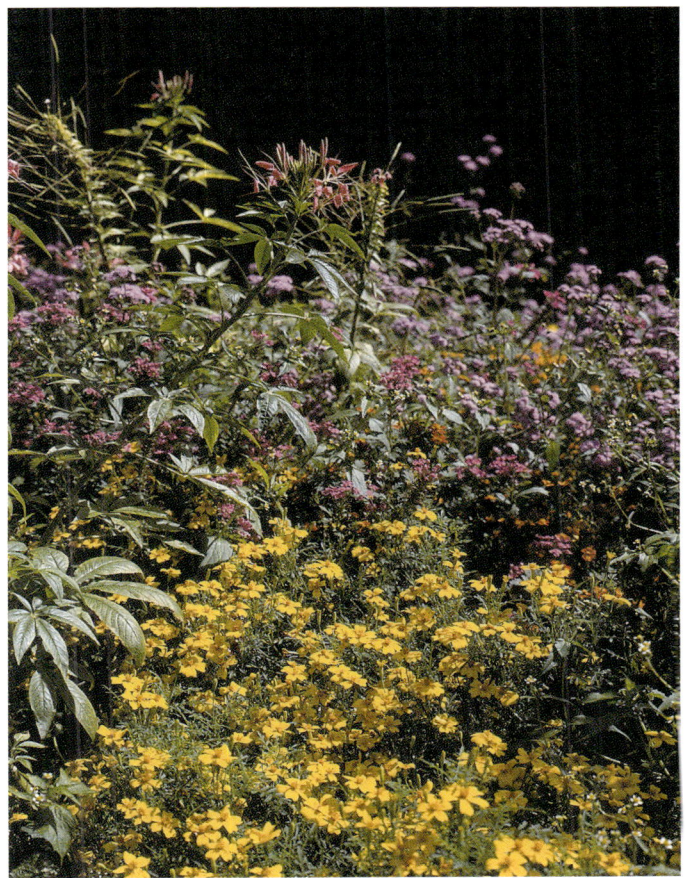

Gelbblühende Erd-Pflanzen wie hier Tagetes bringen Freude und Heiterkeit in den Garten

Die fünf Wandlungsphasen (die in einem vorhergehenden Kapitel bereits ausführlich besprochen wurden) können Sie auch bei der Gartenbepflanzung berücksichtigen.

- „Holz"-Pflanzen stehen für Veränderung und Bewegung; hierzu gehören beispielsweise Rittersporn, Sonnenhut, Phlox und Wilder Wein.
- „Feuer"-Pflanzen stehen für Schönheit und Humor und geben Selbstsicherheit; als Beispiele seien Sonnenblume, Margerite, Feuerlilie und Mispel genannt.
- „Erd"-Pflanzen stehen für Beständigkeit und Ruhe; Pflanzen sind z. B. Clematis, Steinkraut und Felsenbirne.
- „Metall"-Pflanzen spenden Stärke und Kraft und fördern Intuition und Zielstrebigkeit. Zu ihnen gehören beispielsweise Akelei und Pampasgras.
- „Wasser"-Pflanzen stehen für Willenskraft und Ernsthaftigkeit und sollen die Karriere fördern; Beispiele sind Lavendel, Stiefmütterchen und Fingerhut.

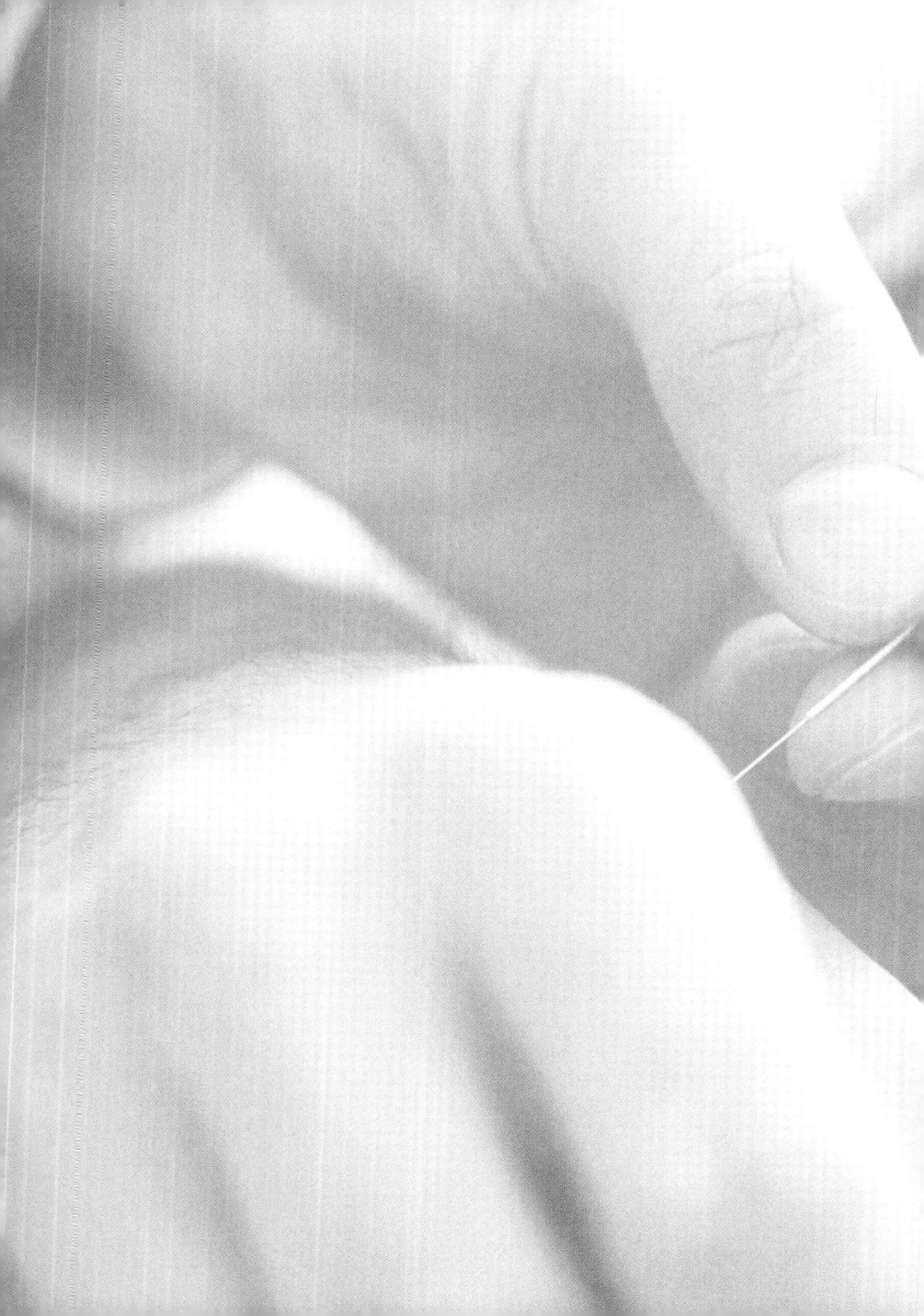

Krankheiten und ihre Behandlung durch die Traditionelle Chinesische Medizin

Bei uns ist vor allem die Wirkung der Traditionellen Chinesischen Medizin bei Schmerzkrankheiten bekannt. Die Akupunktur ist jedoch inzwischen längst von der Weltgesundheitsorganisation (WHO) offiziell auch für viele andere Erkrankungen anerkannt worden. Die WHO hat dazu eine Indikationsliste herausgegeben, in welcher die Krankheiten verzeichnet sind, die (zumindest unterstützend) mit Akupunktur behandelt werden können:

Erkrankungen des Respirationstrakts:
- Akute und chronische Sinusitis (Nasennebenhöhlenentzündung)
- Akute und chronische Rhinitis (Nasenschleimhautentzündung, umgangssprachlich Schnupfen)
- Allgemeine Erkältungskrankheiten
- Tonsillitis (Mandelentzündung)

Bronchopulmonale Erkrankungen:
- Akute und chronische Bronchitis
- Asthma bronchiale (Bronchialasthma)

Augenerkrankungen:
- Akute Konjunktivitis (Augenbindehautentzündung)
- Zentrale Retinitis (Netzhautentzündung)
- Myopie, bei Kindern (Kurzsichtigkeit)
- Katarakt (grauer Star)

Erkrankungen der Mundhöhle:
- Zahnschmerzen
- Schmerzen nach Zahnextraktion
- Gingivitis (Mundschleimhautentzündung)
- Akute und chronische Pharyngitis (Rachenentzündung)

Erkrankungen des Magen-Darmtrakts:
- Singultus (Schluckauf)
- Gastroptose (Magensenkung)
- Akute und chronische Gastritis
- Hyperazidität des Magens (Magenübersäuerung)
- Chronisches Ulcus duodeni (Zwölffingerdarmgeschwür)
- Akute und chronische Colitis (Dickdarmentzündung)
- Akute bakterielle Dysenterie (Ruhr, Durchfall)
- Obstipation (Verstopfung)
- Diarrhö (Durchfall)

Neurologische und orthopädische Erkrankungen:
- Kopfschmerzen
- Migräne
- Trigeminusneuralgie
- Fazialisparese (Gesichtslähmung)
- Lähmungen nach Schlaganfall
- Periphere Neuropathien (Nervenschmerzen)
- Poliomyelitislähmung (Kinderlähmung)
- Menière-Krankheit (Drehschwindel, Ohrgeräusche)
- Neurogene Blasendysfunktion (Blasenentleerungsstörung)
- Enuresis nocturna (Bettnässen)
- Interkostalneuralgie
- Schulter-Arm-Syndrom
- Periarthritis humeroscapularis
- Tennisellenbogen
- Ischialgie, Lumbalgie
- Rheumatoide Arthritis.

Diese WHO-Liste beinhaltet auch Erkrankungen, die aller Erfahrung nach nur ausgesprochen schwierig über die Akupunktur/TCM zu behandeln sind. Die große Kunst der Therapeuten besteht darin, die jeweils für die Gesundheitsstörung und den individuellen Menschen erfolgversprechendste (und schonendste) Methode zu finden. Vorsicht ist immer dann geboten, wenn Therapeuten die eigene Methode überschätzen und gleichzeitig andere Therapiemöglichkeiten pauschal aburteilen. Eine Polarisierung in „die Schulmedizin" und „die Alternativmedizin" nützt niemandem und ist allenfalls Ausdruck einer fehlenden Zielorientierung und Selbstbeschränkung der zur Verfügung stehenden Möglichkeiten. Alle möglichen und sinnvollen Therapieoptionen sollten mit den Patienten diskutiert und ein gemeinsamer (!) Behandlungsplan entwickelt werden.

Wichtig:
Jede Krankheit sollte zunächst schulmedizinisch abgeklärt werden, bevor eine TCM-Behandlung begonnen wird. Die zur Verfügung stehenden diagnostischen und therapeutischen Möglichkeiten sollten integrativ genutzt werden. Die wissentliche oder unwissentliche (fehlende Ausbildung und Erfahrung) Auslassung notwendiger Diagnostik und Therapien – gleich welcher Art – kann schwerwiegende Folgen haben.

Im Folgenden sind nun einige häufige Gesundheitsstörungen aufgeführt und deren Therapie mit dem Schwerpunkt TCM dargelegt. Diese Aufzählung ist nur beispielhaft gemeint und deckt bei weitem nicht alle Möglichkeiten ab.

Akne

Dabei handelt es sich um eine Entzündung der Talgdrüsen, die in Form von Knötchen mit Neigung zur Vereiterung auftritt. Hauptsächlich sind junge Menschen in der Pubertät betroffen. Mitunter wird die Entzündung allerdings auch chronisch und hinterlässt bleibende Narben. Die Akne findet sich vorwiegend im Gesicht, auf der Brust und am Rücken. Die Verstopfung der Talgdrüsen kann verschiedene Ursachen haben, die zusammenwirken können:

- Genetische Veranlagung
- Hormonelle Einflüsse
- Verhornungsstörungen der Haut
- Gesteigerte Talgproduktion
- Besiedelung mit bestimmten Bakterien
- Unausgewogene Ernährung.

Die Akne wird häufig (und oft mit Erfolg) mit äußeren Anwendungen (Salben, Lotionen usw.) und mit Antibiotika behandelt. Insbesondere bei Frauen werden auch Hormonpräparate eingesetzt.

Die Traditionelle Chinesische Medizin diagnostiziert bei Akne das Muster einer Hitze-Erkrankung. Dieses entsteht gerade im Jugendalter durch die Unausgeglichenheit des Energiehaushaltes. Im Gedankengebäude der Traditionellen Chinesischen Medizin würde es folglich Sinn machen, Speisen und Getränke, die Hitzequalitäten haben, zu meiden. Viele Gewürze haben nach chinesischem Verständnis ein heißes Temperaturverhalten, z. B. Pfeffer, Ingwer, Knoblauch, Peperoni und Zimt. Speisen sollten nicht heiß zubereitet werden, d. h. sie sollten nicht scharf angebraten oder frittiert werden.

Zu empfehlen sind hingegen Lebensmittel mit neutralem bzw. kühlem/kaltem Temperaturverhalten, z. B. Birne, Broccoli, Früchtetee, Honigmelone, Apfel, Champignons, Mandarine, Möhre, Mungbohne, schwarzer Tee, Tofu. Ausführliche Zuordnungen von Nahrungsmitteln entsprechend ihrem Temperaturverhalten finden sich im vorstehenden Teil zur Diätetik.

Im Rahmen der Akupunkturbehandlung gibt es keine speziellen Punkte zur Aknetherapie.

Liegt im Fall der Akne das Muster einer Hitze-Erkrankung vor, zeigt sich dies in Rötungen und Hitzegefühl. Die Patienten vertragen heiße Nahrung und Umgebung meist weniger gut als kalte Lebensmittel und kühle Umgebung. Hitze ist somit nicht der eigentliche krankheitsauslösende Faktor, verschlechtert aber das Krankheitsbild.

Die TCM sucht zunächst nach dem Muster einer Erkrankung. Hierdurch bestimmen sich die Therapieansätze. Die eigentliche Ursache ist bei der Betrachtung zweitrangig.

Was Sie selbst tun können:

- Verzichten Sie so weit wie möglich auf scharf gewürzte Speisen, scharf Gebratenes und Frittiertes – hierzu zählen auch die beliebten Pommes.
- Verzichten Sie möglichst auf hochprozentigen Alkohol, Rotwein, Kaffee und Nikotin – diese führen dem Körper Hitze zu.
- Trinken Sie reichlich Kräutertees.

Wichtig:

Wie auch bei den nachfolgend behandelten Gesundheitsstörungen steht keine der genannten Maßnahmen im direkten Widerspruch zur „schulmedizinischen" Therapie. Das zusätzliche Berücksichtigen der TCM-Hinweise kann aber u.U. den Therapieerfolg optimieren oder der bisherigen Therapie zum Durchbruch verhelfen.

Allergien

Unter Allergien versteht man die Überempfindlichkeit gegenüber bestimmten Substanzen, die auf die Haut gelangen, eingeatmet oder über die Nahrung aufgenommen werden. Auf diese „Allergene" (= allergieauslösende Substanzen) reagieren die meisten Menschen zwar ohne Erkrankungen – dagegen kommt es bei anderen (Allergikern) zu überschießenden Reaktionen des Körpers mit unterschiedlichen Symptomen, insbesondere der Haut, der Atemwege und/oder des Verdauungstraktes.

Als Ursachen kommen neben einer Veranlagungskomponente am ehesten Umweltfaktoren infrage. Statistisch stieg die Zahl der Allergieerkrankungen in den letzten Jahren und Jahrzehnten enorm an.

Neben der medikamentösen Therapie (Salben und Cremes gegen Juckreiz der Haut, Nasen- und Rachensprays sowie Augentropfen bei Befall der jeweiligen Schleimhäute und systemische Gabe – z. B. von Tabletten – bei ausgedehnteren Beschwerden) wird häufig eine Desensibilisierungstherapie versucht. Dazu werden regelmäßig speziell hergestellte Extrakte der betreffenden Allergene in steigender Dosierung in die Haut eingespritzt. Bei Pflanzenallergien (vor allem gegen Pollen) werden damit häufig gute Ergebnisse erzielt. Schwierigkeiten kann es bei Patienten geben, die gegen sehr viele verschiedene Stoffe überempfindlich reagieren. Ein weiteres Problem stellt ein Allergenwechsel dar, der während oder nach der erfolgreichen Desensibilisierung eintreten kann, d. h. der Patient reagiert nun allergisch auf andere Auslöser. Gerade in den beschriebenen Fällen empfiehlt sich ein Versuch mit der Traditionellen Chinesischen Medizin. Hierdurch wird die Abwehrlage des Patienten insgesamt reguliert, d. h. es werden nicht die überschießenden Reaktionen gegen Einzelstoffe behandelt.

Die Traditionelle Chinesische Medizin ordnet viele Allergien als Funktionsstörungen von Lunge und/oder Milz/Magen ein. Demnach besteht die Basistherapie meist aus der Behandlung von Punkten der entsprechenden Meridiane, z. B. mittels Akupressur oder Akupunktur. Bei vielen Allergien spielen innere Hitze und Feuchtigkeit eine Rolle. Therapeutisch kommen Hitze ableitende bzw. Feuchtigkeit ausleitende Punkte infrage; außerdem werden Punkte zur Regulierung des Immunsystems eingesetzt. Neben Akupunktur sind Schröpfen (insbesondere bei einer asthmatischen Komponente), Qi Gong und Ernährungsberatung sinnvoll. Gerade bei der Behandlung von Allergien hat sich auch die Ohrakupunktur bewährt – in der Ohrspitze (Helixkrempe) sitzt ein wichtiger Allergiepunkt.

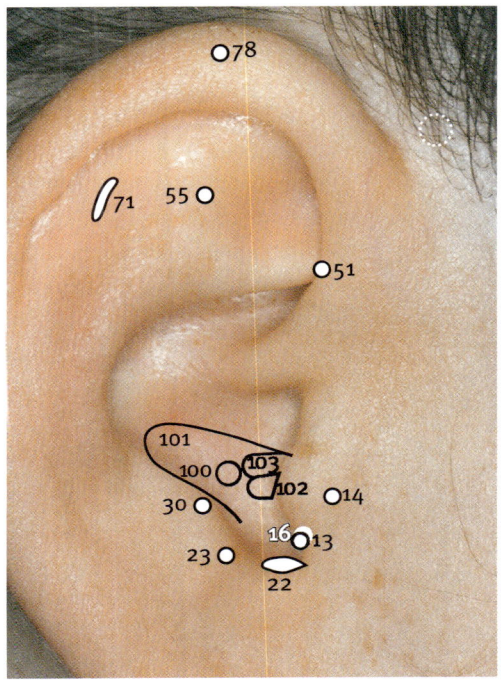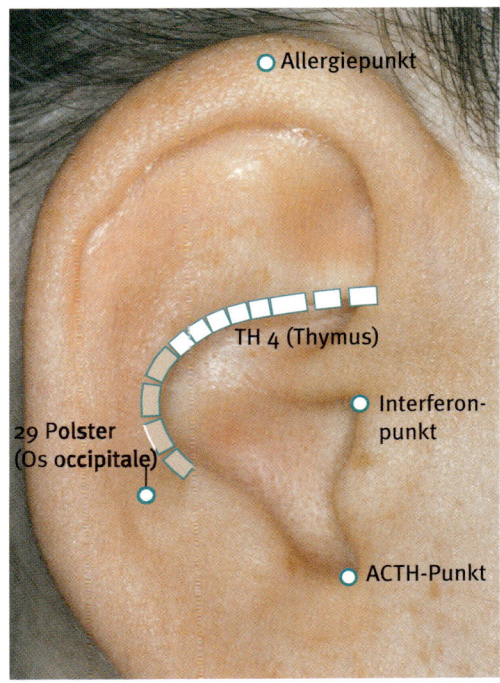

● Behandlung einer durch Pollen ausgelöste Allergie durch Ohrakupunktur

Was Sie selbst tun können:

● Trinken Sie öfter Brennnesseltee (aus der Apotheke oder aus dem eigenen Garten).
● Nehmen Sie an einem Meditationskurs, einem Kurs über Autogenes Training oder Progressive Muskelrelaxation teil. Die Haut spiegelt ja auch seelische Vorgänge wider – und wenn Sie innere Ruhe finden, kann auch die Haut sich eher beruhigen.
● Zur Linderung der Hautbeschwerden sind besonders Kleiebäder empfehlenswert (in der Apotheke erhältlich).

Wichtig:
Allergiker sollten unter Umständen auf Milcheiweiß, Zucker und Weißmehl verzichten.

Arthritis

Dabei handelt es sich um einen entzündlichen Rheumatismus, von dem etwa sieben Prozent aller Rheumatiker betroffen sind. Die folgenschwerste Form dieses Gelenkrheumas ist die chronische Polyarthritis. Als Ursache wird u. a. eine angeborene Bereitschaft des Immunsystems zur Fehlregulation vermutet: Das bedeutet, dass das Immunsystem Abwehrstoffe produziert, die sich auch gegen den eigenen Körper richten und die Gelenkinnenhaut zerstören.

In Deutschland leiden etwa 1,2 Millionen Menschen unter chronische Arthritis, davon etwa viermal mehr Frauen als Männer.

Eine weitere Form einer arthritischen Erkrankung ist die Gicht. Hierbei kommt es durch einen Überschuss von Harnsäure, die sich in Form von Kristallen in den Gelenken ablagert, zu schmerzhaften Schwellungen und Rötungen; insbesondere ist das Großzehengrundgelenk betroffen.

Die Therapieansätze bei Arthritis sind ebenso vielfältig wie die Entstehungsmechanismen und Ausprägungen der Erkrankung. Neben der medikamentösen Therapie kommen vor allem verschiedene physikalische Maßnahmen zur Anwendung. Dabei wird einerseits versucht, durch Dehn- und Kräftigungsübungen die Beweglichkeit der Gelenke zu erhalten. Auf der anderen Seite lernt der betroffene Patient – falls schon Gelenkversteifungen vorliegen – mit dieser Behinderung den Alltag zu bewältigen. Akute Schübe der Arthritis werden meist mit Kälte (Eis, Kryopack, Stickstoff) behandelt, bei chronischen Verläufen, wenn die Entzündung in den Hintergrund getreten ist, entscheidet man sich oft für Wärme (Fango, Rotlicht). Beide Therapien können heilsam und wohltuend sein – es kommt immer auf den jeweiligen Fall an:

- Wenn ein entzündetes Gelenk sich heiß anfühlt, sollte man versuchen, dem Körper die Wärme durch kühlende Auflagen – beispielsweise Quarkpackungen, Lehmwickel, essigsaure Tonerde usw. – zu entziehen.

- Ein chronisch erkranktes Gelenk dagegen benötigt häufig Wärme, um die Durchblutung anzuregen. Wärmepackungen, durchblutungsfördernde Einreibungen und Angoraauflagen (Schulter-, Knie-, Nierenwärmer usw.) sind hier das Mittel der Wahl.

Auch bei der Arthritis kann die Traditionelle Chinesische Medizin die Schulmedizin ergänzen: Sie kann die Schmerzen reduzieren, die Muskeln entspannen und das vegetative Nervensystem und das Immunsystem positiv beeinflussen.

Das Grundprinzip der Akupunkturtherapie besteht aus einer Kombination von Lokalpunkten am Ort des Schmerzgeschehens und Fernpunkten an den Händen oder/und Füßen. Bei chronischer Polyarthritis der Finger werden gerne Punkte zwischen den Fingerknöcheln verwendet – sie werden als Ba-Xie-Punkte bezeichnet; an jeder Hand gibt es vier Ba-Xie-Punkte.

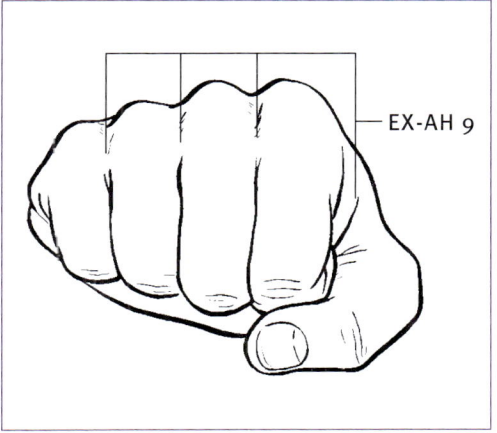

EX-AH 9

● Ba-Xie-Punkte der Hand

Was Sie selbst tun können:

● Ernähren Sie sich gesund – Obst, Gemüse, Ballaststoffe sind wichtig! Verzichten Sie möglichst auf Fleisch und Eier.

● Bewegen Sie Ihre Gelenke – hierfür gibt es Bewegungshilfen (Bälle, Hanteln) – dies ist gerade auch bei bereits eingetretenen Beschwerden sehr wichtig!

● Insbesondere das Qi Gong bietet auch bei fortgeschrittenen Krankheitsbildern gute Möglichkeiten, die Gelenkbeweglichkeit zu erhalten und zu verbessern sowie gleichzeitig das Herz-Kreislaufsystem zu trainieren. Möglicherweise werden in Ihrer Nähe auch entsprechende Bewegungskurse im Wasser angeboten.

● Geben Sie einige Tropfen australisches Teebaumöl in das einlaufende Badewasser – das wirkt entspannend und heilsam.

Asthma bronchiale

Asthma ist häufig allergisch bedingt! Unter Bronchialasthma versteht man eine anfallsweise auftretende Atemnot, die mit Husten und Schleimauswurf einhergeht. Die Atemnot besteht besonders bei der Ausatmung, sie ist begleitet von starken Geräuschen, die durch Verengung der Atemwege entstehen. Der Asthmatiker kann im Anfall eine bläuliche Hautverfärbung aufweisen. Wegen der Atemnot stellen sich oft auch Angstgefühle ein.

In vielen Fällen ist das Asthma erblich bedingt. Es gibt verschiedene Ursachen, die als Auslöser wirken, beispielsweise:

- Blüten- und Gräserpollen
- Tierhaare (Hunde, Katzen, Pferde, Kaninchen)
- Schimmelpilze
- Nahrungsmittel
- Erkältungen
- Temperaturschwankungen (witterungsbedingt oder auch bei Fernreisen)
- Stress
- Reizgifte (im beruflichen, aber auch im häuslichen Umfeld)
- Rauchen (und Mitrauchen).

Um den Anfall und die damit verbundenen Beschwerden zu behandeln, werden bronchienerweiternde Medikamente eingesetzt – meist in Form von Aerosolen (Sprays), die sekretlösend und krampfmindernd wirken. Häufig sind zur Abschwellung auch cortisonhaltige Mittel zu empfehlen. Da diese zur Inhalation (Einatmung) nur lokal (örtlich) in den Atemwegen verabreicht werden, sind ihre Nebenwirkungen nicht mit denen der auf den ganzen Körper wirkenden Cortisontabletten vergleichbar. Aber auch eine systemische Cortisonbehandlung kann vorübergehend oder dauernd nötig werden.

Die Traditionelle Chinesische Medizin unterscheidet beim Asthma sehr unterschiedliche Muster. So wird der Arzt Sie genauestens nach dem Auswurf beim Husten fragen. Besteht starke oder eher geringe Schleimproduktion, ist der Schleim leicht oder schwer abzuhusten, ist er gelblich oder weißlich? Weiterhin wird der Arzt fragen, ob Kälte oder körperliche Anstrengung als Auslöser eine wesentliche Rolle spielen, und ob Sie zusätzlich unter Rückenschmerzen, Problemen beim Wasserlassen oder Verdauungsstörungen leiden. Fühlen Sie sich insgesamt öfter schlapp und kraftlos? Durch eine sehr ausführliche Anamnese kommen so – gemäß unterschiedlicher Störmuster – verschiedenste Behandlungen zur Anwendung.

Akupunktur und Akupressur können ergänzend zur medikamentösen Therapie mit Erfolg eingesetzt werden. Ziel ist eine Verbesserung der Beschwerdesymptomatik und eine Reduktion der Medikamente. Je nach Untersuchungsbefund werden verschiedene Punkte behandelt, z. B. auf dem Lungenmeridian oder im Bereich des Rückens. Der Punkt Blase 13 wird als „Zustimmungspunkt der Lunge" bezeichnet. Hier – in der ihn umgebenden so genannten Lungenzone – sollte auch ein Therapieversuch mit dem Schröpfen versucht werden. Ein weiterer Punkt, den Sie selbst gut akupressieren können, liegt in der Mitte des Brustbeins zwischen den Brustwarzen. Dieser Punkt wird auch als

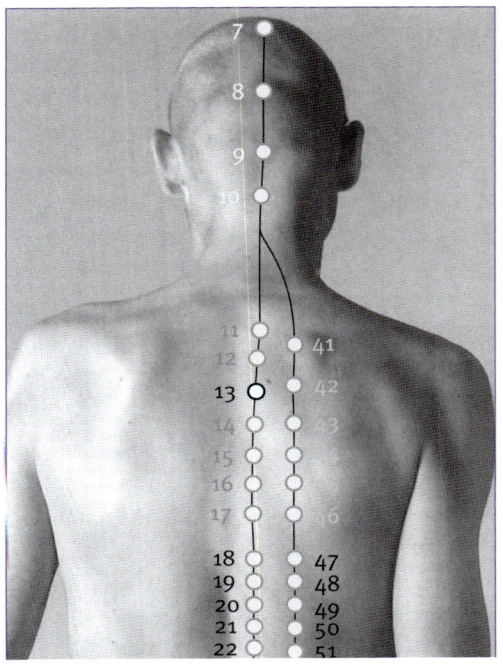

• Blase 13, „Zustimmungspunkt der Lunge"

Meisterpunkt des Atemsystems bezeichnet.

Bewegung im beschwerdefreien Bereich ist im Rahmen des Qi Gong möglich und sinnvoll. Die chinesische Kräutertherapie ist hier gegen insbesondere beim allergischen Asthma eher zurückhaltend einzusetzen weil die rezeptierten Kräutermixturen viele verschiedene Allergene (auch viele bisher unbekannte) enthalten.

Was Sie darüber hinaus selbst tun können:

● Da bei asthmatischen Erkrankungen gelegentlich auch Verstopfungen auftreten, ist es wichtig, auf einen regelmäßigen Stuhlgang zu achten. Eingeweichte Dörrpflaumen oder Dörrpflaumensaft sind dabei ein bewährtes Naturheilmittel.
● Zur Abhärtung und Stärkung des Immunsystems empfehlen sich Trockenbürsten und Wechselduschen.

Bandscheibenschäden

(siehe hierzu auch Lumbago, Lumboischialgie)

Erkrankungen dieser Art nehmen in unserer Zeit zu. Das hängt vor allem mit vorwiegend sitzender Tätigkeit (vor allem beruflich bedingt), aber auch mit einseitigen Belastungen (beispielsweise bei sportlichen Aktivitäten) zusammen. Muskeln, die nicht durch tägliche Beanspruchung gefordert werden, verkümmern. Je schwächer der Halteapparat der Wirbelsäule wird, desto schlechter wird auch die Statik der gesamten Wirbelsäule! So kann dann schon eine ungünstige Bewegung – beispielsweise eine Drehung unter Belastung – die Bandscheibe nach einem Vorfall einseitig hervortreten lassen. Der heftige Schmerz entsteht durch Reizung von umliegendem Nervengewebe durch das ausgetretene Bandscheibenmaterial, aber auch durch die geschädigte Bandscheibe selbst. Ein Bandscheibenvorfall äußert sich durch plötzliche, unter Umständen einseitige Schmerzen der Lendengegend; diese können bis ins Bein ausstrahlen und/oder Taubheitsgefühle und Sensibilitätsstörungen auslösen.

Wichtig!
Bandscheibenvorfälle, die Lähmungserscheinungen oder Entleerungsstörungen von Blase und Darm bewirken, müssen innerhalb kürzester Zeit (wenige Stunden) operiert werden – sonst können bleibende Schäden entstehen!

Bandscheibenschäden werden heutzutage meistens nur noch in Ausnahmefällen operativ behandelt (und dann möglichst minimalinvasiv oder sogar mikrotherapeutisch), z. B. bei Lähmungserscheinungen, Blasenentleerungsstörungen oder weitreichenden Sensibilitätsstörungen. Der Grund: Die Probleme werden häufig nur kurzfristig gelindert und treten dann an anderer Stelle erneut auf. Verwachsungen durch Narbengewebe können außerdem chronische Schmerzen verursachen. Deshalb wird heute die konservative („bewahrende") Therapie vorgezogen. So werden beispielsweise schmerzlindernde Medikamente verabreicht. Auch Krankengymnastik, Elektrotherapie, Bäder, Packungen und Massagen werden eingesetzt. Vor allem bei akuten Situationen wird eine Gewichtsentlastung durch Liegen im Stufenbett empfohlen.

Die chinesische Medizin behandelt bei sehr akuten Schmerzen zunächst die Akupunktur-/Akupressurfernpunkte, das sind Punkte, die nicht direkt am Ort des Hauptschmerzes liegen, sondern zu diesem über das Meridiansystem funktionell in Verbindung stehen. Im Akutstadium ist auch eine Therapie über die Ohrakupunktur sehr wirksam. Sind die Schmerzen dann etwas abgeklungen, werden Fernpunkte mit Lokalpunkten am Rücken kombiniert.

Viel Wert wird bei der Befragung auf die Konstitution, die gegenwärtige Leistungsfähigkeit des Patienten sowie auf die Familienanamnese gelegt. Kommt der Patient aus einer Familie, in der „Rückenprobleme" gehäuft auftreten und leidet er schon seit vielen Jahren unter dieser Erkrankung? Bestehen zusätzlich Ohrgeräusche (Tinnitus), Schwerhörigkeit oder Schwindel? Auch hier ist natürlich die Frage nach Beeinflussung der Schmerzen durch Kälte oder Wärme sehr wichtig. All diese Aspekte führen zu unterschiedlichen therapeutischen Überlegungen bezüglich Punktwahl, Reizart sowie Reizstärke. Ein kälteempfindlicher Patient wird von einer Moxibustion (Wärmeanwendung durch Beifußkraut) profitieren. Diese Behandlung bringt jedoch bei jemandem, der eher zu Hitzewallungen und Hektik neigt, häufig Verschlechterung. Wenn der Patient Wärme als angenehm empfindet, ist diese besonders an Füßen und Rücken zu empfehlen (Kräuter-/Kirschkernkissen oder Bad).

Häufig finden sich in der Rückenmuskulatur Verspannungen (Myogelosen) und andere besonders empfindliche Punkte (Irritationspunkte, Triggerpunkte). Durch diese können die Beschwerden immer wieder ausgelöst werden. Eine Behandlung über das Schröpfen und/oder chirotherapeutische Techniken hilft hier oft nachhaltig weiter.

Gerade bei Bandscheibenbeschwerden ist häufig die TCM in Kombination mit Krankengymnastik (gezielte Dehn- und Kräftigungsübungen) so gut wirksam, dass ganz auf Medikamente verzichtet werden kann.

Als besonders angenehm wird in der Regel die Anwendung von Kirschkern- oder Getreidekissen empfunden. Diese werden in der Mikrowelle oder im Backofen auf die gewünschte Temperatur erwärmt. Wenig bekannt ist allerdings, dass die Kissen im Laufe der Zeit durch Feuchtigkeitsverlust an „Leistungsfähigkeit" einbüßen. Stellen Sie deshalb beim Erhitzen ein Glas oder eine Schale mit Wasser in die Mikrowelle oder in den Backofen.

Was Sie selbst tun können:

- Legen Sie sich auf den Rücken und „fahren Sie Rad". Überfordern Sie sich nicht dabei, sondern „radeln" Sie nur so schnell, wie es Ihnen angenehm ist, und heben Sie die Beine auch nur so hoch, wie es Ihre Schmerzgrenze erlaubt.
- Sobald das akute Stadium überwunden ist, tun Sie etwas für Ihren geplagten Bewegungsapparat. Hier bieten sich die schonenden Übungen des Qi Gong an, ebenso wie die (wenn auch nicht traditionell-chinesischen) so genannte Aqua-Fitness: Hierbei werden bei den Übungen durch den Auftrieb im Wasser die Gelenke deutlich weniger belastet.

Blasenentzündung

Frauen leiden meist häufiger als Männer unter Blasenentzündungen, da ihre Harnröhre kürzer ist und ihr Ausgang näher am After liegt.

Bei einer Blasenentzündung oder einem Blasenkatarrh (Zystitis) handelt es sich meistens um eine bakterielle Infektion der Blase.

Blasenentzündungen können sich durch viele Symptome bemerkbar machen. Die häufigsten sind:

- Schmerzen im Unterleib und vor allem in der Blase selbst.
- Die Schmerzen strahlen bis in die Lendengegend und die Oberschenkel aus.
- Beim Wasserlassen machen sich sticharttige Schmerzen bemerkbar.
- Der Urin riecht unangenehm fischartig, ist trübe und kann auch Blut enthalten.
- In schweren Fällen stellt sich Fieber ein.

Eine Blasenentzündung sollte umgehend behandelt werden, sonst kann es zu einer – schwerwiegenderen und schmerzhaften – Nierenbeckenentzündung kommen!

Der Nachweis der bakteriellen Blasenentzündung gelingt durch einen einfachen Schnelltest im Urin. Die Therapie erfolgt zumeist antibiotisch, wobei heutzutage kurze Therapiezeiträume (1–3 Tage) überwiegen. Zur Unterstützung haben sich auch Wärmebestrahlungen bewährt.

Bei häufig wiederkehrenden Blasenentzündungen können verschiedene Maßnahmen der Traditionellen Chinesischen Medizin hilfreich sein. Nach TCM-Auffassung liegt bei einer Blasenentzündung eine Funktionsstörung von Niere und Blase vor, hieraus erklärt sich ein Teil der zur Anwendung kommenden Maßnahmen. Als Reizart wird (bei Kälteempfindlichkeit und Verschlechterung der Schmerzen durch Kälte) Wärme angewandt. Vor allem sollten Füße, Unterleib und Rücken gewärmt werden. Bei Fieber und stark blutigem Urin sollte Wärme jedoch vermieden werden.

Was Sie selbst tun können:

- Wichtig ist vor allem die Vorbeugung: halten Sie Unterleib und Füße warm!
- Trinken Sie bei einer Blasenentzündung täglich mindestens drei Liter (am besten Kräutertee). Vorsicht bei einer bekannten Herzschwäche.
- Eine Wärmflasche (oder besser: ein Kirschkern- oder Kräuterkissen) auf der Blasengegend ist in akuten Fällen (außer bei Fieber und stark blutigem Urin) ein bewährtes Linderungsmittel.
- Geben Sie reichlich Knoblauch an Ihre Speisen – das erwärmt, vor allem auch den Blasenbereich. Verschiedene Inhaltsstoffe des Knoblauchs wirken darüber hinaus antibakteriell!
- Geeignete Lebensmittel entsprechend der chinesischen Diätetik wären: Amaranth, Fenchel, Gerste, grüner Tee, Gurke, Hafer, Hirse, Kirschen, Rettich, Staudensellerie, Tomate und Walnuss.

Bronchitis

Die Bronchitis ist eine Entzündung der Schleimhäute der Luftröhrenäste (Bronchien). Die akute Bronchitis tritt gehäuft im Frühjahr und im Herbst auf. Meistens wird sie durch Infektionen mit Viren oder Bakterien verursacht. Symptome sind Husten, Auswurf (besonders morgens), Fieber, Schmerzen im Brustbereich und eine verminderte Leistungsfähigkeit. Die Symptome verstärken sich durch Unterkühlung, Wetterumschwünge und trockene Heizungsluft.

Der chronischen Bronchitis liegt zumeist (in über 80%) eine Schädigung der Schleimhäute durch das Rauchen zugrunde!

Neben schleimlösenden Medikamenten werden in schwereren Fällen auch gezielt Antibiotika und atemwegserweiternde Mittel eingesetzt.

Die Traditionelle Chinesische Medizin sieht in der Bronchitis zunächst eine Funktionsstörung der Lunge. Diese wird mittels Akupunktur über Punkte des Brustkorbs (vorne und hinten) sowie über Punkte im Handbereich behandelt. Ähnlich wie beim Asthma bronchiale spielt auch hier die Frage nach Wärme, Kälte, Schleimqualität, Verdauungsstörungen und Allgemeinbefinden eine große Rolle; erst durch Beachtung dieser Aspekte ist eine individuelle optimale Therapie gewährleistet. Liegen bei einer akuten Bronchitis Verdauungsstörungen mit Durchfall vor, empfiehlt sich eine leichte Kost (am besten leichte, wärmende Suppen), darüber hinaus abendliches Fasten, um den Organismus während der Nacht zu entlasten. Außerdem sollten Sie unbedingt das Rauchen einstellen.

Was Sie selbst tun können:

- Inhalationen (Kopfdampfbäder) mit einem Zusatz von Kamille oder Thymian können die Schleimabsonderung beschleunigen und die Atemwege frei machen.
- Ausreichend Flüssigkeit zuführen, denn dies erleichtert das Abhusten des Schleimes: 2 bis 3 Liter Flüssigkeit sollten Sie täglich trinken. Vorsicht bei Herzschwäche. Als Tee bieten sich z. B. Thymian- oder Salbeitee an oder eine Mischung aus beiden. *Zwingen Sie sich dazu, über den Tag verteilt große Mengen zu trinken. Meiden Sie dabei Kaffee, schwarzen Tee und Alkohol.*
- Geeignete Lebensmittel entsprechend der chinesischen Diätetik sind bei Husten ohne Auswurf: Ananas, Anis, Birne, Butter, Erdnuss, grüner Tee, Honig, Rettichsaft, Sahne, Tofu.

Depression

Depressionen scheinen sich im Westen zu einem Volksleiden zu entwickeln, das nur leider allzu oft nicht ernst genommen wird. Aus seelischen Leiden können sich zahlreiche physische Krankheiten entwickeln – beispielsweise Kopfschmerzen, Rückenbeschwerden oder Magen-Darm-Leiden.

Für reaktive Depressionen (als Reaktion auf bestimmte Ereignisse aufgetreten) gibt es viele Ursachen. Oft sind es auch festgefahrene Lebensentwürfe, die durch eine Gesprächstherapie aufgebrochen und neu ausgerichtet werden können. Manchmal haben Depressionen ihren Ursprung aber auch in der eigenen Biografie, mit der man sich konfrontieren und die man aufarbeiten muss, um wieder gesund werden zu können.

Von reaktiven Depressionen sind endogene Depressionen abzugrenzen – hierbei ist kein fassbarer, d. h. ursächlicher Grund einer depressiven Verstimmung zu erkennen. Chemische Veränderungen im Gehirn, z.B. von Neurotransmittern, führen zu Erkrankungen der Psyche; therapeutisch ist hier die medikamentöse Therapie durch einen erfahrenen Spezialisten unabdingbar.

Gerade bei reaktiven Depressionen werden viel zu häufig ausschließlich eingesetzt, die nur die Symptome dämpfen (aber nichts an den Ursachen ändern). Zum Glück wird jedoch heute oft auch auf die Möglichkeit einer Psychotherapie hingewiesen. Hierbei kommt es jedoch immer auf die „Chemie" zwischen Patient und Therapeut an. Wenn diese nicht

stimmt, wird auch die beste Therapie keinen Erfolg haben! Deshalb werden in der Psychotherapie vor dem eigentlichem Therapiebeginn inzwischen auch ausführliche Vorgespräche geführt. Scheuen Sie sich nicht, einen neuen Therapeuten zu suchen. Schließlich geht es um Ihre Gesundheit – und Ihr Therapeut wird Ihre Entscheidung nicht persönlich nehmen!

Auch aus der Sicht der chinesischen Medizin zeigen sich bei reaktiven Depressionen sehr vielschichtige Krankheitsmuster.

- So steht bei einem Lungenmuster eine Trennungsproblematik (Tod, Scheidung, Arbeitsplatzverlust) im Vordergrund, die zu Trauer und Depression geführt hat. Häufig treten hierbei körperlich Funktionsstörungen des Atmungssystems auf wie Verstärkung oder Auslösung von Asthma bronchiale, vermehrte Infektneigung oder Bronchitis. Gemäß TCM-Betrachtung gilt es, in diesen Fällen zunächst die Lungenfunktionsstörung zu regulieren.
- Ein Herzmuster findet sich bei Patienten, denen unkonkrete Ängste die Kehle zuschnüren, die nicht mehr mit anderen Menschen reden können. Diese Kommunikationsstörungen werden als Störung des Herzens gesehen und sie können mit Herzklopfen und ausgeprägten Schlafstörungen einhergehen; hier ist es von Bedeutung, insbesondere die Herzfunktion z. B. über entsprechende Akupunkturpunkte zu harmonisieren.
- Bei einem Milz/Magenmuster ist das Hauptproblem in übermäßigem Grübeln,

d. h. in vermehrter Neigung zu sorgenvollen Gedanken zu sehen; körperlich gehen diese Depressionen häufig mit Verdauungsbeschwerden einher; therapeutisch werden Milz/Magen reguliert.

● Ein Nierenmuster zeigt Patienten mit sehr tiefgreifenden Ängsten existenzieller Art, z. B. bei Arbeitsplatzverlust – dies geht nicht nur nach chinesischer Denkart an die Nieren; gehäuft treten zusätzlich Lendenschmerzen und Sexualstörungen auf.

● Bei einem Lebermuster haben wir es mit Patienten zu tun, die depressiv reagieren, weil sie zuviel Wut und Aggression herunterschlucken. Innerlich verspüren sie Zorn, der sie zum Platzen bringt; sie würden am liebsten mit der Faust auf den Tisch hauen, aber können sich dann doch nicht entsprechend äußern. Körperlich

sind diese Störungen oft mit Migräne und Menstruationsproblemen kombiniert.

Eins wird klar: hier liegen völlig unterschiedliche Ursachen und Bilder einer Depression vor und genauso unterschiedlich werden die Therapieansätze gemäß TCM sein. Immer aber wird bei der Diagnose und Therapie eine Einheit zwischen Körper und Psyche gesehen, d. h. der Arzt wird ihre geschilderten körperlichen Beschwerden genauso ernst nehmen wie die gestörte psychische Befindlichkeit; die gewählten Punktkonzepte wirken in beiden Bereichen.

Akupunktur, in Kombination mit Phytotherapie und chinesischer Diätetik ist hier erfolgversprechend.

Am besten wirkt eine Kombination von TCM und westlicher Psychotherapie. Informieren Sie aber unbedingt Ihren jeweiligen Therapeuten über die Parallelbehandlung!

Lumbago, Lumboischialgie

(Lendenschmerz und Lendenschmerz mit Ausstrahlung in den Ischiasbereich)

Dieses Krankheitsbild kann ein- oder beidseitig auftreten; Lumboischialgie oder Lendenschmerz mit Ausstrahlung ins Bein macht meistens einseitige Beschwerden. Sowohl Lumbago als auch Lumboischialgie treten meist akut als Hexenschuss auf; danach verläuft die Erkrankung chronisch.

Lumbago und Lumboischialgie können bedingt sein durch:

- Bandscheibenvorfälle
- Funktionsstörungen der kleinen Wirbelgelenke im unteren Rückenbereich (Facettengelenke) und des Iliosakralgelenkes (Gelenk zwischen Hüftbein und Kreuzbein)
- Muskuläre Verspannungen – Triggerpunkte der Lenden- und Gesäßmuskulatur – die sowohl am Ort der Entstehung als auch an weiter entfernt liegenden Stellen Schmerzen verursachen.

Spielt bei der Lumboischialgie die Reizung des Ischiasnerven durch einen Bandscheibenvorfall eine Rolle, tritt außer den starken plötzlichen Schmerzen eine teilweise deutliche Ausfallsymptomatik im Bereich der Muskulatur und der Körperempfindungen auf. Hierdurch vermindert sich die muskuläre Kraft und die Empfindlichkeit gegenüber Berührungsreizen; weiterhin berichten die Patienten über Kribbeln und Taubheitsgefühl.

Ist die Ursache jedoch eine muskuläre Störung oder eine Störung der Gelenkfunktion, kommt es weder zur Verminderung der Kraft noch der Körperempfindungen, sondern zu Schmerzen, die umschrieben sind oder ausstrahlen können.

Die Therapie erfolgt z. B. mit Ruhigstellung, medikamentöser Schmerzlinderung, Wärmeanwendung (Bäder, Fangopackungen), Massage, Streckungen und Krankengymnastik. Bei Lähmungserscheinungen (auch Blasen- und Mastdarmfunktion mit unkontrolliertem Abgang von Stuhl und Urin) muss zu operativen Maßnahmen gegriffen werden.

Die Traditionelle Chinesische Medizin kann die oben genannten Behandlungsverfahren sehr gut ergänzen, aber auch als alleinige Behandlung angewendet werden. Sie hat die Möglichkeiten, den Patienten nicht nur am Ort des Schmerzes zu behandeln, sondern ganzheitliche Konzepte einzusetzen, die sozusagen an die Wurzel der Erkrankung gehen; hierdurch sind oft langfristigere Therapieerfolge erreichbar.

Einerseits werden Lumbago und Lumboischialgie als Meridianblockade verstanden. Es gilt somit, den Meridian wieder „durchgängig" zu machen und hierdurch die Schmerzen zu mindern. Dies geschieht mittels Nadelung von lokalen Nahpunkten und von Fernpunkten, die über die Meridiane in Verbindung mit dem Schmerzort stehen.

Lumbago und Lumboischialgie werden außerdem ganzheitlich-konstitutionell als Funktionsstörung des Leber- oder Nierenfunktionskreises betrachtet. Bei ersterem besteht häufig eine cholerische Grundpersönlichkeit oder es handelt sich um einen Patienten, der vor innerer Wut zerplatzen könnte, sich aber dann doch nicht äußert – jemand, der immer wieder

Probleme heruntergeschluckt. Hierduch kommt es zu Verspannungszuständen, die sich eben auch als Lumbago zeigen können.

Bei Nierenfunktionsstörungen weisen die Patienten hingegen oft eine konstitutionelle Schwäche auf. Sie haben neben den Rückenschmerzen z. B. noch Knieschmerzen, Ohrgeräusche (Tinnitus), Schwindelzustände und Konzentrationsstörungen. Die konstitutionelle Schwäche wirkt sich auch auf den Knochenapparat aus und führt hier zu den beschriebenen Schmerzen.

Die genannten unterschiedlichen Patiententypen verlangen natürlich ganz differente Behandlungskonzepte.

Eine weitere Möglichkeit, die Krankheit einzuordnen, ergibt sich aus der genauen Befragung nach den Schmerzqualitäten bzw. nach schmerzauslösenden Faktoren. Sind die Schmerzen eher stechend oder bohrend, sind sie dumpf und lästig oder gibt es ein brennendes, hitziges Gefühl? Sind die Schmerzen gleichbleibend an einem Ort oder wechseln sie stark, strahlen sie in unterschiedliche Regionen aus? Im Falle eines brennenden, hitzigen Gefühls wird weitere Wärmeanwendung unterbleiben, während Wärme bei bohrenden Schmerzen, die mit Kontraktions- und Kältegefühl einhergehen, oft gut tut. Wandernde Schmerzen werden als Windmuster betrachtet und durch bestimmte windausleitende Punkte sowie durch Schröpftherapie günstig beeinflusst, während bohrende, in die Tiefe ziehende Schmerzen eher als Nierenmuster anzusehen sind und oft Moxaanwendung benötigen.

Die Behandlung von muskulären Verhärtungen und Irritationspunkten über spezielle Massagetechniken, Chirotherapie und durch die Schröpftherapie bewirken oft eine schnelle Besserung der Beschwerdesymptomatik.

Wirksam ist häufig auch die Anwendung von Arzneirezepturen; diese enthalten z. B. bei Kältemustern oft Zimt als wärmenden Bestandteil.

Was Sie selbst tun können:
- Bettruhe lindert die schlimmsten Schmerzen. Legen Sie dabei die Unterschenkel, wenn Sie sich in Rückenlage befinden, auf eine Kiste. Ober- und Unterschenkel sind rechtwinklig gebeugt, diese Lagerung wird als Stufenbettlagerung bezeichnet.
- Chinesische Diätetik kann unterstützend eingesetzt werden. Bei Kreuzschmerzen können folgende Lebensmittel einen positiven Effekt haben: Esskastanie, Fenchel, Quinoa, Rind, Sesam, Walnuss, Weintraube.
- Halten Sie den Rückenbereich warm (Kräuter- oder Kirschkernkissen und Nierenschützer aus Angorawolle). Eine Unterkühlung verschlimmert die Schmerzen!
- Nehmen Sie ein Bad, dem Sie beim Einlaufen einige Tropfen australisches Teebaumöl zusetzen.
- Reiben Sie den schmerzenden Rückenbereich mit einer durchblutungsfördernden Salbe ein. Sehr wirksam sind hierbei Kampherpräparate. Rheumapflaster tragen ebenfalls zur Wärmebildung bei.

Teebaumöl wirkt nicht nur oberflächlich auf die Haut ein, sondern auch in tieferen Schichten. Daher kann es gerade beim Hexenschuss sehr wirksam sein!

- Tragen Sie Woll- oder Angoraunterwäsche, wenn Sie es vertragen. Diese kratzt durchaus nicht mehr wie in früheren Zeiten, sondern ist angenehm weich und leicht. Es gibt allerdings überempfindliche Personen, die auf diese Unterwäsche mit Hautrötungen reagieren.
- Schlafen Sie auf einer flachen, mittelharten Unterlage. Schieben Sie notfalls ein Brett unter die Matratze.

Kopfschmerzen und Migräne

Es gibt weit über hundert verschiedene Arten von Kopfschmerzen. Deshalb ist eine fachärztliche Abklärung besonders wichtig, um schwerwiegende Krankheiten sofort behandeln zu können!

Kopfschmerz an sich ist keine eigenständige Erkrankung, sondern immer das Symptom einer Krankheit. Kopfschmerzen haben sehr unterschiedliche Ursachen, die zum Teil nur durch gründliche fachärztliche Untersuchungen geklärt werden können.

Besonders verbreitet sind die so genannten vaskulären Kopfschmerzursachen, bei denen unter anderem eine Verengung der Blutgefäße vermutet wird. Sie treten häufig nach seelischen oder körperlichen Stresssituationen auf. Der Hauptvertreter hiervon ist die Migräne, unter der bis zu 40 Prozent aller Kopfschmerzpatienten leiden. Migräne tritt manchmal nur an einer Kopfseite auf, meist wechseln die Schmerzen jedoch von einer Seite zur anderen. Darüber hinaus kommt es oft zu Übelkeit und Erbrechen sowie zu Sehstörungen. Frauen erkranken häufiger als Männer.

Sehr häufig sind auch die Spannungskopfschmerzen, die durch verspannte kopfnahe Muskeln entstehen und vom Hinterkopf bis in die Stirn ausstrahlen. Mischformen sind relativ häufig.

In der Regel werden schmerzstillende und übelkeitsbekämpfende Medikamente und Bettruhe verordnet.

Die Traditionelle Chinesische Medizin liefert für die Behandlung von Migräne und Spannungskopfschmerzen viele verschiedene Denkansätze. Wichtig ist vor einer solchen Behandlung aber immer eine gründliche Diagnostik, um schlimmere Ursachen, wie z. B. Tumore auszuschließen.

Erstaunlich einfach und wirkungsvoll ist die Zuordnung der Schmerzlokalisation gemäß Stirn, Schläfe oder Hinterkopf. Je nach zugeordnetem Gebiet kommen therapeutisch bei der Akupunktur und Akupressur Punkte verschiedener Meridiane infrage. Bei der Schmerzlokalisation im Bereich der Stirn werden Punkte des Dickdarm- und Magenmeridians eingesetzt. Handelt es sich um eine klassische Migräne (Schläfenlokalisation), werden Punkte von Gallenblase und Dreifachem Erwärmer benutzt. Die Diagnose eines Kopfschmerzes im Nacken führt zur Wahl von Punkten des Dünndarm- und Blasenmeridians. Stets werden bei den genannten Meridianen Punkte in der Schmerzzone aber auch im Hand- oder Fußbereich genadelt.

Ähnlich wie bei anderen Krankheitsbildern bereits beschrieben, ist auch bei Kopfschmerzpatienten eine ganzheitliche Betrachtung unumgänglich, die den Persönlichkeitstyp und eventuelle organische Störungen berücksichtigt.

Bei einer Person, die z. B. unter Störungen des Verdauungstrakts mit weichen Stühlen (aber auch Verstopfung), Blähungen oder Appetitstörungen leidet, findet sich oft die Neigung zu übermäßigem Grübeln und zu Sorge, die die Kopfschmerzen auslösen oder verstärken können. Gemäß TCM handelt es sich um eine Störung der Milzfunktion, die durch entsprechende Punkte des Milz- und Magenmeridians reguliert wird. Diese Störung geht oft mit Stirnkopfschmerzen einher.

Anders liegt der Fall bei vielen Migränepatienten. Sie zeigen eher Verspannungszustände der Muskulatur oder Spannungsgefühle im Bauchbereich bzw. Menstruationsschmerzen. Hierbei handelt es sich um Personen, die ihren Zorn häufig in sich hineinfressen und innerlich zerplatzen könnten. Regulierend wirken in diesen Fällen Punkte des Leber- und Gallenblasenmeridians.

Betrachten wir schließlich Patienten, die Funktionsstörungen von Niere und Blase zeigen: Zusätzlich zu Nackenkopfschmerzen können hierbei Lendenschmerzen, Knieschmerzen oder Störungen beim Wasserlassen auftreten. Es handelt sich häufig um sehr ängstliche Patienten, die unter tiefgreifenden, z. B. existenziellen Ängsten leiden. Wir kennen ja auch sprichwörtlich eine Beziehung der Nieren zu Angst: Die Angst geht mir an die Nieren.

Was Sie selbst tun können:
- Reiben Sie die schmerzenden Stellen am Kopf mit Pfefferminzöl oder Melissengeist ein.
- Machen Sie kühle Wadenwickel.
- Legen Sie eine kühlende Kompresse auf Ihre Stirn.

- Wenn es Ihnen möglich ist, legen Sie sich nach diesen Anwendungen hin – am besten in einen abgedunkelten und lärmarmen Raum (notfalls Watte oder Oropax in die Ohren stecken). Leichtere Kopfschmerzen lassen sich häufig „wegschlafen".
- Ein altbewährtes Hausmittel, das rasch Abhilfe schaffen kann, ist schwarzer Kaffee, dem Sie einige Tropfen Zitronensaft beimischen und in kleinen Schlucken trinken. *Die „Kaffeekur" sollte nicht bei empfindlichem Magen angewendet werden!*
- Die chinesische Diätetik empfiehlt: Apfel, grüne Minze, Pfefferminztee, Radieschen, Roggen, Rosmarin, schwarzer Tee, Sellerie, Zwiebeln.
- Bei „Katerkopfschmerzen" hilft es, wenn Sie in kurzer Zeit zwei Liter Salbeitee trinken.
- Johanniskrauttee wirkt sogar vorbeugend! Aber davon sollten Sie nur morgens nüchtern und abends vor dem Schlafengehen eine Tasse trinken. *Alle Teekräuter erhalten Sie in Ihrer Apotheke.*
- Bei häufigem Auftreten ist die regelmäßige Einnahme von Magnesiumpräparaten oft hilfreich.

Menstruationsbeschwerden

80 Prozent aller Frauen leiden unter Beschwerden während der Menstruation. Häufig treten diese Probleme schon einige Tage vor dem Einsetzen der Blutung auf (Prämenstruelles Syndrom). In den Tagen vor den Tagen sind sie gereizt oder depressiv, klagen über Gewichtszunahme durch Wassereinlagerungen, Spannen in den Brüsten, unreine Haut oder Verstopfung. Während der Menstruation machen ihnen Unterleibskrämpfe, Kopf- und Rückenschmerzen oder starke Blutungen zu schaffen.

Psychologen wissen heute, dass Zyklusbeschwerden häufig psychischer Natur sind, in etwa 75 Prozent aller Fälle gibt es keine organischen Ursachen. Die meisten medikamentösen Behandlungen sind eher unbefriedigend. So empfehlen viele Gynäkologen die Pille als Mittel gegen Menstruationsbeschwerden, oder sie verordnen so genannte Prostaglandinsynthesehemmer. Hierdurch werden die Symptome gemildert; viele Frauen aber wünschen gerade bei Menstruationsbeschwerden ergänzende Therapieverfahren.

Körperliche Ursachen für Menstruationsprobleme liegen nur in etwa 20 Prozent aller Fälle vor. In Frage kommen Myome, Fehlstellungen der Gebärmutter, Entzündungen der inneren Geschlechtsorgane, Endometriose oder die Spirale.

Zur Abklärung möglicher Ursachen körperlichen Ursprungs sollten Sie unbedingt zunächst einen Gynäkologen aufsuchen!

Die Traditionelle Chinesische Medizin sieht in der Menstruation eine sehr komplexe Zusammenarbeit von Qi und Blut (Xue). Während das Blut in der prämenstruellen Phase gesammelt wird, wird es während der Blutung durch kräftige Qi-Impulse ausgetrieben. Schmerzen entstehen in den meisten Fällen durch Qi-Blockaden, Blutstauung und Kälte. Bei letzterer Ursache ist eine Moxibustion am sinnvollsten, ansonsten empfiehlt sich bei Menstruationsbeschwerden die Akupunktur. Aber auch die chinesische Diätetik wird unterstützend eingesetzt.

Was Sie selbst tun können:

- Bestimmte Yogaübungen wirken entspannend und schmerzlindernd. Am besten fragen Sie nach einem speziellen Kurs für Frauen in einem Frauenzentrum (sehr empfehlenswert: das Hatha-Yoga). Aber auch viele Volkshochschulen bieten entsprechende Kurse an.
- Ähnliches gilt für verschiedene Qi-Gong-Übungen.
- Die chinesische Diätetik empfiehlt u.a. folgende Lebensmittel zum bevorzugten Verzehr: Basilikum, Essig, Huhn, Kohlrabi, Lauch, Pfefferminze, Pflaume, Rettich, Staudensellerie, Sesam.
- Legen Sie sich ein Kissen unter die Lendenwirbel – dadurch wird das Becken entspannt.
- Machen Sie ansteigende Fußbäder. Die Füße zuerst in eine Schüssel mit lauwarmem Wasser tauchen, dann mehr und mehr warmes Wasser dazugeben.
- Gönnen Sie sich Ruhe und legen Sie sich mit einem Kirschkern- oder Getreidekissen auf dem Bauch ins Bett.

Rückenschmerzen

(s. auch Bandscheibenvorfall und Lumbago/Lumboischialgie)

In Deutschland leidet die Hälfte aller Erwachsenen ständig oder zeitweise unter Rückenschmerzen. Lange Zeit galten Rückenschmerzen ausschließlich als Ergebnis schwerer körperlicher Belastung – beispielsweise Arbeit auf dem Feld, der Fabrik oder auch in der Waschküche. Aber selbst nachdem Maschinen alle diese Arbeiten verrichten, steigt die Zahl der Rückenkranken in den westlichen Industrieländern ständig weiter. Die Ursache dieses Problems: Wir sitzen zu viel – und meistens falsch. Die Arbeit am Computer oder am Schreibtisch ist offensichtlich noch schädlicher als schwere körperliche Arbeit. Danach sitzen wir im Auto, in der Straßen- oder U-Bahn, um dann den Rest des Tages vor dem Fernseher zu verbringen.

Inzwischen setzt sich außerdem in der Medizin zunehmend die Erkenntnis durch, dass oft auch eine „seelische Schieflage" eine Mitschuld an den Schmerzen hat. Wer gebückt und verspannt, mit hängenden Schultern, steifem Kreuz oder eingefallenem Brustkorb durchs Leben geht, wird irgendwann unter einem schmerzenden Rücken leiden.

Weitere Ursachen sind vor allem Fehlbelastungen des Rückens durch schlechte Haltung und monotone Arbeitsabläufe, zu wenig oder zu einseitige Bewegung. Auch eine Mangelernährung der Muskulatur wegen durchblutungsstörenden Nikotin- und Alkoholkonsums steht im Verdacht, Rückenschmerzen zu verstärken.

Angeborene Ursachen wie beispielsweise deformierte Wirbel sind vergleichsweise selten. Das gilt auch für die äußerst schmerzhaften Entzündungen der Zwischenwirbelgelenke durch die rheumatoide Arthritis. Die gefürchtete Osteoporose betrifft meist Frauen nach den Wechseljahren – dann allerdings 25 Prozent! Häufig liegen auch erbliche Veranlagungen vor, beispielsweise eine Schwäche der Bänder oder des Bindegewebes, das die Wirbelsäule stützt.

In akuten Fällen werden oft schmerzlindernde Spritzen oder Tabletten genutzt. Auch Salben und Pflaster kommen zum Einsatz, außerdem die verschiedenen Verfahren der Physiotherapie.

Die Traditionelle Chinesische Medizin arbeitet bei Rückenbeschwerden vor allen Dingen mit der Akupunktur, die auf diesem Gebiet sehr hilfreich ist. Dadurch wird z. B. die Weiterleitung von Schmerzreizen durch die Nerven blockiert und im Gehirn werden schmerzlindernde Endomorphine freigesetzt.

Auch die Akupressur ist für eine rasche Hilfe bei Rückenbeschwerden sehr gut geeignet, vor allem weil Sie sie selbst anwenden können! Besonders drei Akupunkturpunkte sind bei dieser Druckmassage wichtig: der Shen-Shu-Punkt und der Wei-Zhong-Punkt, die beide auf dem Blasenmeridian liegen sowie der Huan-Tiao-Punkt auf dem Gallenmeridian.

Massieren Sie nur mit warmen Händen! Dazu einfach die Handflächen kurze Zeit aneinander reiben.

Tennis- oder Golferellenbogen

(Epicondylitis humeri radialis und ulnaris)

Bei diesen beiden häufigen Gesundheitsstörungen handelt es sich um schmerzhafte und entzündliche Reaktionen von Muskelursprungssehnen am Ellenbogen. Der Befall des äußeren Knochenvorsprungs (Tennisellenbogen) ist dabei siebenmal häufiger als der des inneren (Golferellenbogen). Die Namensgebung ist verwirrend: Natürlich gibt es viel häufiger eine andere Ursache für die Beschwerden als die genannten Sportarten. Neben dem lokalen Druckschmerz erstrecken sich die Beschwerden zumeist auch in die Muskulatur des Unterarmes, so dass Greif- und Drehbewegungen in der Hand oft unmöglich werden.

Übersehen wird oft, dass sich gleichzeitig muskuläre Störungen (Verquellungen, Trigger- und Irritationspunkte) im Nackenbereich finden, die für die Hartnäckigkeit auch der Ellenbogenbeschwerden verantwortlich sein können.

Oft werden zahlreiche Therapieverfahren vergeblich versucht (z. B. Medikamente, Einspritzungen, Bandagen, Krankengymnastik bis hin zur Operation). Cortisoneinspritzungen sind kritisch zu sehen, weil deren wiederholte Anwendung zu einer weiteren Schädigung der Muskelsehnen führt.

In der Traditionellen Chinesischen Medizin findet insbesondere die Akupressur, mehr aber noch die Akupunktur Anwendung. Beim Tennisellenbogen werden Punkte des Drei-Erwärmer und des Dickdarmmeridians genutzt, beim Golferellenbogen solche des Herz- und des Dünndarmmeridians. Entscheidend ist die Untersuchung und Mitbehandlung der Nackenregion. Auch die lokale Schröpftherapie ist oft sehr hilfreich.

Eine weitere wirksame Behandlungsmethode ist die Akupunktmassage nach Penzel, die sich ebenfalls an den Prinzipien der Traditionellen Chinesischen Medizin ausrichtet. Sie sorgt für einen gleichmäßigen Energiefluss, um die körpereigenen Regulations- und Abwehrkräfte zu aktivieren und zu unterstützen. Dabei wird besonderes Augenmerk auf die „Störstellen" im Energiekreislauf gelegt.

Tinnitus

Tinnitus ist eine weit verbreitete Gesundheitsstörung in der westlichen Welt. Man nimmt an, dass in Deutschland ca. 10% der erwachsenen Bevölkerung vorübergehend oder dauernd an störenden Ohrgeräuschen laborieren. In einigen Fällen lassen sich eindeutige Ursachen abgrenzen, wie z. B. eine hohe Lärmbelastung am Arbeitsplatz oder in der Freizeit. Letztere führt oft schon im jungen Lebensalter zu Beeinträchtigungen des Hörvermögens.

In vielen Fällen finden sich als auslösende Faktoren Stresssituationen, Schlafmangel und Angespanntheit. Umstritten ist der ablaufende Prozess im Körper; angenommen wird aber eine Veränderung in der Durchblutung des Innenohrs.

Ohrgeräusche neigen einerseits dazu, chronisch zu werden, andererseits in z. T. kürzer werdenden Abständen wiederzukehren – leider auch relativ häufig – und sich mit der Zeit zu verschlimmern. Oftmals werden sie insbesondere in ruhigen und entspannten Situationen als störend empfunden, wohingegen sie im „Alltagsstress" eher untergehen.

Tinnitusgeplagte haben häufig eine wahre Odyssee von Therapien hinter sich; die Vielzahl der verschiedenen Behandlungsansätze ist Ausdruck dafür, dass es kein allgemeingültiges Therapiekonzept gibt. So werden in der Regel Versuche mittels Infusionstherapie (ambulant oder stationär) unternommen und/oder Tabletten verschrieben. Weitere Ansätze sind die hyperbare Sauerstofftherapie, Tinnitusdesensibilisierungs- und -maskierungsverfahren.

Die Traditionelle Chinesische Medizin fasst zumeist Tinnitus und Schwerhörigkeit zusammen und unterscheidet in Fülle- und Mangelsyndrome. Prinzipiell setzt die Fülle-Symptomatik eher akut und kräftig ein, während die Mangelsymptomatik einschleichend und schwächer ausgeprägt ist.

Dabei scheinen durch Stresssituationen ausgelöste Ohrgeräusche eher im Rahmen eines Füllesyndroms aufzutreten, z. B. als Leber-Qi-Stauung. Charakteristisch ist hierbei, dass die Ohrgeräusche in Ruhe besser werden. Eine chronifizierte Leber-Qi-Stauung kann zu einem „Aufsteigenden Leber-Feuer" führen. Dieses bezeichnet ein Fülle-Syndrom, dass neben Tinnitus auch Kopfschmerzen und Schwindel beinhalten kann und oft deutliche Hitzezeichen zeigt.

Tinnitus im Rahmen eines Mangelsyndroms findet sich z. B. bei chronischen Prozessen und im Alter. Hier lässt sich beispielsweise ein Milz-Qi-Mangel oder Nieren-Jing-Mangel diagnostizieren. Der Milz-Qi-Mangel beinhaltet oftmals auch Verdauungsstörungen, z. B. als Durchfall oder Blähungen. Die Betroffenen sind oft appetit- und kraftlos.

Beim Nieren-Jing-Mangel finden sich häufig Störungen der Merkfähigkeit und Schwerhörigkeit.

Therapeutisch wird neben der Akupunktur die Diätetik und die Kräutertherapie eingesetzt. Bei der Akupunktur werden in der Regel ohrnahe Punkte mit ohrfernen Punkten kombiniert, abhängig davon, welches Disharmoniemuster vorliegt.

Neben diesen Verfahren – bei denen die Patienten eher passiv sind – sollten Methoden zur Anwendung kommen, bei denen die Betroffenen selbst aktiv werden, etwas für sich tun. Hier bieten sich an erster Stelle Qi Gong oder Tai Chi an.

Übergewicht

Übergewicht stellt in unserem Kulturkreis ein erhebliches Problem dar. Es ist als Risikofaktor für eine Vielzahl weiterer Erkrankungen wie Verkalkung der Arterien, Herzinfarkt, Schlaganfall, erhöhter Blutdruck, Zucker und Gicht anzusehen.

Von Übergewicht sprechen wir, wenn das Normalgewicht überschritten wird. Das Normalgewicht wird nach dem Body Mass Index (BMI) festgelegt, der nach folgender Formel berechnet wird:

$$BMI = \frac{\text{Körpergewicht (in kg)}}{\text{Körpergröße} \times \text{Körpergröße (in m}^2)}$$

Die Maßeinheit ist kg pro Quadratmeter.

Klassifikation des Body Mass Index (BMI), WHO Einteilung:
- 18,5–24,9: Normalgewicht
- 25–29,9: Übergewicht
- 30–34,9: Adipositas 1. Grades
- 35–39,9: Adipositas 2. Grades
- über 40: Adipositas 3. Grades

Die Ursachen des Übergewichtes sind vielfältig: Neben genetischen Faktoren sind falsche Ernährung bzw. das falsche Essverhalten (qualitativ und quantitativ) für die Entstehung des Übergewichts verantwortlich.

Die üblichen therapeutischen Ansätze – dieses sind im Wesentlichen ernährungsmedizinische Empfehlungen – beziehen sich auf die Inhaltsstoffe der Lebensmittel. Es wird eine kalorienreduzierte, ballaststoffreiche und fettarme Kost empfohlen, mit einem hohen Anteil an Vollkornprodukten und reichlich Obst und Gemüse. Daneben werden auch therapeutische Maßnahmen (Psychotherapie, Verhaltenstherapie u. a.) und unterschiedlichste Fastentherapien eingesetzt.

Die Traditionelle Chinesische Medizin hat hier aufgrund des unterschiedlichen Verständnisses von Übergewicht eine andere Vorgehensweise. Nach diesen Überlegungen hat das Übergewicht mit einer Schwäche der Milz zu tun: Weil die Milz schwach ist, kann sie Ihre Aufgabe bei der Verdauung nur ungenügend wahrnehmen und es kommt im Körper aufgrund der resultierenden Milz-Qi-Schwäche zu Feuchtigkeits- und Schleimansammlungen, die wiederum für das Übergewicht mitverantwortlich sind. Deshalb werden nach TCM jetzt alle Nahrungsmittel empfohlen, die zu einer Stärkung der Milz beitragen und so die Feuchtigkeits- und Schleimansammlungen vermindern und im besten Fall beseitigen.

Empfohlen werden hier Nahrungsmittel, deren Temperaturverhalten warm bzw. neutral ist; die Geschmacksrichtung „süß" unterstützt ebenfalls die Milz, hierbei sind jedoch nicht Zucker oder zuckerähnliche Substanzen gemeint (siehe hierzu das Kapitel über chinesische Diätetik).

Folgende Nahrungsmittel sind nach chinesischer Diätetik besonders geeignet, die Milz zu stärken und somit dem Übergewicht entgegenzuwirken:
- Getreide: Weizen, Gerste, Hafer, Reis, Hirse, Mais, Amaranth
- Hülsenfrüchte: Sojabohnen, Erbsen, Bohnen
- Gemüse: Fenchel, Möhren, Kürbis, Kartoffeln, Kohl

- Obst: Datteln, Feigen, Kirschen, Pfirsiche, Aprikosen, Kokosnuss
- Fleisch: Huhn, Lamm, Hirsch, Rind
- Fisch: Forelle, Lachs, Hering, Barsch
- Getränke: Fencheltee, Gewürztee mit Zimt, roter Traubensaft
- Gewürze: Fenchel, Knoblauch, Muskat, Zimt, Vanille, Nelken, Muskat, Sternanis

Zu meiden sind dagegen Nahrungsmittel, die die Milz belasten. Dies wären kühle und kalte Nahrungsmittel und Industriezucker, zum Beispiel:

- Früchte: Ananas, Apfelsinen, Bananen, Kiwis, Wassermelone
- Gemüse: Gurke, Tomaten, Salate
- Kalte Getränke, vor allem Getränke direkt aus dem Kühlschrank, ebenso Weizenbier, schwarzer Tee, grüner Tee und energetisch kalte Obstsäfte
- Milchprodukte: Käse, Quark, Milch.

Neben der regelmäßigen Nahrungsaufnahme sollte auch mindestens eine warme Mahlzeit pro Tag eingenommen werden.

Eine erfolgreiche Therapie des Übergewichts erfordert eine angemessene Diagnostik, um andere Erkrankungen auszuschließen, und eine fachlich qualifizierte Durchführung unter Berücksichtigung der individuellen Gegebenheiten. Hier ergänzen sich westliche Ernährungsmedizin und chinesische Diätetik.

Eine unterstützende Wirkung bei der Therapie des Übergewichtes hat die Akupunktur, insbesondere die Ohrakupunktur hat sich hier als sehr wirksam erwiesen: Das Hungergefühl und die „Suchtsymptome" lassen sich so häufig deutlich lindern. Die chinesische Kräutertherapie kann die Therapie ebenfalls unterstützen.

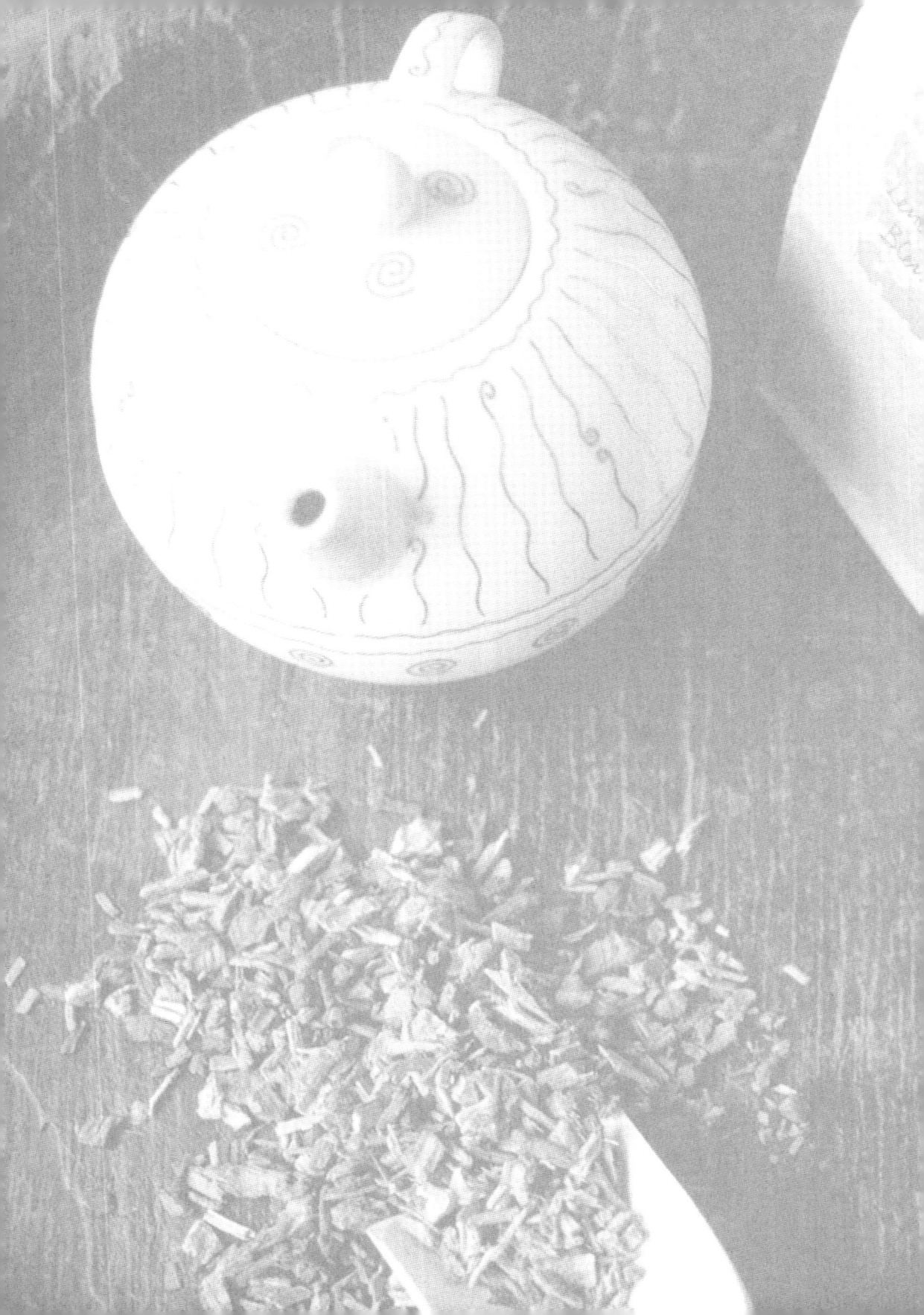

Anhang

Diätetik nach der chinesischen Ernährungslehre

Lebensmittel können laut TCM unterschiedliche Wirkungen entfalten – je nach den ihnen innewohnenden Qualitäten und den vorliegenden Disharmoniemustern. Sie können beispielsweise auf den Energiezustand eines Menschen einwirken und entweder wärmend oder kühlend wirken.

In den folgenden fünf Tabellen sind Lebensmittel mit ihren unterschiedlichen Qualitäten und ihre Zuordnung zu den fünf Wandlungsphasen/Elementen sowie den Meridianen aufgelistet.

▶ Holz – Leber/Gallenblase

Lebensmittel	Kalt	Kühl	Neutral	Warm	Heiß
Getreide			Grünkern Roggen Dinkel		
Hülsenfrüchte		Mungbohne			
Gemüse/Salat	Tomate Löwenzahn Chicorrée	Mangold Stauden- sellerie Gurke Sauerkraut Sellerie Aubergine Spinat	Süßkartoffel Möhren Bohnen (grün)	Lauch Fenchel Zwiebel	
Obst	Kiwi Rhabarber	Zitrone Orange Mandarine Grapefruit Sauerkirsche Apfel Erd-, Stachel-, Brom-, Johannis- beere, Honig- melone	Ananas Zwetschge Pflaume Weintraube Pfirsich Papaya	Kirschen Aprikose Himbeere	
Milchprodukte	Jogurt Kefir	Saure Sahne Quark			
Öle/Fette		Sesamöl Olivenöl			
Fleisch		Ente Schwein Kaninchen			
Fisch	Krabben		Austern Barsch	Kabeljau Aal Hummer Muscheln Shrimps	Knoblauch Zimt
Gewürze/Kräuter	Sojasauce	Borretsch Kerbel	Sauerampfer Estragon Melisse Safran	Essig, Curcuma Dill Petersilie Fenchel Ingwer, frisch Schnittlauch Sternanis	
Nüsse/Samen			Sesam Sonnen- blumenkerne	Haselnuss Mohn Pinienkerne Pistazien	
Getränke		Pefferminz-, grüner und schwarzer Tee Weizenbier	Kamillentee	Ingwertee Traubensaft Kirschsaft	Glühwein

▶ Feuer – Herz/Dünndarm

Lebensmittel	Kalt	Kühl	Neutral	Warm	Heiß
Getreide	Weizenkeime	Weizen Amaranth	Buchweizen		
Hülsenfrüchte		Mungbohne	Linsen		
Gemüse/Salat	Spargel Chicorrée Salat, grüner	Artischocke Spinat Endivie Rukola Gurke Eisbergsalat	Feldsalat Radicchio Kohlrabi Olive Rote Beete	Rosenkohl Pastinake Meerrettich Zwiebeln	
Obst	Wassermelone	Grapefruit Quitte Holunder Apfel	Preiselbeere Pfirsich	Kirsche Aprikose	
Milchprodukte			Kuhmilch	Ziegenmilch	
Öle/Fette		Leinsamenöl			
Fleisch	Schnecken			Schaf Ziege	Grillfleisch Lamm
Fisch					
Gewürze/Kräuter	Löwenzahn Salz Sojasauce		Safran Majoran	Basilikum Beifuß Rosmarin Salbei Muskat Anis Sternanis Wacholderbeeren	Piment Cayennepfeffer Chili
Nüsse/Samen			Kürbiskerne Mandeln	Mohn Kakao Leinsamen Kokosnuss	
Getränke		Weizenbier Tee, grüner und schwarzer		Kaffee Anistee	Glühwein Rotwein

▶ Erde – Milz/Magen

Lebensmittel	Kalt	Kühl	Neutral	Warm	Heiß
Getreide		Gerste Weizen	Reis Hirse Mais Dinkel Roggen Buchweizen	Hafer	
Hülsenfrüchte		Kichererbsen Mungbohne	Erbsen Bohnen (dicke) Stangenbohnen Sojabohnen		
Gemüse/Salat	Tomaten Pfifferlinge	Aubergine Blattsalat Chinakohl Mangold Brokkoli Eisbergsalat Rettich Champignon Radieschen Gurke Sellerie Zucchini Spinat	Kartoffel Süßkartoffel Möhren Kohlrabi Blumenkohl Rüben Rotkohl Weißkohl Rote Beete Olive	Fenchel Paprika Rosenkohl Kürbis Zwiebeln	
Obst	Banane Wassermelone Kiwi	Apfel Birne Erdbeere Stachelbeere Honigmelone Mandarine Orange Mango	Weintraube Pfirsich Dattel Feige Pflaume Mirabelle Papaya Ananas	Aprikose Kirschen Rosinen Sultaninen Korinthen	
Milchprodukte		Tofu Sojamilch	Kuhmilch Butter Sahne	Schafmilch	
Öle/Fette		Sesamöl Olivenöl Maisöl Sonnenblumenöl		Kürbiskernöl	
Fleisch		Schwein Hase Ente	Kalb Gans	Rind Huhn Pute	Lamm
Fisch	Krabben		Sardine Barsch Hering Karpfen Makrele Thunfisch	Kabeljau Aal Lachs Muscheln Shrimps	

▶ **Erde – Milz/Magen (Fortsetzung)**

Lebensmittel	Kalt	Kühl	Neutral	Warm	Heiß
Gewürze/Kräuter	Salz	Brunnenkresse Kerbel	Honig Zucker Lakritz Marzipan	Vanille Essig Dill Petersilie Kardamom Anis Curcuma Fenchel Kümmel Ingwer, frisch Koriander Muskat Nelke Rosmarin Thymian Sternanis Basilikum	Zimt Ingwer, getr. Knoblauch Pfeffer Chili Piment
Nüsse/Samen			Erdnüsse Kürbiskerne Mandeln Sesam	Esskastanie Kokosnuss	
Getränke		Obst- und Gemüsesäfte Weizenbier Tee, grüner und schwarzer	Kamillentee	Fencheltee Ingwertee Anistee Kümmeltee Traubensaft Kirschsaft	Glühwein

▶ Metall – Lunge/Dickdarm

Lebensmittel	Kalt	Kühl	Neutral	Warm	Heiß
Getreide		Weizenkleie	Reis Mais Buchweizen	Hafer	
Hülsenfrüchte			Sojabohnen		
Gemüse/Salat	Spargel	Aubergine Gurke Radieschen Mangold Rettich Chinakohl Spinat Sellerie	Rüben Möhren Süßkartoffel Kohlrabi Olive	Lauch Kürbis Frühlings- zwiebeln Zwiebeln	
Obst	Bananen	Apfel Birne Erdbeere Mandarine	Pfirsich Feige Weintraube	Aprikose	
Milchprodukte		Tofu	Käse Kuhmilch	Schafmilch Handkäse Schimmelkäse	
Öle/Fette			Erdnussöl	Walnussöl Kürbiskernöl Rapsöl	
Fleisch	Schnecken	Schwein Hase Kaninchen Ente	Gans Hühnereier	Huhn Fasan Reh Hirsch Wildschwein Rind	
Fisch			Hering	Kabeljau Shrimps Muscheln	
Gewürze/Kräuter	Salz	Brunnen-, Gartenkresse Pfefferminze	Majoran Honig Zucker	Muskat Anis Schnittlauch Bärlauch Bohnenkraut Nelke Meerrettich Liebstöckel Lorbeer Ingwer, frisch Kardamom Rosmarin Koriander Kreuzkümmel Senf	Ingwer, getr. Chili Curry Knoblauch Peperoni Pfeffer Zimt Piment

▶ **Metall – Lunge/Dickdarm (Fortsetzung)**

Lebensmittel	Kalt	Kühl	Neutral	Warm	Heiß
Nüsse/Samen			Erdnuss Mandeln Sesam Kürbiskerne Sonnen- blumenkerne	Walnuss Pinienkerne Kokosnuss	
Getränke		Pfefferminz-, grüner und schwarzer Tee	Kamillentee	Ingwertee Anistee Traubensaft	Glühwein

▶ Wasser – Niere/Blase

Lebensmittel	Kalt	Kühl	Neutral	Warm	Heiß
Getreide		Weizen Gerste	Hirse Mais Wildreis	Hafer Quinoa	
Hülsenfrüchte		Kichererbsen	Erbsen Linsen Sojabohnen Stangenbohnen		
Gemüse/Salat	Algen Spargel	Wirsing Sellerie Gurke Chinakohl	Kartoffel Süßkartoffel Möhren Bohnen, grün	Fenchel	
Obst	Kiwi Wassermelone	Erdbeere Orange	Weintraube Pflaume Ananas	Himbeere Rosine Korinthen Kirschen	
Milchprodukte		Frischkäse	Sahne		
Öle/Fette		Sesamöl		Walnussöl	Lamm
Fleisch	Schnecken	Schwein Ente		Huhn Ziege Hirsch	Salami Schinken, roh
Fisch		Schellfisch Scholle Heilbutt Tintenfisch	Karpfen Hering Makrele Thunfisch	Scholle Kabeljau Aal Muscheln Shrimps Forelle Hummer Lachs Garnelen	
Gewürze/Kräuter	Sojasauce Salz Worcestershire	Brunnenkresse Miso	Petersilie Dill Nelke Sternanis Kümmel Rosmarin Schnittlauch	Zimt	
Nüsse/Samen			Sonnenblumen- kerne Sesam	Kürbiskerne Esskastanie Pistazien Walnuss	
Getränke	Mineralwasser	Weizenbier Tee, grüner und schwarzer		Kümmeltee Fencheltee Traubensaft	Glühwein

Mit der folgenden Diätetikscheibe können Sie ganz einfach die Nahrungsmittel ermitteln, die bei einem bestimmten Krankheitsbild therapeutisch eingesetzt werden können.

Sie erhalten die Scheibe über den Deutschen Akupunktur Vertrieb, www.akupunktur-vertrieb.de, Tel.: 0481/8 84 72

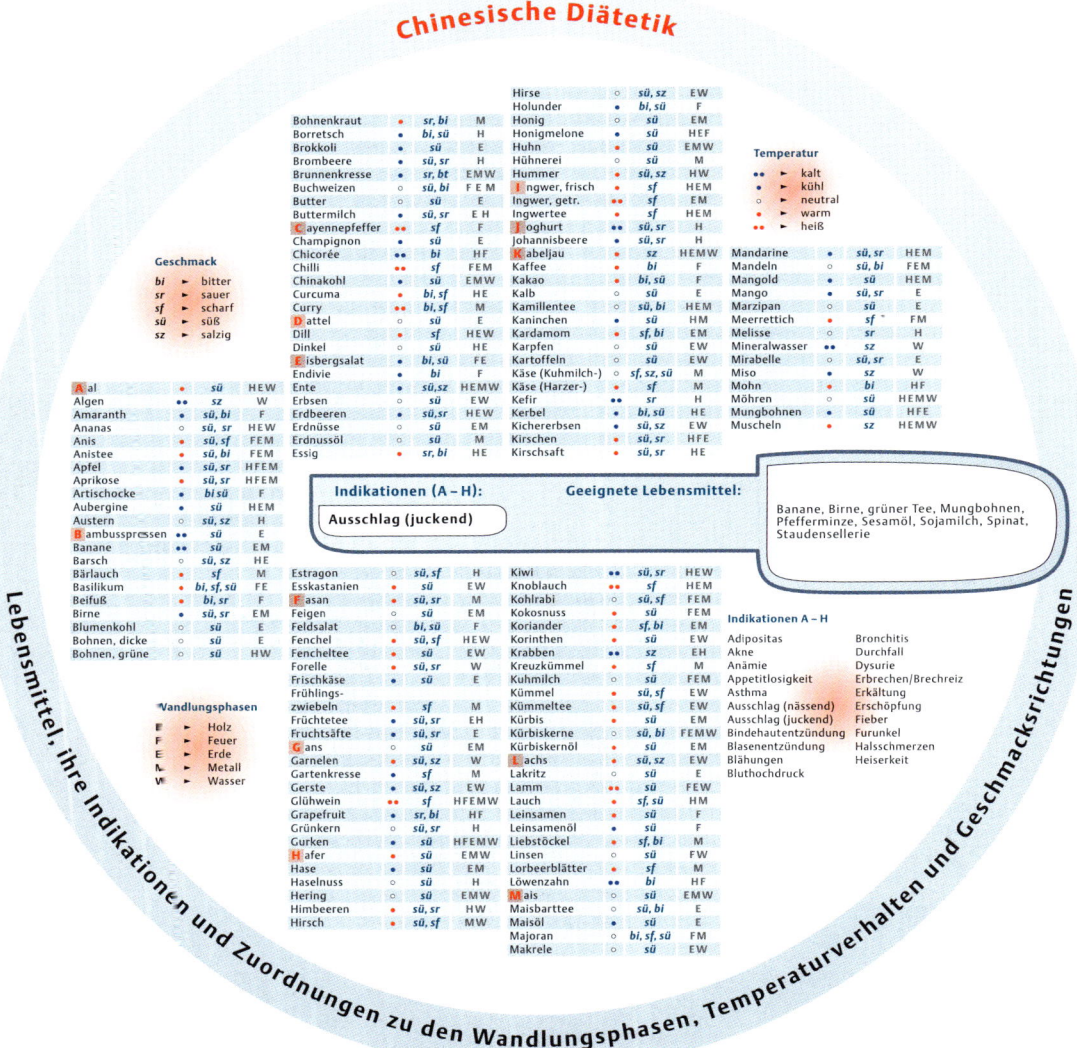

Chinesische Diätetik

Lebensmittel, ihre Indikationen und Zuordnungen zu den Wandlungsphasen, Temperaturverhalten und Geschmacksrichtungen

Temperatur

- •• ► kalt
- • ► kühl
- ○ ► neutral
- • ► warm
- •• ► heiß

Geschmack

- bi ► bitter
- sr ► sauer
- sf ► scharf
- sü ► süß
- sz ► salzig

Wandlungsphasen

- H ► Holz
- F ► Feuer
- E ► Erde
- M ► Metall
- W ► Wasser

Hirse	○	sü, sz	EW
Holunder	•	bi, sü	F
Honig	○	sü	EM
Honigmelone	•	sü	HEF
Huhn	○	sü	EMW
Hühnerei	○	sü	M
Hummer	•	sü, sz	HW
Ingwer, frisch	•	sf	HEM
Ingwer, getr.	••	sf	EM
Ingwertee	•	sf	HEM
Joghurt	••	sü, sr	H
Johannisbeere	•	sü, sr	H
Kabeljau	○	sz	HEMW
Kaffee	•	bi	F
Kakao	•	bi, sü	F
Kalb	○	sü	M
Kamillentee	○	sü, bi	HEM
Kaninchen	•	sü	HM
Kardamom	•	sf, bi	EM
Karpfen	○	sü	EW
Kartoffeln	○	sü	EW
Käse (Kuhmilch-)	○	sf, sz, sü	M
Käse (Harzer-)	•	sf	M
Kefir	○	sf	H
Kerbel	•	bi, sü	HE
Kichererbsen	•	sü, sz	EW
Kirschen	•	sü, sr	HFE
Kirschsaft	•	sü, sr	H

Bohnenkraut	•	sr, bi	M
Borretsch	•	bi, sü	H
Brokkoli	•	sü	E
Brombeere	•	sü, sr	H
Brunnenkresse	•	sr, bt	EMW
Buchweizen	○	sü, bi	F E M
Butter	○	sü	E
Buttermilch	•	sü, sr	E H
Cayennepfeffer	••	sf	F
Champignon	•	sü	E
Chicorée	••	bi	HF
Chilli	•	sf	FEM
Chinakohl	•	sü	EMW
Curcuma	•	bi, sf	HE
Curry	••	bi, sf	M
Dattel	○	sü	EW
Dill	•	sf	HEW
Dinkel	•	sü	EW
Eisbergsalat	•	bi, sü	FE
Endivie	•	bi	F
Ente	•	sü, sz	HEMW
Erbsen	○	sü	EW
Erdbeeren	•	sü, sr	HEW
Erdnüsse	○	sü	EM
Erdnussöl	○	sü	M
Essig	•	sr, bi	HE

Aal	•	sü	HEW
Algen	••	sz	W
Amaranth	•	sü, bi	F
Ananas	○	sü, sr	HEW
Anis	•	sü, sf	FEM
Anistee	•	sü, bi	FEM
Apfel	•	sü, sr	HFEM
Aprikose	•	sü, sr	HFEM
Artischocke	•	bi sü	F
Aubergine	•	sü	HEM
Austern	○	sü, sz	H
Bambussprossen	••	sü	E
Banane	••	sü	EM
Barsch	○	sü, sz	HE
Bärlauch	•	sf	M
Basilikum	•	bi, sf, sü	FE
Beifuß	•	bi, sr	F
Birne	•	sü, sr	EM
Blumenkohl	○	sü	E
Bohnen, dicke	○	sü	E
Bohnen, grüne	○	sü	HW

Indikationen (A – H):

Geeignete Lebensmittel:

Ausschlag (juckend)

Banane, Birne, grüner Tee, Mungbohnen, Pfefferminze, Sesamöl, Sojamilch, Spinat, Staudensellerie

Estragon	○	sü, sf	H
Esskastanien	•	sü	EW
Fasan	•	sü, sr	M
Feigen	○	sü	EM
Feldsalat	•	bi, sü	F
Fenchel	•	sü, sf	HEW
Fencheltee	•	sü	EW
Forelle	•	sü, sr	W
Frischkäse	•	sü	E
Frühlings- zwiebeln	•	sf	M
Früchtetee	•	sü, sr	EH
Fruchtsäfte	•	sü, sr	E
Gans	○	sü	EM
Garnelen	•	sü, sz	W
Gartenkresse	•	sf	M
Gerste	•	sü, sz	EW
Glühwein	••	sf	HFEMW
Grapefruit	•	sr, bi	HF
Grünkern	○	sü, sr	H
Gurken	•	sü	HFEMW
Hafer	•	sü	EMW
Hase	•	sü	EM
Haselnuss	○	sü	H
Hering	○	sü	EMW
Himbeeren	•	sü, sr	HW
Hirsch	•	sü, sf	MW

Kiwi	••	sü, sr	HEW
Knoblauch	••	sf	HEM
Kohlrabi	○	sü, sf	FEM
Kokosnuss	•	sü	FEM
Koriander	•	sf, bi	EM
Korinthen	•	sü	EW
Krabben	•	sz	EH
Kreuzkümmel	○	sü	FEM
Kuhmilch	○	sü	FEM
Kümmel	•	sü, sf	EW
Kümmeltee	•	sü, sf	EW
Kürbis	•	sü	EM
Kürbiskerne	○	sü, bi	FEMW
Kürbiskernöl	•	sü	EM
Lachs	•	sü, sz	EW
Lakritz	○	sü	E
Lamm	••	sü	FEW
Lauch	•	sf, sü	HM
Leinsamen	•	sü	F
Leinsamenöl	•	sü	F
Liebstöckel	•	sf, bi	M
Linsen	○	sü	FW
Lorbeerblätter	•	sf	M
Löwenzahn	••	bi	HF
Mais	○	sü	EMW
Maisbartee	○	sü, bi	E
Maisöl	•	sü	E
Majoran	○	bi, sf, sü	FM
Makrele	○	sü	EW

Mandarine	•	sü, sr	HEM
Mandeln	○	sü, bi	FEM
Mangold	•	sü	HEM
Mango	•	sü, sr	E
Marzipan	○	sü	E
Meerrettich	•	sf	FM
Melisse	○	sr	H
Mineralwasser	••	sz	W
Mirabelle	•	sü, sr	E
Miso	•	sz	W
Mohn	•	bi	HF
Möhren	○	sü	HEMW
Mungbohnen	•	sü	HFE
Muscheln	•	sz	HEMW

Indikationen A – H

Adipositas	Bronchitis
Akne	Durchfall
Anämie	Dysurie
Appetitlosigkeit	Erbrechen/Brechreiz
Asthma	Erkältung
Ausschlag (nässend)	Erschöpfung
Ausschlag (juckend)	Fieber
Bindehautentzündung	Furunkel
Blasenentzündung	Halsschmerzen
Blähungen	Heiserkeit
Bluthochdruck	

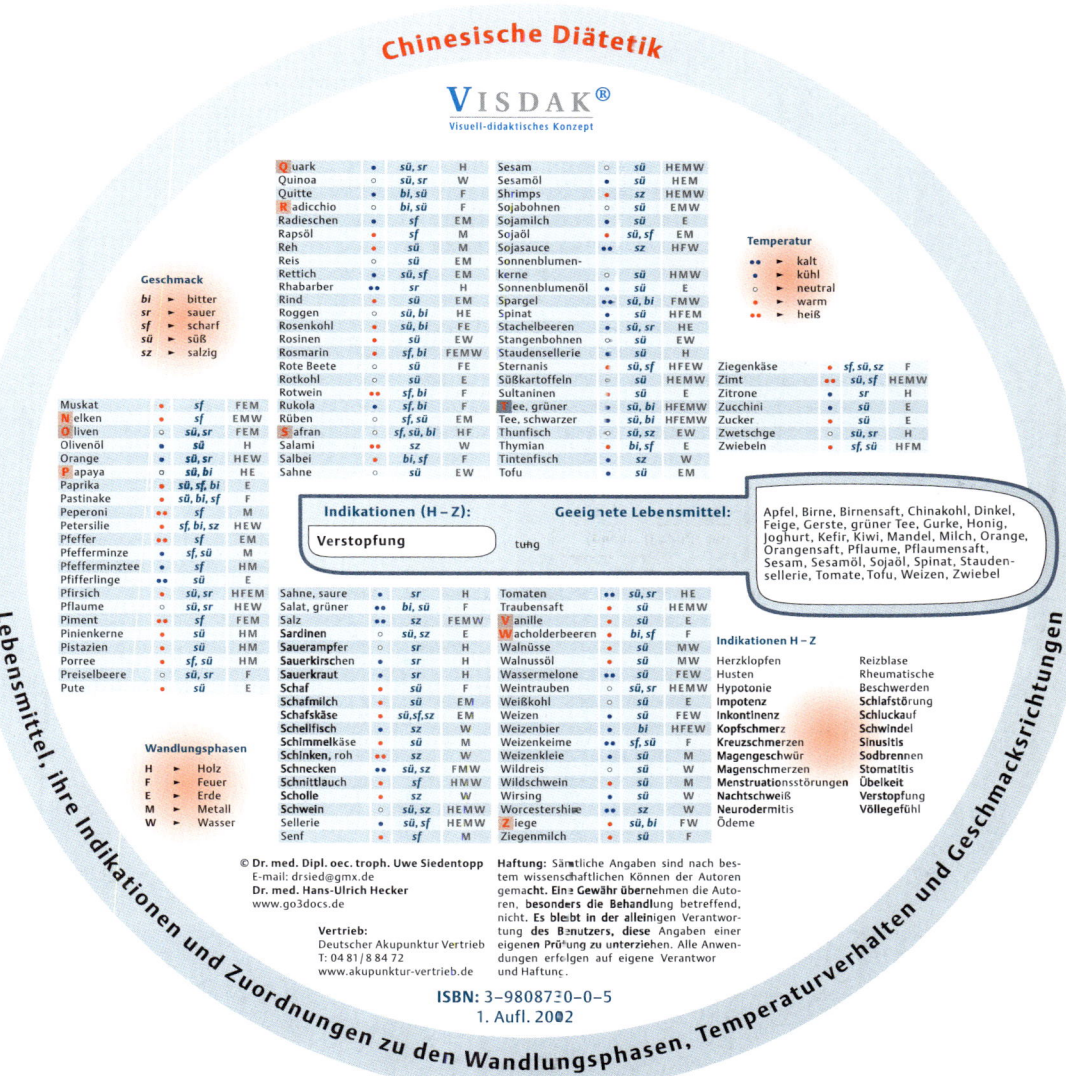

Chinesische Diätetik

VISDAK®
Visuell-didaktisches Konzept

Geschmack

bi	►	bitter
sr	►	sauer
sf	►	scharf
sü	►	süß
sz	►	salzig

Muskat	•	sf	FEM
Nelken	•	sf	EMW
Oliven	○	sü, sr	FEM
Olivenöl	•	sü	H
Orange	•	sü, sr	HEW
Papaya	○	sü, bi	HE
Paprika	•	sü, sf, bi	E
Pastinake	•	sü, bi, sf	F
Peperoni	••	sf	M
Petersilie	•	sf, bi, sz	HEW
Pfeffer	••	sf	EM
Pfefferminze	•	sf, sü	M
Pfefferminztee	•	sf	HM
Pfifferlinge	••	sü	E
Pfirsich	•	sü, sr	HFEM
Pflaume	○	sü, sr	HEW
Piment	•	sf	FEM
Pinienkerne	•	sü	HM
Pistazien	•	sü	HM
Porree	•	sf, sü	HM
Preiselbeere	•	sü, sr	F
Pute	•	sü	E

Wandlungsphasen

H	►	Holz
F	►	Feuer
E	►	Erde
M	►	Metall
W	►	Wasser

Quark	•	sü, sr	H
Quinoa	○	sü, sr	W
Quitte	○	bi, sü	F
Radicchio	○	bi, sü	F
Radieschen	•	sf	EM
Rapsöl	•	sf	M
Reh	•	sü	M
Reis	○	sü	EM
Rettich	•	sü, sf	EM
Rhabarber	••	sr	H
Rind	•	sü	EM
Roggen	○	sü, bi	HE
Rosenkohl	•	sü, bi	FE
Rosinen	•	sü	EW
Rosmarin	•	sf, bi	FEMW
Rote Beete	•	sü	FE
Rotkohl	○	sü	E
Rotwein	••	sf, bi	F
Rukola	•	sf, bi	F
Rüben	○	sf, sü	EM
Safran	•	sf, sü, bi	HF
Salami	••	sz	W
Salbei	•	bi, sf	F
Sahne	○	sü	EW

Sesam	○	sü	HEMW
Sesamöl	•	sü	HEM
Shrimps	•	sz	HEMW
Sojabohnen	○	sü	EMW
Sojamilch	○	sü	E
Sojaöl	•	sü, sf	EM
Sojasauce	••	sz	HFW
Sonnenblumen-kerne	○	sü	HMW
Sonnenblumenöl	•	sü	E
Spargel	○	sü, bi	FMW
Spinat	•	sü	HFEM
Stachelbeeren	•	sü, sr	HE
Stangenbohnen	○	sü	EW
Staudensellerie	•	sü	H
Sternanis	•	sü, sf	HFEW
Süßkartoffeln	•	sü	HEMW
Sultaninen	•	sü	E
Tee, grüner	•	sü, bi	HFEMW
Tee, schwarzer	•	sü, bi	HFEMW
Thunfisch	•	sü, sz	EW
Thymian	•	bi, sf	E
Tintenfisch	•	sz	W
Tofu	○	sü	EW

Temperatur

••	►	kalt
•	►	kühl
○	►	neutral
•	►	warm
••	►	heiß

Ziegenkäse	•	sf, sü, sz	F
Zimt	••	sü, sf	HEMW
Zucchini	•	sü	H
Zucker	•	sü	E
Zwetschge	○	sü, sr	H
Zwiebeln	•	sf, sü	HFM

Indikationen (H – Z):   **Geeignete Lebensmittel:**

Verstopfung   tung

Apfel, Birne, Birnensaft, Chinakohl, Dinkel, Feige, Gerste, grüner Tee, Gurke, Honig, Joghurt, Kefir, Kiwi, Mandel, Milch, Orange, Orangensaft, Pflaume, Pflaumensaft, Sesam, Sesamöl, Sojaöl, Spinat, Stauden-sellerie, Tomate, Tofu, Weizen, Zwiebel

Sahne, saure	•	sr	H
Salat, grüner	••	bi, sü	F
Salz	••	sz	FEMW
Sardinen	○	sü, sz	E
Sauerampfer	○	sr	H
Sauerkirschen	•	sr	H
Sauerkraut	•	sr	H
Schaf	•	sü	F
Schafmilch	•	sü	EM
Schafskäse	•	sü, sf, sz	EM
Schellfisch	•	sz	W
Schimmelkäse	•	sz	W
Schinken, roh	••	sz	W
Schnecken	•	sü, sz	FMW
Schnittlauch	•	sf	HMW
Scholle	•	sz	W
Schwein	○	sü, sz	HEMW
Sellerie	•	sü, sz	HEMW
Senf	•	sf	M

Tomaten	••	sü, sr	HE
Traubensaft	•	sü	HEMW
Vanille	•	sü	E
Wacholderbeeren	•	bi, sf	F
Walnüsse	•	sü	MW
Walnussöl	•	sü	FEW
Wassermelone	••	sü	F
Weintrauben	○	sü, sr	HEMW
Weißkohl	○	sü	E
Weizen	•	sü	FEW
Weizenbier	•	bi	HFEW
Weizenkeime	•	sf, sü	F
Weizenkleie	•	sü	M
Wildreis	•	sü	W
Wildschwein	•	sü	W
Wirsing	•	sü	W
Worcestershire	••	sz	W
Ziege	•	sü, bi	FW
Ziegenmilch	•	sü	F

Indikationen H – Z

Herzklopfen	Reizblase
Husten	Rheumatische
Hypotonie	Beschwerden
Impotenz	Schlafstörung
Inkontinenz	Schluckauf
Kopfschmerzen	Schwindel
Kreuzschmerzen	Sinusitis
Magengeschwür	Sodbrennen
Magenschmerzen	Stomatitis
Menstruationsstörungen	Übelkeit
Nachtschweiß	Verstopfung
Neurodermitis	Völlegefühl
	Ödeme

© Dr. med. Dipl. oec. troph. Uwe Siedentopp
E-mail: drsied@gmx.de
Dr. med. Hans-Ulrich Hecker
www.go3docs.de

Vertrieb:
Deutscher Akupunktur Vertrieb
T: 04 81 / 8 84 72
www.akupunktur-vertrieb.de

ISBN: 3–9808730–0–5
1. Aufl. 2002

Lebensmittel, ihre Indikationen und Zuordnungen zu den Wandlungsphasen, Temperaturverhalten und Geschmacksrichtungen

Auswahl an Internetquellen

● Akupunktur

http://www.icmart.org/
International Council of Medical Acupuncture and Related Techniques (I.C.M.A.R.T.)
Interessenverband von über 50 ärztlichen Akupunkturgesellschaften weltweit

http://www.medical-acupuncture.co.uk
British Medical Acupuncture Society (BMAS)
Englische Akupunkturgesellschaft mit informativem Internetangebot

http://www.daegfa.de
Deutsche Ärztegesellschaft für Akupunktur (DÄGfA)
Deutsche Akupunkturgesellschaft u.a. mit postleitzahlorientierter Suchfunktion nach Therapeuten (ausschließlich Absolventen der DÄGfA-Kurse)

● Qi Gong

http://www.qigong-yangsheng.de
Medizinische Gesellschaft für Qigong Yangsheng e.V.

● Kräuterheilkunde/ Phytotherapie

http://www.escop.com/
The European Scientific Cooperative on Phytotherapy (ESOP)
Homepage der Europäischen wissenschaftlichen Gesellschaft für Phytotherapie mit zahlreichen Informationen zur Pflanzenheilkunde

http://www.phytotherapy.org/
Gesellschaft für Phytotherapie e.V.
Vereinigung von Ärzten, Apothekern und Naturwissenschaftlern zur Erforschung von Phytopharmaka

http://fm.beat-ernst-basel.ch/ernst/home.html
Beat Ernst Basel Bildarchiv
Bildarchiv für Nutzpflanzen aus der ganzen Welt

http://www.pharmakobotanik.de/
Thomas Schöpke – Institut für Pharmazie – Ernst-Moritz-Arndt-Universität Greifswald
Botanik für Pharmazeuten – Kleines Arzneipflanzenlexikon, umfangreiche Informationen zu Arzneipflanzen

● Allgemein (Produkte etc.)

www.tradmed.de
Homepage der TradMed GbR, die hochwertige Produkte im Kontext der Traditionellen Chinesischen Medizin vertreibt

http://www.akupunktur-vertrieb.de
Deutscher Akupunktur Vertrieb mit Produkten vornehmlich für die Akupunktur und Akupressur

http://www.stiftung-gesundheit.de/
Homepage der Stiftung Gesundheit, u.a. mit „Arztauskunft"

Literatur

Bielan, H. Rückenprobleme: So hilft mir die chinesische Medizin. Karl F. Haug Verlag, Heidelberg (2000)

Das Buch der ganzheitlichen Gesundheit. Scherz Verlag, München (1982)

Die andere Medizin. Stiftung Warentest Stuttgart (1991)

Engelhardt U., Hempen C.-H. Chinesische Diätetik. Urban & Fischer, München, Jena (2001)

Erfahrungen mit dem I Ging. Eugen Diederichs Verlag, Köln (1987)

Fiedermutz-Laun, A., Pera, F., Peuker, E.T., Diederich, F. Zur Akzeptanz von Magie, Religion und Wissenschaft. Lit-Verlag, Münster (2002)

Filler, T. J., Peuker E.T. Mikroskopischer Nachweis des Einflusses von nativem Knoblauch (Allium sativum L.) auf Erythrozyten. Ärztezeitschrift für Naturheilverfahren 38: 107–114 (1997)

Fischer, S. Medizin der Erde. Irisiana (1984)

Focks, C., Hillenbrand, N. Leitfaden Traditionelle Chinesische Medizin. Urban & Fischer, München, Jena (2001)

Hecker, H.U., Steveling, A., Peuker E.T., Kastner, J. Lehrbuch und Repetitorium Akupunktur mit TCM-Modulen. Hippokrates Verlag, Stuttgart (2002)

Hecker, H.U., Steveling, A., Peuker E.T. (Hrsg.) Lehrbuch und Repetitorium der Ohr-, Schädel-, Mund-, Hand-Akupunktur. Hippokrates Verlag, Stuttgart (2002)

Hecker H.U., Steveling A., Peuker E.T., Kastner J., Liebchen K. (Hrsg.) Taschenlehrbuch der Akupunktur- und Triggerpunkte. Hippokrates, Stuttgart (1999)

Höting, H. Aktiv und gesund durch die magischen Qigong-Kugeln aus China. Selbstverlag, Bremen (1997)

Illustriertes Handbuch alternativer Heilweisen. Hermann Bauer Verlag, Freiburg (1980)

Kaptchuk, T.J. Das große Buch der chinesischen Medizin. O.W. Barth Verlag (1987)

Kreuter, M.L. Nimm Rosen zum Dessert. Fischer Taschenbuchverlag (1978)

Kluge, H. Gesundheit aus der Natur-Apotheke – Alte Heilmethoden neu entdeckt. VPM, Rastatt (1988)

Kluge, H. Hildegard von Bingen – Ernährungslehre. VPM Verlag, Rastatt (1998)

Köhls, G. So hilft mir die Akupunkt-Massage nach Penzel. Karl F. Haug Verlag, Heidelberg (2001)

Lao-Tse. Ausgewählte Texte. Goldmann Verlag, München (1986)

Maciocia G. Die Grundlagen der Chinesischen Medizin. VGM (1997)

Meister Yüan-Kuang. I Ging – Das Buch der chinesischen Weissagung. O.W. Barth Verlag (1975)

Orthbandt, E. Geschichte der großen Philosophen. Verlag Werner Dausien (o. Jg).

Ots, T. Medizin und Heilung in China. Dietrich Reimer Verlag, Berlin (1999)

Peuker E.T., White A., Ernst E., Pera F., Filler T.J. Traumatic complications of acupuncture – Therapists need to know human anatomy. Archives of Family Medicine 8: 553–8 (1999)

Pschyrembel. Klinisches Wörterbuch. 259. Auflage. DeGruyter, Berlin (2001)

Siedentopp, U., Hecker, H.U. Drehscheibe Chinesische Diäthetik. Selbstverlag (2002)

Stuhlmacher, J. Das große Handbuch der chinesischen Naturheilkunde. Windpferd Verlag Aitrang (1998)

Unschuld, P.U. Chinesische Medizin. Verlag C.H. Beck, München (1997)
Medizin in China. Eine Ideengeschichte. Verlag C.H. Beck, München (1980)

Walters, D. Das zweite I Ghing. Goldmann Verlag, München (1983)

Wegwarten Heft 156. Herausgegeben von Walter Lobenstein, Hannover (2002)

Worte des Konfuzius. Goldmann Verlag, München

Register